高等院校数字化融媒体特色教材

U0681267

药理学实验方法与学习指导

PHARMACOLOGY
EXPERIMENTAL METHODS
AND STUDY GUIDE

主　编　赵玉勤

副主编　马剑茵

编　委（以姓氏笔画为序）

孙坤来　金火喜　黄芳芳

配数字资源

二维码

ZHEJIANG UNIVERSITY PRESS
浙江大学出版社

图书在版编目(CIP)数据

药理学实验方法与学习指导 / 赵玉勤主编.—杭州：
浙江大学出版社，2022.5(2024.2 重印)
ISBN 978-7-308-22538-0

Ⅰ.①药… Ⅱ.①赵… Ⅲ.①药理学—实验—教材
Ⅳ.①R965.2

中国版本图书馆 CIP 数据核字（2022）第 064433 号

药理学实验方法与学习指导

赵玉勤　主编

丛书策划	阮海潮(1020497465@qq.com)
责任编辑	阮海潮
责任校对	王元新
封面设计	周　灵
出版发行	浙江大学出版社
	（杭州天目山路 148 号　邮政编码 310007）
	（网址：http://www.zjupress.com）
排　　版	浙江大千时代文化传媒有限公司
印　　刷	广东虎彩云印刷有限公司绍兴分公司
开　　本	787mm×1092mm　1/16
印　　张	13.5
字　　数	337 千
版 印 次	2022 年 5 月第 1 版　2024 年 2 月第 2 次印刷
书　　号	ISBN 978-7-308-22538-0
定　　价	48.00 元

前　言

　　《药理学实验方法与学习指导》是编者结合多年教学经验编写而成的教学参考书,主要供药学专业本科生、研究生使用。

　　本教材主要由两部分内容组成,第一部分为药理学实验指导,第二部分为药理学学习指导。将这两部分内容合在一起编写,主要是考虑学生学习使用的方便性。

　　药理学实验指导部分精选了药理学的经典实验,强调基本技能训练和关键性操作,也适当编排了反映药理学发展前沿的实验。编写时注重结合人民卫生出版社出版的供药学类专业使用的第 8 版《药理学》教材,充分考虑各章节重要内容涉及的相关实验。据此,本教材包括传统的药理学实验,如"药物半数致死量测定""传出神经系统药物对血压的影响"等,也适当编排了各系统涉及的常用实验方法,如"细胞培养方法""心肌电生理技术"等,同时选择性介绍了常用的实验动物基本知识和技术、药理学实验设计的基本知识,并安排了实验基本技能训练。

　　药理学学习指导部分主要以人民卫生出版社出版的供药学类专业使用的第 8 版《药理学》教材为依据,紧密结合药理学教学大纲,并参考了国内外较新的同类教材和相关练习册。每章由学习提纲、自测习题和参考答案等 3 部分组成。

　　在本教材编写过程中,得到了浙江海洋大学领导和教师的大力支持,同时参考了国内有关药理学理论教材及辅导教材,在此一并致以衷心的感谢。

　　由于编者水平有限,加上编写较为仓促,书中肯定还有不少需进一步完善之处,恳切地希望读者批评指正。

编者

2022 年 3 月

目　　录

第一部分　药理学实验指导

第二部分　药理学学习指导

第一部分　药理学实验指导

第一章　药理学实验的基本知识

药理学是研究药物与机体(包括人体和病原体)相互作用及其规律的科学,包括药物效应动力学和药物代谢动力学两个主要的分支学科。药理学的学科任务主要是以化学和其他生命科学的基本理论知识为基础,采用科学实验的方法,研究开发新药及发现药物新用途,阐明药物的作用和作用机制,为临床合理用药提供理论依据。因此,药理学既是理论科学,又是实践科学。

药理学实验研究是在严格控制的条件下,在整体、器官、组织、细胞和分子水平,观察药物的药理作用并探究和分析其作用机制。常用的药理学实验方法有整体和离体功能检测法、行为学实验方法、形态学实验方法、电生理学方法、生物化学和分子生物学方法、免疫学方法、生物检定法以及化学分析方法等。

根据实验目的和对象不同,目前,药理学实验常分为以下 3 类:①实验药理学方法:以健康动物(包括清醒动物和麻醉动物)和正常器官、组织、细胞、亚细胞、受体分子和离子通道等为实验对象,进行药物效应动力学和药物代谢动力学的研究。实验药理学方法对于分析药物作用、作用机制及药物代谢的体内过程具有重要意义。②实验治疗学方法:以病理模型动物或组织器官为实验对象,观察药物治疗作用的一种方法。实验治疗学方法既可在整体动物上进行,也可用培养细菌、寄生虫及肿瘤细胞等在体外进行。③临床药理学方法:以健康志愿者或患者为对象,研究药物的作用和作用机制、体内过程以及不良反应,并对药物的疗效和安全性进行评价,促进新药开发,保证临床合理用药。

第一节　药理学实验的目的和要求

一、药理学实验的目的

药理学实验课是药理学教学的重要组成部分,是理论课的延伸和补充,对药理学的发展起着推动作用,对寻找新药及促进临床医学的发展也有着直接的影响。其目的包括以下几方面：

1. 验证药理学中某些重要的基本理论，巩固和加强对理论知识的理解，更牢固地掌握药理学的基本概念。

2. 训练基本技术操作，掌握药理学实验的基本方法，培养严肃认真的科学态度和实事求是的科学作风。

3. 培养学生对事物进行观察、比较、分析、综合等解决实际问题的能力。

4. 学习新药临床前药理学研究方法，为从事新药的药理学、毒理学研究打下基础。

二、药理学实验的要求

1. 实验前要仔细阅读实验指导，预习有关实验内容，明确实验目的及要求，领会实验原理，熟知实验方法和步骤；要了解相关仪器的基本结构和性能，掌握其正确的操作方法。预测实验各个步骤可能出现的情况，预测实验中可能发生的问题。

2. 身穿白大衣，按时进入实验室，保持实验室安静、整洁。实验开始前，每组成员要做好分工，如手术者、助手、仪器操作者、记录者等。要清点所用器材和药品、试剂，检查仪器性能，并正确调试仪器。认真观看指导教师的讲解和示教，特别注意教师所强调的实验过程中的注意事项，培养有条不紊的工作习惯。

3. 实验时，爱护实验动物和实验器材，节约试剂和药品，严格按照实验指导中的步骤循序进行操作。态度要严肃，操作要规范，记录要认真。密切观察实验对象，随时记录动物对药物的反应时间、表现及转归。实验中出现意外或自己无法解决的情况，应立即向指导教师报告。积极思考，结合所学药理学理论预测并判断实验结果。

4. 实验结束后，要将实验器材、用具及实验台整理、擦洗干净，清点所用器材和药品、试剂，检查仪器性能状况，记录仪器使用情况。将动物放到指定地点，并做好室内清洁卫生。

5. 按照实验指导要求，整理实验结果，进行比较分析、统计处理，并撰写出合格的实验报告，按时交给指导教师评阅。整理实验结果和撰写实验报告是完成每项实验后的总结工作，必须认真。

第二节　药理学实验设计的基本原则

在进行药理学实验时，为保证实验结果的客观性和可信性必须遵循以下基本原则。

一、对照原则

进行实验时必须设置对照组。设置对照组的目的是通过对比观察指标，发现其在处理因素(如药物等)作用下表现出的某种特异性变化，消除各种无关因素的影响。这就要求在比较的各组实验对象之间除了处理因素不同外，所有非处理因素应尽量保持相同，从而根据处理与不处理之间的差异，了解处理因素带来的特殊效应。对照有多种形式，如空白对照(又称正常对照)，即对照组不施加处理因素，但给予同体积的溶剂；模型对照，即造成疾病模型,但不给予药物处理,给予同体积的溶剂;阳性对照,即给予相同适应证的市售药物,以监控实验条件;假手术对照,即除造成某种疾病模型的关键步骤外,所有手术操作均同模型对照组;自身对照,对照与实验均在同一实验对象上进行,即同一个体处理前后的对照,如给药前后的对比等。若观察给药前后的指标变化,此种对照必须以指标本身对时间变化相对稳定为首要前提。

二、随机原则

随机是指对实验对象的实验顺序和分组进行随机处理。在分组时,对实验对象进行随机抽取可保证被研究的样本能代表总体,从而减少抽样误差;在施加多个处理因素时采用随机原则,可保证各组样本的条件基本一致,可减少组间人为的误差。

三、重复原则

"重复"在这里有两个方面的含义,一是指实验结果的可再现性,二是指实验结果应该来自足够大的样本。样本越大,重复的次数越多,实验结果的误差越小,可信度越高。

第三节　药理学实验的分组方法

药理学实验一般应当设有正常对照组、模型对照组、阳性药对照组及受试药 2 个以上剂量组(新药研发时要求至少设立 3 个给药剂量组,以考察量效关系)等,如需通过手术来建立疾病模型,还应设假手术对照组。而在药理学实验课上,由于受时间等条件的限制,可酌情减少实验分组,只设空白对照组或模型对照组及受试药一个剂量组。

一、动物分组的一般原则

实验时,要遵循受试药组与对照组一致性原则,即两组只允许在被实验因素方面有所不同,在其他方面(包括实验对象、实验者、实验条件、环境、时间以及仪器等)应力求一致。除了被实验因素外,如果两组还有不一致的地方,那么对照组的存在则失去其应有意义。两组之例数应相等或相近,认为对照组只需少数几例即可的想法是不正确的。

分组时,为了满足以上要求,避免主观因素的影响,需要采取随机抽样的方法。所谓随机抽样,是指随机地抽取样本,换言之,任何被实验的对象都有相等的机会被抽中。随机抽样的方法很多,如应用骰子法、单双号法、卡片法以及随机数表等。

必须指出,随机抽样比较适宜大样本时的分组,而小样本时随机抽样不能保证各组的一致性,故小样本时必须用人为的方法来保证各组的一致性,其目的是更好地贯彻随机抽样原则,与主观选择有本质上的区别。

二、小样本的分组法

小样本的分组法主要有分群法(stratify)和配对(群)法。分群法是按某几个因素将对象先分为数群,而后再按随机抽样法将每群中的对象分到各组中去。有时先分为几个大群,而后每个大群再分为数个小群,最后将每个小群中的对象再随机抽样地分到各组中去。分群可按性别、体重或血压等生理或病理因素进行,一般应以观测指标或对观测指标有主要影响的因素来分群,如降压实验,应以血压来分群;豚鼠的平喘实验,须对豚鼠进行初筛,分组时,应以哮喘潜伏期来分群;降血脂实验,应以血脂水平来分群。

配对(群)法是把各方面相近似的对象配成几对或几群(若分成两组,则两个一对,若分成三组,则三个一群),然后每对(群)中的对象按随机抽样原则分到各组中去。

以最常用的分群法为例,说明如下。

【例】由实验动物中心取来同种属并且出生日期相近的小鼠 36 只,欲就性别及体重将其分为实验及对照两组,分组方法如下。

先就性别将动物分为雌雄两大群,每群再按体重分为数小群(以 1g 为组距),假定其性别及体重分布情况如表 1-1 之左侧所示,则可按随机抽样原则将各小群的动物分到两组中去。如果有的小群动物数是奇数,则应尽量照顾到两组的均衡来分配。最终的分组情况如表 1-1 之右侧所示。

表 1-1 分组法

分布情况			分组情况	
性别	体重(g)	动物数(只)	实验组	对照组
雌	18~19	6	3	3
	19~20	6	3	3
	20~21	3	2	1
	21~22	3	1	2
	Σ	18	9	9
雄	18~19	5	3	2
	19~20	3	1	2
	20~21	6	3	3
	21~22	4	2	2
	Σ	18	9	9

第四节　药理学实验结果的分析处理

一、实验结果的记录和整理

在实验过程中,应随时详细而真实地记录观察到的现象,即做好原始记录;实验结束后,应对原始记录进行整理和分析。

1. 原始记录　原始记录包括实验题目、日期、组别、室温等常规资料,以及实验过程中各项实验处理的起止时间和方式、实验中观察到的各种变化和结果等。药理学实验记录的资料有计量资料(如血压值、心率、瞳孔大小、体温变化、生化测定数据和作用时间等)、计数资料(如阳性反应或阴性反应数、死亡或存活数等)、仪器描记的曲线图、照片和现象记录等。凡属计量资料和计数资料,均应以正确的单位和数值进行定量表示。凡有描记曲线记录的实验,应有实验前的对照,并应随时在实验中的曲线图上标注说明,包括实验日期、实验题目、实验动物种类、性别、体重、给药量及其他实验条件等;对较长的曲线记录,可选取出现典型变化的段落,剪下后粘贴保存。

2. 原始记录的整理　整理数据时,计量资料和计数资料均应加以概括、归纳,得出简明的数值(如平均数),应做统计学处理,以保证结论的可靠性。尽可能将有关数据制成表格或统计图,使实验结果有重点、直观地表达出来,以便阅读、分析和比较。制作表格时,常采用三线表。绘图时,一般以纵轴表示反应强度,横轴表示时间或药物剂量,并应在纵轴和横轴上画出数值刻度并标明单位,在图的下方注明实验条件。如果不是连续性变化,也可用柱形图表示。实验结果的整理必须以绝对客观的态度进行,不论预期内的结果还是预期外的结果,均应留样。

二、撰写实验报告

药理学实验是模拟科学研究,实验结果是可预测的科学发现,实验报告则是实验结果的科学总结,是向旁人提供研究经验及供本人日后参考的重要资料,相当于一篇短小的科研论文。通过认真总结,可将实验过程中获得的感性认识提高到理性认识,明确已经取得的成果、尚未解决的问题,为今后从事科研工作打下基础。

实验报告的书写要求结构完整,条理清晰,文字简练,书写工整,措辞注意科学性和逻辑性。完整的实验报告应包括实验题目、实验目的、实验材料、实验方法、实验结果、讨论和结论等部分。

1. 实验题目　相当于科研论文的题目,是对整个实验工作的高度概括。实验指导中每个实验的题目比较明确,应仔细体会其含义。

2. 实验目的　相当于论文的引言,主要说明为什么实验及实验的意义。

3. 实验方法　是实验操作的具体步骤。实验指导中虽有详细的说明,但应根据具体实验内容进行简述。如果实验仪器或方法有变更,则应详细记录。

4.实验结果　是实验报告的核心部分,各种数据资料、图像记录和现象的描述须绝对保证其真实而准确。凡计量资料和计数资料,均应尽可能地进行必要的统计学处理,然后制作成三线表和(或)统计图;图像要选取典型变化部分进行测量、统计、剪贴。实验报告上一般只列经过归纳、整理的结果,但原始记录也应保存备查。

5.讨论　是应用已知的理论对实验结果进行分析。应针对实验中所观察到的现象与结果,联系课堂讲授的理论知识,进行分析与讨论;要判断实验结果是否为预期的,如果属于非预期的结果,则应重点分析产生的可能原因,切忌离开实验结果去空谈理论。

6.结论　是实验报告的精华,是从实验结果得出的概括性的判断,也是针对实验所能说明的问题、验证的概念或理论的简要总结。结论应简明扼要,不要重复具体结果,未获充分证据的分析不能写入结论。

第二章　动物实验的基本操作技术

第一节　常用实验动物的捉持和给药方法

实验 2.1　小鼠的捉持和给药方法

【目的】

学习小鼠的捉持和给药方法。

【材料】

小鼠 3 只,体重 18～25g,雌雄不限。鼠笼,天平,注射器,针头,小鼠尾静脉注射用固定箱,生理盐水。

【方法】

1. 捉持法　一种方法是以右手提鼠尾,将小鼠放于粗糙面上,轻轻向后拉扯其尾,可使小鼠固定于粗糙面上。以左手的拇指及食指捏其双耳及头部皮肤,无名指、小指和掌心夹住其背部皮肤和尾部,使头部朝上,颈部拉直但不宜过紧,以免窒息(图 2-1)。另一种捉持法是只用左手,先用食指和拇指抓住小鼠尾巴,然后用手掌及小指和无名指夹住其尾部,再以拇指及食指抓住两耳和头部皮肤(图 2-2)。前者易学,后者便于快速捉拿给药。

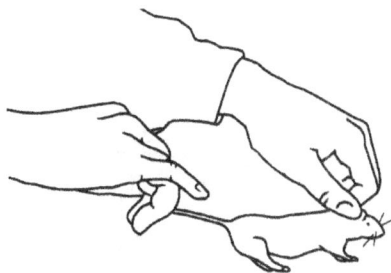

图 2-1　小鼠的提拿方法 Ⅰ

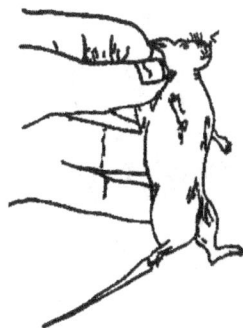

图 2-2　小鼠的提拿方法 Ⅱ

2. 腹腔注射　以左手捉持小鼠，使腹部朝上，颈部拉直。右手持注射器（选用5或6号针头）自下腹一侧向头部方向以45°刺入腹腔（若角度太小易刺入皮下），针尖进入腹腔有落空感，注射药液（图2-3）。注意：针头刺入不宜太深或太靠近上腹部，以免刺伤内脏。注射量一般为0.1～0.2mL/10g。试以生理盐水进行腹腔注射练习。

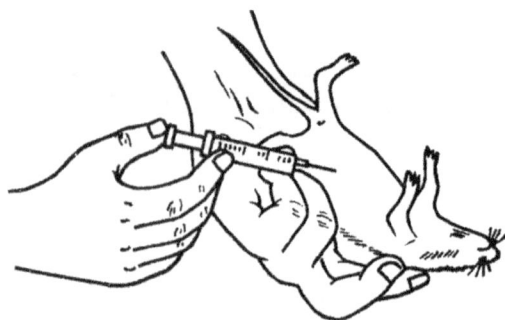

3. 皮下注射　最好是两人合作，一人左手抓住小鼠头部，右手拉住鼠尾，另

图 2-3　小鼠腹腔注射法

一人左手提起背部皮肤，右手持注射器（选用5或6号针头），将针头刺入背部皮下。一人注射时可把小鼠放置于金属网上，左手拉住鼠尾，小鼠以其习性向前移动，此时右手持注射器将针头刺入背部皮下。注射量一般为0.1～0.2mL/10g。试以生理盐水进行皮下注射练习。

4. 灌胃　左手捉持小鼠，使头部向上，右手持灌胃器，先从口角插入口腔内，然后用灌胃管压上腭，使口腔与食管成一直线，再将灌胃管沿腭后壁轻轻插入食管2～3cm，如灌胃管插入很通畅，无阻力，插入后动物安静、呼吸无异常，即可注入药液（图2-4）；如遇有阻力，应抽出灌胃管重新插入。若药液误注入气管内，可致动物死亡。推注药液后轻轻抽出灌胃管。操作宜轻柔，防止损伤食管。灌胃药液体积按体重计算，一次0.1～0.2mL/10g；空腹灌胃最大体积，每只不超过1mL。

5. 尾静脉注射　将小鼠置于特制固定器内，露出尾巴，涂擦75%酒精棉球，使血管扩张。将鼠尾拉直，用拇指与中指拉住尾尖，食指压迫尾根使尾静脉充盈，选择鼠尾部一根扩张最明显的血管，用4号针头刺入尾静脉内，缓缓注入药液（图2-5）。注射体积一般为0.2～1.0mL。

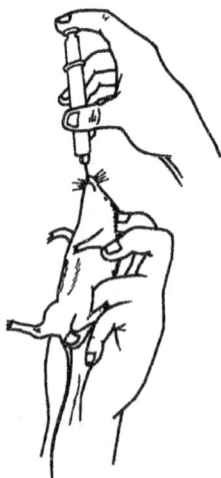

图 2-4　小鼠灌胃法

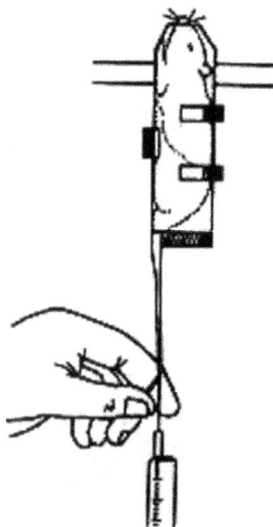

图 2-5　小鼠尾静脉注射法

实验 2.2　大鼠的捉持和给药方法

【目的】

学习大鼠的捉持和给药方法。

【材料】

大鼠 2 只,体重 180～250g,雌雄不限。鼠笼,天平,注射器,针头,大鼠尾静脉注射用固定箱,手套一副,生理盐水。

【方法】

1. 捉持法　右手拇指和食指抓住鼠尾,提起放在鼠笼盖上;左手戴防护手套,拇指和食指握住大鼠头颈部,其余手指捏住大鼠背部和腹部,将大鼠固定。

2. 灌胃　同小鼠,灌胃药液体积一次 0.3～0.5mL/100g;每只一般不超过 2mL。

3. 腹腔注射　同小鼠,给药量 1～2mL/100g。

4. 静脉注射　大鼠麻醉后可从舌下静脉或尾静脉注射给药。注射前需充分加温或用二甲苯涂擦使尾静脉扩张。

实验 2.3　家兔的捉持和给药方法

【目的】

学习家兔的捉持和各种给药方法。

【材料】

家兔 2 只,2～3kg,雌雄不限。磅秤,注射器,生理盐水。

【方法】

1. 捉持法　用一手抓住兔颈背部皮肤,将兔提起,再用另一手托住其臀部,使兔呈坐位姿势(图 2-6)。

2. 肌内注射　由两人合作,一人固定家兔后,另一人持注射器,将针头(选用 6 号或 7 号)刺入后肢外侧肌肉内注入药液,注射量一般为 0.5～2.0mL/kg。试以生理盐水练习。

3. 静脉注射　将兔置于固定器内或另一人将兔固定于胸臂之间,拔去兔耳外缘的毛,并用 75% 酒精棉球涂擦该部位皮肤,使血管扩张(兔耳外缘血管为静脉),或以手指压住耳根部的静脉,阻止血液回流并使其充血。注射者用左手拇指和中指捏住耳尖部,食指垫在兔耳注射处的下面,右手持注射器从耳缘静脉末梢端以 5°～10° 角刺入,当针头(选用 6 号)进入

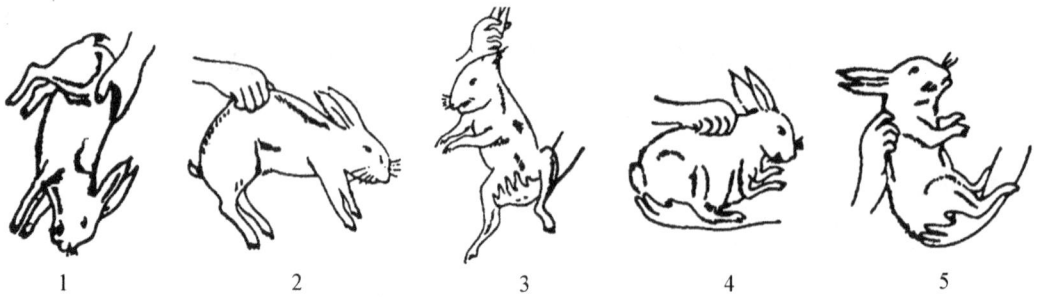

图 2-6　家兔的捉拿方法

1,2,3 均为不正确的捉拿方法：1.可损伤两肾脏；2.可造成皮下内出血；3.可损伤两耳；4,5 为正确的捉拿方法；颈后部的皮厚可以抓，并用手托住兔体

血管约 0.5cm 时，即以左手拇指和中指捏住针头接头处及兔耳加以固定，以防家兔突然挣扎时针尖脱出血管，右手推动针芯开始注射(图 2-7)。如无阻力感，并见血管立即变白，表明针头在血管内；如有阻力感或见局部组织发白表示针头未刺入血管内，应将针头退回重刺。注射时，注意不能有气泡注入，否则家兔会立即死亡。注射完毕，压住针眼拔出针头，继续压迫片刻以免出血。注射量一般为 0.2～2mL/kg，注射速度一般宜缓慢。试以生理盐水练习。

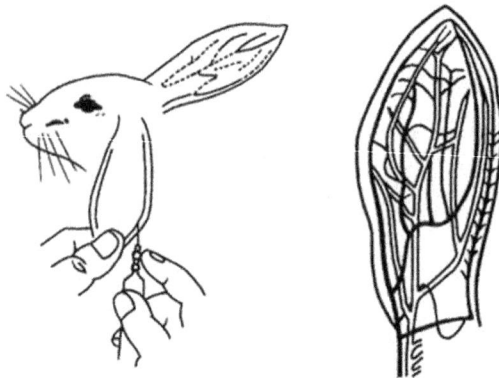

（a）注射部位　　　　　（b）耳部静脉

图 2-7　家兔的耳缘静脉注射法

第二节　常用实验动物的麻醉方法

一、局部麻醉

常用的局部麻醉方法有表面麻醉、浸润麻醉和阻滞麻醉等，麻醉药可选用 1％盐酸普鲁卡因和 2％盐酸丁卡因，表面麻醉宜用 2％盐酸丁卡因。

二、全身麻醉

1. 吸入麻醉　小鼠和大鼠常采用乙醚吸入麻醉,可将实验动物置于加盖的玻璃容器中,把浸有乙醚的棉球或纱布投入容器内,加盖密闭。动物吸入乙醚蒸气后,很快即可进入麻醉状态。乙醚麻醉的优点较多,如麻醉深度易于掌握、麻醉后恢复较快、适用于时间较短的实验。但乙醚刺激性较大,可使呼吸道黏液分泌增加,容易引起窒息,若剂量较大还可影响呼吸系统和循环系统的功能,麻醉过程中应予以注意。

2. 注射麻醉　适用于各类实验动物,常采用静脉注射(iv)、肌内注射(im)和腹腔注射(ip)等方法。常用麻醉药物有戊巴比妥钠、硫喷妥钠和氨基甲酸乙酯等。用法和用量见表 2-1。

戊巴比妥钠为白色粉末,用时配成 1%～3% 的溶液静脉或腹腔注射。其作用发生快,持续时间 3～5h。但戊巴比妥钠对呼吸中枢有抑制作用,在静脉注射时,前 1/3 剂量可快速注射,以快速度过麻醉兴奋期;后 2/3 剂量则应缓慢注射,并密切观察动物的肌肉紧张状态、呼吸的频率和深度以及角膜反射。

硫喷妥钠为浅黄色粉末,其水溶液不稳定,故须用前临时配制成 2.5%～5% 的溶液。一次静脉注射给药可维持 0.5～1h,实验时间较长时可重复给药,维持量为原剂量的 1/10～1/5。

氨基甲酸乙酯亦称乌拉坦,常用于兔、狗、猫、蛙等动物,使用时常配成 20%～25% 的溶液。氨基甲酸乙酯的优点是价廉,使用简便,麻醉作用强而迅速,一次给药可维持 4～5h,且麻醉过程较平稳,动物无明显挣扎现象;缺点是苏醒慢,麻醉深度和使用剂量较难掌握。

表 2-1　常用麻醉药的给药剂量和给药方法

麻醉药	戊巴比妥钠	硫喷妥钠	氨基甲酸乙酯
鼠	45mg/kg(ip)	—	1g/kg(ip)
家兔	25～30mg/kg(iv)	10～20mg/kg(iv)	1g/kg(iv)
猫	30～40mg/kg(iv)	15～25mg/kg(iv)	1g/kg(ip)
犬	30～40mg/kg(iv)	15～25mg/kg(iv)	1g/kg(iv)

第三节　常用实验动物的取血方法

一、小鼠、大鼠取血法

1. 尾静脉取血　将鼠装入固定器内,使鼠尾露在外面,用手揉擦或用温水(45～50℃)加温,亦可用二甲苯涂擦,使尾静脉充血。剪去鼠尾尖(大鼠 5～10mm,小鼠 1～2mm),用手从尾根部轻轻向尾尖部挤压,可以取到数滴血。

2.眼球后静脉丛取血 左手从背部抓住鼠,拇指与食指捏住鼠头颈部皮肤与粗糙笼面,侧压鼠头部阻滞静脉回流,使眼球后静脉丛充血,眼球外突。右手持用1‰肝素溶液浸泡过的特制吸管(管长7~10cm,前端拉成毛细管,内径0.1~1.5mm,长为1cm左右,后端的管径为0.6cm左右),沿内眦眼眶后壁刺入,向眼球后推进3~5mm,轻轻旋转,血液即自动进入吸管。取血后,放松左手压力,出血可自然停止。必要时可在同一部位反复取血。

3.断头取血 用左手握住鼠背部,露出颈部,右手持剪刀在鼠颈部将鼠头剪掉,立即将鼠颈向下,将鼠血滴入事先已准备好的加有抗凝剂的容器中。

二、家兔取血法

1.耳中央动脉取血 用手揉擦兔耳使兔耳充血,左手固定住兔耳,右手持注射器,在兔耳中央动脉的末端,沿着动脉向心方向穿刺入动脉(一般用6号针头),动脉血立即进入针筒,取完血后立即压迫止血。应注意的是,中央动脉取血容易发生痉挛性收缩,必须让兔耳充分充血,在动脉扩张但尚未发生痉挛性收缩时立即取血。

2.耳缘静脉取血 用手揉擦兔耳,或用二甲苯涂擦,也可用白炽灯照射加温,并压迫耳根部,使静脉充血扩张。若以液体石蜡涂擦耳缘可防止血液凝固。用手术刀片将静脉刺破后,让血液自然滴入已放抗凝剂的试管中。也可用7号针头穿刺入耳缘静脉取血。取血后立即压迫止血。

3.颈动脉取血 先将家兔麻醉,将其仰位固定于兔手术台上,除去颈部被毛,于颈部正中切一长约3cm的小口,钝性分离各层组织。于气管一侧暴露颈总动脉,仔细分离并结扎远心端,近心端用动脉夹夹住。将动脉剪一切口,插入动脉套管并用线固定,松开动脉夹即可取血。如需反复取血,可在每次取血后注入少量抗凝生理盐水冲洗动脉套管,然后关闭动脉套管以备用。

4.心脏取血 将家兔仰卧固定于手术台上,剪去胸部被毛。用左手触摸左侧第3、4肋间,选择心跳最明显处。一般由胸骨左缘外3mm处,将7号注射针头垂直插入第3、4肋间隙,当注射针头接近心脏时,就会感觉到心脏的跳动,将针头再向里穿刺即可进入心室。当针头准确地刺入心腔内时,兔血由于心跳的力量即可自然进入注射器。经6~7天后可重复行心脏穿刺术。家兔一次可取全血量的1/6~1/5。

5.股动脉取血 先行股动脉暴露分离手术。血管分离后,在动脉下穿一根细线备提起用。取血时提起血管,用左手食指垫于血管下面,右手持注射器(7号针头),沿向心方向几乎与血管平行将针头刺入血管,即可取血。

三、犬取血法

1.小隐静脉、头静脉取血 前肢内侧皮下的头静脉或后肢外侧小隐静脉取血,剪去局部被毛,用橡皮带扎紧肢体向心端,用手指固定静脉,用注射器针头刺入静脉取血。

2.股动脉取血 将犬仰位固定于手术台上,由助手将后肢向外拉直,暴露腹股沟,剪去被毛。术者左手食指与中指触摸股动脉搏动部位,并固定好血管。右手持注射器,针头与皮肤呈45°角,由动脉搏动最明显处直接刺入血管。取血后需较长时间压迫止血。

第三章 RM6240 生理信号采集处理系统

RM6240 生理信号采集处理系统是综合应用最新计算机多媒体技术、先进的电子技术和数字信号处理技术，基于现代医学功能实验的要求，总结长期医学实验教学的经验研制而成的产品。RM6240 生理信号采集处理系统由放大器、记录仪、刺激器和示波器组成，集生物信号采集、放大、显示、记录与分析为一体。系统功能强大而且灵活，能满足各种医学功能实验的需要。

第一节 RM6240 生理信号采集处理系统的主要特点

RM6240 生理信号采集处理系统（简称 RM6240 系统）使用 Windows 风格的中文图形界面，在 Windows 等平台上运行，能够实现数据共享，可灵活地将实验数据嵌入 Word、Excel 等通用软件中，操作简便易学。

RM6240 系统可处理多种生理信号，具有信号实时显示、记录、波形分析、编辑、处理、打印等多种功能，具有强大的标记管理、程控记录、连续打印、自动分析功能。RM6240 系统采用 12 位 A/D 转换器，采样频率高达 100kHz。系统具有全隔离程控刺激器、多通道多功能全程控放大器。每一通道的放大器均可作生物电放大器、血压放大器、桥式放大器使用。配上不同的换能器，还可用作肺量计、温度计、pH 计，还可计滴、监听。符合国际标准的 12 导联转换器，可同时在任意通道观察不同的心电导联波形。可在任意通道对各通道动态地进行微分、积分、频谱分析及相关分析、面积及频率直方图、波形叠加、压缩、展开等数据处理。

RM6240 系统为几乎所有的生理实验教学内容开发了实验项目，预设置了这些实验项目的参数，实验时只要选中相应的项目，系统即自动设置好该实验所需的实验参数。实验时也可根据实际情况对参数稍加调整，也可自定义实验项目，所设实验参数可自动保存，便于下次调用，使实验更加得心应手。RM6240 系统可满足医学院校的生理学、病理生理学、药理学的实验教学需求，并可用于医学科研。

第二节 RM6240 系统使用方法和常用参数

RM6240 生理信号采集处理系统的外观和工作界面如图 3-1 和图 3-2 所示。

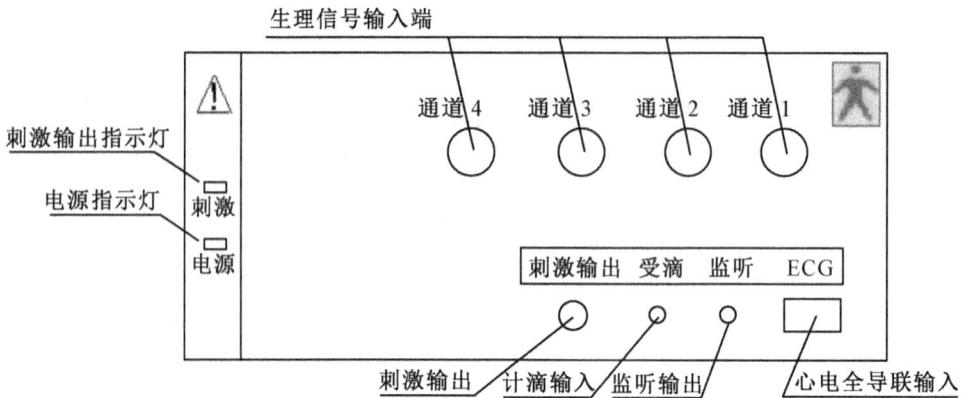

图 3-1 RM6240 生理信号采集处理系统正面观

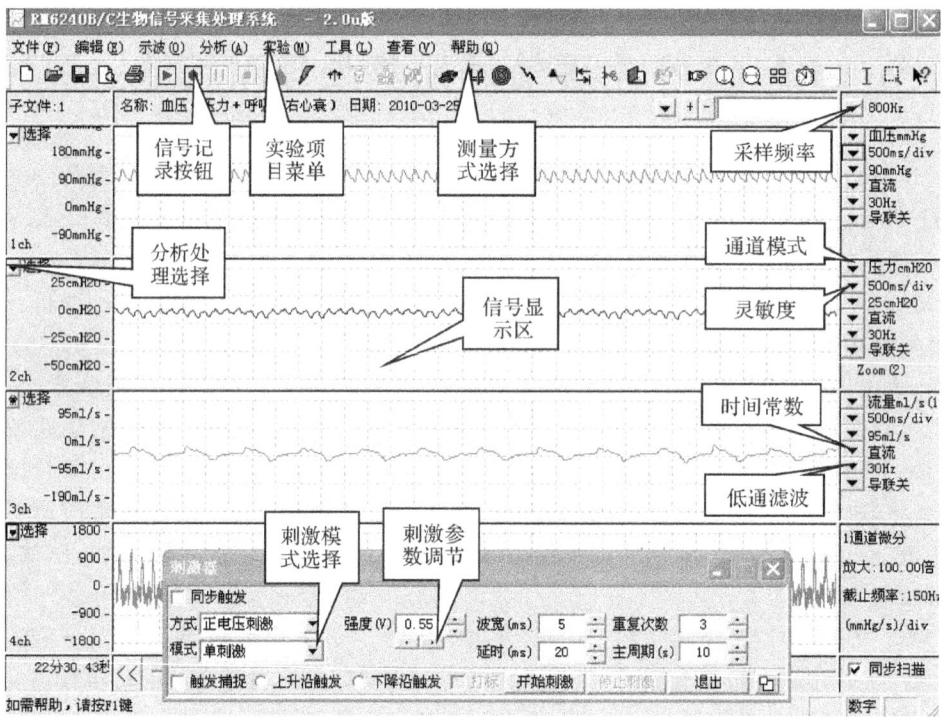

图 3-2 RM6240 生理信号采集处理系统工作界面

一、使用方法

(一)仪器的启动

打开仪器背面的电源开关,启动计算机,在 Windows 环境下用鼠标双击桌面系统软件图标进入系统环境。应注意开机顺序:先开启外置仪器电源,然后再进入"实验系统"。如果未开外置仪器电源即进入"实验系统",系统无法进行"示波"或"记录",此时应退出软件系统,开启外置仪器电源后再进入"实验系统"。

(二)选择实验项目

用鼠标单击显示屏上端菜单条的"实验"菜单,然后用鼠标单击"实验"栏目中要进行的"实验项目"(图 3-3),如"循环"栏目中的"兔动脉血压调节"项,系统即自动设置好实验参数,弹出刺激器对话框,并处于示波状态。

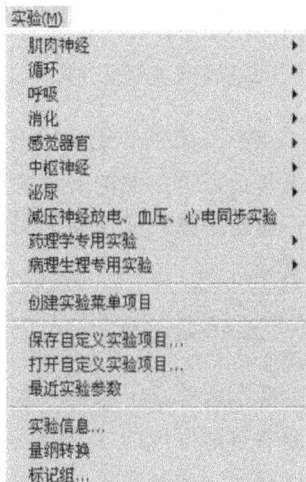

(三)设置实验标记

在"实验"菜单下根据实验需要选择相应的标记组,系统可将该组标记调入系统实验界面的标记框内供实验使用。如在做"兔动脉血压调节"时,应选择标记组中的"兔动脉血压调节组"(图 3-4)。在动态记录波形时,当选择了适当的标记组后,通过空白框的下拉键可选择需要的内容。需要加入标记

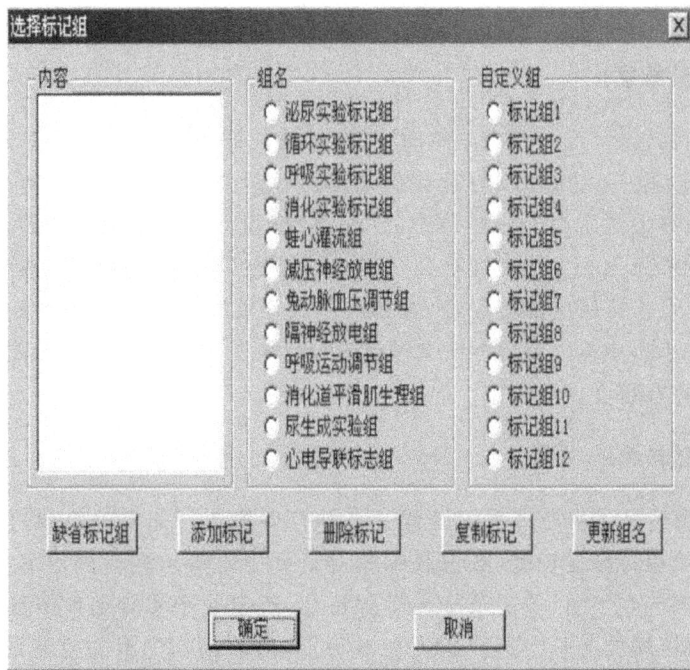

图 3-3 实验菜单对话框

图 3-4 实验标记组对话框

时,点击"打标记"即可在四通道波形上同时记录所加标记名称,或用鼠标右键在任一通道的任意位置加入标记(在记录状态,还可通过双击鼠标左键激活或取消计时功能)。在分析状态下,再次用鼠标右键单击标记的红色小箭头即可取消该标记。如果标记框内没有所需内容,可点击"＋"添加,或点击"－"删除(图 3-5)。如果删除了标

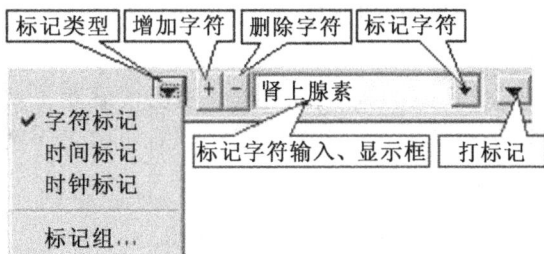

图 3-5 加入标记对话框

记组中原有的内容,可用"标记组…"中"缺省标记组"恢复。

(四)调节实验波形

点击工具条的记录按钮▶,在示波状态下,根据观察实验结果的需要,通过调节位于屏幕上显示通道右侧的灵敏度键,可改变实时显示的实验结果波幅,必要时还可调节刺激幅度。实验中欲改变实验记录曲线波形的疏密,可调节生理信号采集处理系统的放大器扫描速度键。

(五)开始记录

在示波状态下获得满意的实验结果后,点击工具条的记录并保存按钮◉,或用鼠标点击刺激器对话框内的"记录当前波形"键,系统即开始记录当前实验结果,并以临时文件的形式予以保存。如在实验中需暂停实验记录,可点击工具条的暂停按钮Ⅲ。实验结束时,点击工具条的停止记录按钮◉,结束记录。在实验中如需用刺激器,可点击工具条的刺激按钮✐,系统将弹出刺激器对话框,可根据实验需要,选择适当刺激参数进行刺激。

(六)保存实验结果

由于"记录当前波形"键记录的是临时文件,若需长期保存,在实验结束退出系统前必须正式保存当前实验文件。方法是:打开文件菜单,点击"另存为"命令,在弹出的对话框中给文件命名,选择保存位置后点击对话框中的"保存"按钮即完成实验结果的保存。若保存了多幅波形,每幅波形作为一个子文件存在,以后可用"PgUp"与"PgDn"翻页查找。如要重新观看实验结果,可点击开始反演按钮⟳,开始自动重复反演当前实验所记录的波形。为便于今后查找,各实验小组应建立各自的文件夹,在本组的文件夹中再建立当前实验的文件夹,并将实验结果保存在该文件夹中。

(七)打印实验结果

RM6240 生理信号采集处理系统设置了多种打印模式打印实验结果,但在实际使用时一般可利用系统的鼠标捕捉功能(点击鼠标捕捉工具按钮🔍),在信号显示记录区的相应通道欲复制的实验图的左上角,单击鼠标左键并按住,确定一个实验结果图形区域后,释放鼠标左键,即可将该区域的实验图形复制到剪贴板上,然后粘贴到事先打开的 Word 文档,编序命名后进行打印。

二、常用的参数

在 RM6240B/C 系统软件中已预设置了大量实验项目软件包。为方便快速地完成实验,可利用系统预设置的软件包,也可参考下列实验项目参数表来自由地设计和完成各种实验。

（一）有关实验的刺激器常用参数（表 3-1、表 3-2）

表 3-1　刺激器常用参数

实　验　名　称	刺　激　参　数				
	刺激方式	延时	波宽	强度	波间隔
蛙心期前收缩-代偿间歇	单刺激	0ms	10ms	4V	
神经干兴奋传导速度的测定	单刺激	5.0ms	0.2ms	1V	
神经干兴奋不应期的测定	双刺激	2.0ms	0.2ms	1V	20ms(起始值)
神经干动作电位（蟾蜍）	单刺激	5ms	0.2ms	1V	
肌肉兴奋-收缩时相关系	单刺激	5ms	0.2ms	1V	

表 3-2　高级选项

肌肉神经刺激 强度与反应	自动单刺激	强　度　递　增						
		延时	波宽	强度	频率	脉冲数	强度增量	组间延时
		20ms	1ms	0.1V	1Hz	1(串)	0.1V	2s
肌肉神经刺激 频率与反应	自动单刺激	频　率　递　增						
		延时	波宽	强度	频率	脉冲数	频率增量	组间延时
		20ms	1ms	2V	1Hz	1(串)	2Hz	4s

（二）有关实验的放大器常用参数（表 3-3）

表 3-3　放大器常用参数

实　验　名　称	实　验　参　数					
	采集频率	扫描速度	灵敏度	时间常数	滤波常数	50Hz 陷波
减压神经放电	20kHz	80ms/div	50μV	0.001s	3kHz	开
兔动脉血压	800Hz	500ms/div	12kPa	直流	30Hz	关
心电图	4kHz	200ms/div	1mV	0.2s	100Hz	开
大脑皮层诱发电位	20kHz	10ms/div	500μV	0.02s	100Hz	开
蛙心期前收缩-代偿间歇	400Hz	1s/div	5mV	直流	10Hz	开
神经干兴奋传导速度的测定	40kHz	1.0ms/div	2mV	0.001s	1kHz	关
神经干兴奋不应期的测定	40kHz	1.0ms/div	2mV	0.001s	1kHz	关
神经干动作电位（蟾蜍）	40kHz	1.0ms/div	2mV	0.001s	1kHz	关
肌肉神经刺激频率与反应	400Hz	1s/div	50mV	直流	100Hz	开
肌肉神经刺激强度与反应	400Hz	1s/div	50mV	直流	100Hz	开
肌肉兴奋-收缩时相关系	20kHz	10ms/div	1mV	0.002s	1kHz	关
		10ms/div	50mV	直流	30Hz	
离体蛙心灌流	400Hz	2s/div	5mV	直流	10Hz	开

续 表

实 验 名 称	实 验 参 数					
	采集频率	扫描速度	灵敏度	时间常数	滤波常数	50Hz陷波
心肌细胞动作电位	10kHz	80ms/div	50mV	直流	500Hz	开
心肌细胞动作电位与心电图的同步纪录	10kHz	80ms/div 160ms/div	50mV 1mV	直流 0.2s	500Hz 100Hz	开
膈神经放电	20kHz	80ms/div	50μV	0.001s	3kHz	开
呼吸运动调节	800Hz	1s/div	5mV	直流	10Hz	开
消化道平滑肌的生理特性	400Hz	2s/div	5mV	直流	10Hz	开
耳蜗生物电活动	20kHz	40ms/div	100μV	0.02s	1kHz	开
影响尿生成的因素	200Hz	8s/div	2.4kPa 50μV	直流 0.001s	100Hz 3kHz	开
减压神经放电、血压、心电同步实验	10kHz	80ms/div	4.8kPa 200μV	直流 0.02s	100Hz 100Hz	开

第三节 RM6240 系统的实验结果测量

RM6240 系统对各项实验结果具有较强的测量功能,便于对实验结果进行定量分析。结果测量时,在"选择"菜单中选择"专用测量"的各项功能后,系统将根据需要在各对话框中选定测量参数,自动在数据板中给出相应参数值。现将专用静态统计测量功能简介如下。

一、肌肉收缩张力测量

(一) 肌肉收缩单波分析

于某通道"选择"菜单中选择"专用静态统计测量"→"张力-肌肉收缩单波分析"后,用鼠标左键在其对应波形上选择 A、B 两点(图 3-6),以确定测量区域,则系统将自动在数据板中给出如表 3-4 所示相应参数值。取消该功能,则在"选择"菜单中再点一次该项即可。

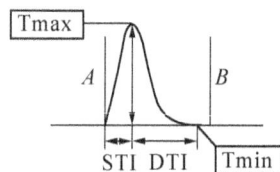

图 3-6 肌肉收缩单波分析

表 3-4 肌肉收缩单波测量指标与意义

测量指标	意 义
Tmax:收缩最大张力	A、B 区域间的最大值
Tmin:舒张最小张力	A、B 区域间的最小值
ΔT:张力增量	A 点对应值与 Tmax 的差值
STI:收缩间期	A 点到 Tmax 对应点的间隔时间

续　表

测量指标	意　义
DTI:舒张间期	Tmax 对应点到 Tmin 对应点的间隔时间
DTI50:舒张 50% 间期	肌肉开始舒张到舒张 50% 的间隔时间
DTI90:舒张 90% 间期	肌肉开始舒张到舒张 90% 的间隔时间
$+dT/dtmax$	肌肉收缩时张力最大变化速率
$-dT/dtmax$	肌肉舒张时张力最大变化速率
t-dT/dtmax	肌肉开始收缩至发生 dT/dtmax 的间隔时间

(二)肌肉收缩连续波分析

于某通道选择该项后,用鼠标左键在其对应波形上选择 A、B 两点(图 3-7),以确定测量区域,系统将自动在数据板中给出测量区间内肌肉收缩连续波(或其他相似波形)的相关参数(表 3-5)。

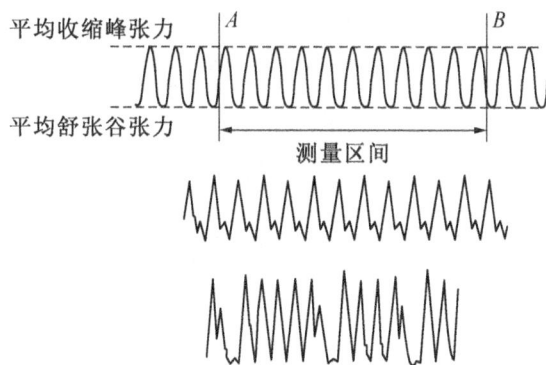

图 3-7　肌肉收缩连续波分析

表 3-5　肌肉收缩连续波测量指标与意义

测量指标	意　义
平均收缩峰张力	测量区间内 n 个收缩峰张力的平均值
平均舒张谷张力	测量区间内 n 个舒张谷张力的平均值
平均张力	测量区间内 n 个单波平均张力的平均值
mSTI:平均收缩间期	测量区间内 n 个单波收缩间期的平均值
mDTI:平均舒张间期	测量区间内 n 个单波舒张间期的平均值
频率(心率)	肌肉收缩频率
Tmax:收缩最大张力	测量区间内收缩峰张力的最大值
Tmin:舒张最小张力	测量区间内舒张谷张力的最小值
ΔT:张力增量	Tmax 与 Tmin 的差值
mDTI50:平均舒张 50% 间期	测量区间内 n 个单波舒张 50% 间期的平均值
mDTI90:平均舒张 90% 间期	测量区间内 n 个单波舒张 90% 间期的平均值

二、压力测量

(一)动脉血压的测量

"全屏平均值"和"全屏原始值"为自动测量方式,用于显示当前屏血压原始波形的基本参数。全屏平均值包括所有周期波的收缩压、舒张压、平均压、脉压、心率、间期的平均值。全屏原始值包括各周期波的收缩压、舒张压、平均压、脉压、心率、间期值。

以上测量值将在数据板中自动显示,同时在通道上部有一条蓝色参考线(线条分别对准血压波的收缩压和舒张压,用于监视测量准确性)。

"区域"为手动测量方式。测量方法如下:于某通道"选择"菜单中选择"专用静态统计测量"→"压力-动脉血压测量-平均值"后,用鼠标左键在其对应波形上选择 A、B 两点(图 3-8),以确定测量区间,系统将自动在数据板中给出如表 3-6 所示相应参数值。

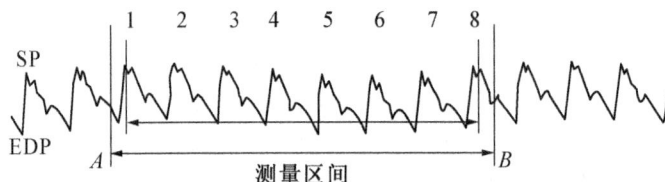

图 3-8 动脉血压区间测量

表 3-6 动脉血压测量指标与意义

测量指标	意　义
mSP:平均收缩压	测量区间内收缩压的平均值
mDP:平均舒张压	测量区间内舒张压的平均值
mAP:平均动脉压	测量区间内 n 个平均动脉压的平均值
平均脉压	平均收缩压与平均舒张压的差值
HR:心率	测量区间内生物体的心率
心动周期数	测量区间内完整的心动周期数
SP:最大收缩压	测量区间内收缩峰压的最大值
EDP:最小舒张压	测量区间内舒张谷压的最小值
mSTI:平均收缩间期	测量区间内 n 个单波收缩间期的平均值
mDTI:平均舒张间期	测量区间内 n 个单波舒张间期的平均值
mSTI/mDTI	平均收缩间期/平均舒张间期

(二)心室内压测量

"全屏平均值"和"全屏原始值"为自动测量方式,用于显示当前屏血压原始波形的基本参数。全屏平均值包括所有周期波的 LVSP、LVEDP、mHR、＋dP/dtmax、－dP/dtmax 和

t-dP/dtmax 的平均值。全屏原始值包括各周期波的 LVSP、LVEDP、mHR、＋dP/dtmax、−dP/dtmax 和 t-dP/dtmax 值。以上测量值将在数据板中自动显示，同时在通道上部有一条蓝色参考线（线条分别对准血压波的收缩压和舒张压，用于监视测量准确性）。

"区域"为自动测量方式。测量方法如下：用鼠标左键在其对应波形上选择 A、B 两点（图 3-9），以确定测量区间，系统则自动在数据板中给出测量区间内心室内压的相关参数（表 3-7）。

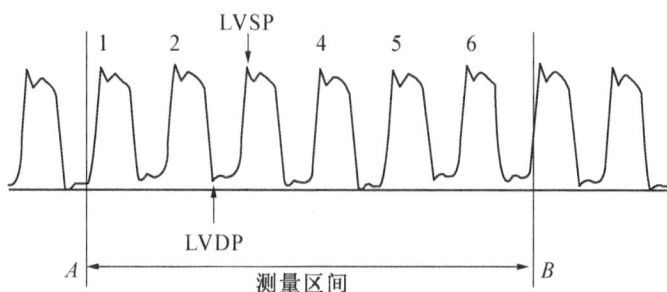

图 3-9 心室内压区间测量

表 3-7 心室内压自动测量指标与意义

测量指标	意 义
mLVSP：平均心室收缩压	测量区间内心室收缩压的平均值
mLVDP：平均心室舒张压	测量区间内心室舒张压的平均值
mLVP：平均心室内压	测量区间内 n 个心室内压的平均值
mHR：平均心率	测量区间内生物体的平均心率
mdP/dtmax	平均心室内压最大上升速率
m-dP/dtmax	平均等容舒张期室内压最大下降速率
mt-dP/dtmax	心室开始收缩至发生 dP/dtmax 的平均间隔时间
LVPmax：最大心室内压	测量区间内收缩峰压的最大值
LVPmin：最小心室内压	测量区间内舒张谷压的最小值
mSTI：平均收缩间期	测量区间内 n 个单波收缩间期的平均值
mDTI：平均舒张间期	测量区间内 n 个单波舒张间期的平均值

"手动"为手动测量方式。测量方法如下：用鼠标左键在其对应波形上选择 A、B、C 三点（图 3-10），以确定测量区间，则系统将自动在数据板中给出如表 3-8 所示相应参数值。若要取消该功能，只需在"选择"菜单中再单击一次该项即可。

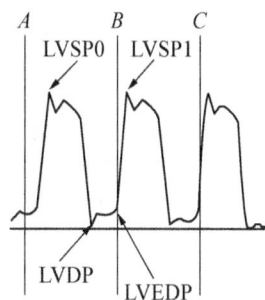

图 3-10 心室内压手动测量

表 3-8　心室内压手动测量指标与意义

测量指标	意　义
LVSP：收缩压	(LVSP0＋LVSP1)/2。其中，LVSP0 和 LVSP1 分别为 A、B 和 B、C 间的最大值
LVDP：舒张压	A、B 间的最小值
LVEDP：舒张末期压	B 点对应值
HR：心率	由 LVSP0 和 LVSP1 的间隔时间确定
＋dP/dtmax	LVEDP 和 LVSP1 对应点间上升速率的最大值
－dP/dtmax	LVSP0 和 LVEDP 对应点间下降速率的最大值
t-dP/dtmax	LVEDP 和 ＋dP/dtmax 对应点的间隔时间
STI：收缩间期	LVEDP 和 LVSP1 对应点的间隔时间
DTI：舒张间期	LVSP0 和 LVEDP 对应点的间隔时间

（三）中心静脉压（CVP）

该测量为手动测量方式，测量方法如下：用鼠标左键在其对应波形上选择 A、B 两点（图 3-11），以确定测量区间，系统将自动在数据板中给出相应参数值，主要有最大静脉压（测量区间内的最大值）、最小静脉压（测量区间内的最小值）、平均静脉压（测量区间内的平均值）。

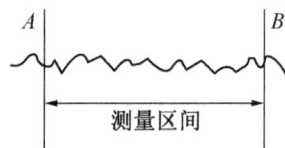

图 3-11　中心静脉压测量

四、呼吸波测量

（一）单波分析

于某通道"选择"菜单中选择"专用静态统计测量"→"呼吸-通用测量-单波"后，用鼠标左键在其对应波形上选择 A、B、C 三点（图 3-12），以确定测量区间，则系统将自动在数据板中给出如表 3-9 所示相应参数值。

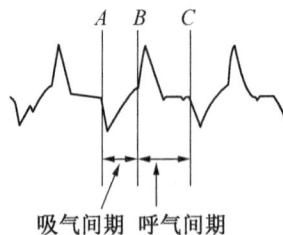

图 3-12　呼吸单波分析

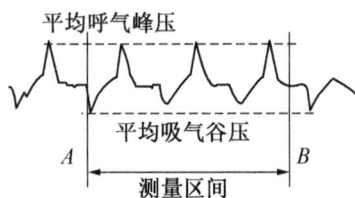

图 3-13　呼吸连续波分析

（二）连续波压力分析

于某通道"选择"菜单中选择"专用静态统计测量"→"呼吸-通用测量-连续波"后，用鼠标左键在其对应波形上选择 A、B 两点(图 3-13),以确定测量区间,系统将自动在数据板中给出测量区间内呼吸波的相关参数(表 3-9)。

表 3-9 呼吸波测量指标与意义

单波分析		连续波压力法(流量法)	
测量指标	意 义	测量指标	意 义
最大呼气峰压	A、C 间的最大值	平均呼气峰压(流量)	测量区间内 n 个呼气峰压的平均值
最小吸气谷压	A、C 间的最小值	平均吸气谷压(流量)	测量区间内 n 个吸气谷压的平均值
$+dP/dtmax$	从谷压点到峰压点上升速率的最大值	最大呼气峰压(流量)	测量区间内 n 个呼气峰压的最大值
$-dP/dtmax$	从峰压点到 C 点下降速率的最小值	最小吸气谷压(流量)	测量区间内 n 个吸气谷压的最小值
呼气间期	B、C 间隔时间	$+dP/dtmax$	测量区间内 n 个单波的 $+dP/dtmax$ 的平均值
吸气间期	A、B 间隔时间	$-dP/dtmax$	测量区间内 n 个单波的 $-dP/dtmax$ 的平均值
呼吸时比	呼气/吸气间期		
平均呼气压	B、C 间的平均值		
平均吸气压	A、B 间的平均值		
呼吸频率	由 A、C 为一个周期计算出的频率		

五、生物电测量

(一)神经放电

于某通道"选择"菜单中选择"专用静态测量统计"→"生物电-放电"后,参照图 3-14 所示,用鼠标左键在其对应波形上选择 A、B、C 三点(AB 为测量区间,C 为测量阈值线),系统将自动在数据板中给出起始时刻、终止时刻、阈值以及其他相应参数值(表 3-10)。改变阈值线,保持区间范围不变,只需再在波形合适的地方单击,就会继续将结果输出在数据板上;改变测量区间,需在该通道先单击一下鼠标右键,然后再按以上步骤单击 A、B、C 三点;若要取消该功能,只需在"选择"菜单中再单击一次该项即可。

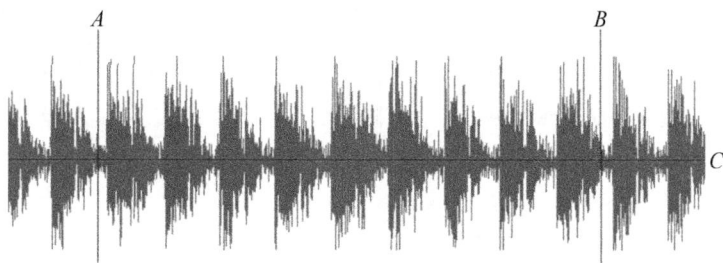

图 3-14 神经干放电测量

表 3-10　神经放电测量指标与意义

测量指标	意 义	测量指标	意 义
最大电平	A、B 间的最大值	脉冲数	波形穿越阈值线 C 的次数
最小电平	A、B 间的最小值	频率	放电频率
平均电平	A、B 间的平均值	周期	放电周期

(二)心肌动作电位

于某通道"选择"菜单中选择"专用静态统计测量"→"生物电-心肌动作电位"后,用鼠标左键在其对应波形上选择 A、B 两点(图 3-15),以确定测量区间,系统将自动在数据板中给出如表 3-11 所示相应参数值。图 3-15 中的 C 点为系统自动搜索的 A、B 间最大值对应点。

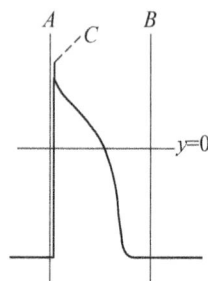

图 3-15　心肌动作电位测量

表 3-11　心肌动作电位测量指标与意义

测量指标	意 义	测量指标	意 义
振幅	C 点与 A 点对应值的差值	APD50	复极到 50% 的间隔时间
静息电位	A 点对应值	APD90	复极到 90% 的间隔时间
超射幅度	C 点对应值	最大上升速率	A、C 间上升速率的最大值
APD10	复极到 10% 的间隔时间	最大复极速率	C、B 间复极速率的最小值
APD20	复极到 20% 的间隔时间	复极化平均斜率	C、B 间复极速率的平均值

(三)神经干动作电位

于某通道"选择"菜单中选择"专用静态统计测量"→"生物电-神经干"后,用鼠标左键在其对应波形上选择 A、B 两点(图 3-16),以确定测量区间,系统将自动在数据板中给出如表 3-12 所示相应参数值。图中 C 点为 Amax 点到 Amin 点的波形与基线 $y=0$ 的交点。

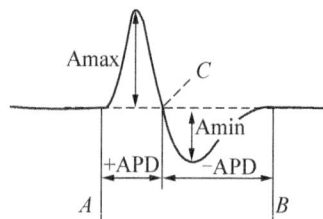

图 3-16　神经干动作电位测量

表 3-12　神经干动作电位测量指标与意义

测量指标	意 义	测量指标	意 义
Amax:最大峰电压	A、B 间的最大值	APD:动作电位时程	+APD:A、C 间的间隔时间
Amin:最小谷电压	A、B 间的最小值		−APD:C、B 间的间隔时间
Vp-p:峰峰值	Amax 与 Amin 的差值	−dV/dtmax	动作电位复极最大速率
dV/dtmax	动作电位去极最大速率		

(四)兴奋性突触后电位(EPSP)

于某通道"选择"菜单中选择"专用静态统计测量"→"生物电-兴奋性突触后电位"后,用鼠标左键在其对应波形上选择 A、B 两点(图 3-17),以确定测量区间,系统将自动在数据板中给出相应参数值,主要有 Vp-p(峰峰值:测量区间内的峰峰值)、Slope(斜率:EPSP 升支中间一段 80% 的平均斜率)。

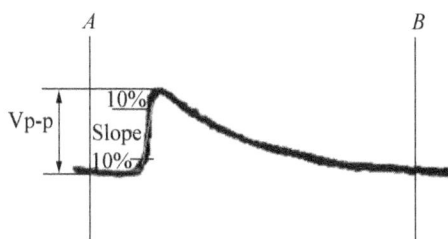

图 3-17　兴奋性突触后电位(EPSP)

(五)神经干传导速度测量

实验中测定神经干传导速度可点击传导速度测量工具按钮，进入该测量后,在弹出的对话框内输入电极距离。选择自动测量,即可完成测量并将结果显示在数据板上。

第四章 药理学总论实验

实验 4.1 药物剂量对药物作用的影响

【目的】

观察药物的不同剂量对其作用的影响。

【原理】

药物剂量大小决定药物在体内浓度的高低和作用的强弱,在一定范围内药物剂量与作用的强度成正比,超过此范围可能发生毒性反应,甚至死亡。尼可刹米为呼吸中枢兴奋药,大剂量可兴奋脊髓引起惊厥甚至死亡。本实验通过同一药物不同剂量的作用比较,证实药物作用与药物剂量密切有关。

【材料】

1. 动物　小鼠 4 只。
2. 器材　调剂天平(100g),鼠笼或大烧杯(1000mL),1mL 注射器 4 支,5 号针头 4 个。
3. 试剂　0.5%,1%,2% 和 4% 尼可刹米溶液。

【方法与步骤】

1. 取小鼠 4 只,涂色标记,称重,观察并记录正常活动情况。
2. 各鼠分别腹腔注射 0.5%,1%,2% 和 4% 尼可刹米溶液 0.1mL/10g(即 0.5mg/10g,1mg/10g,2mg/10g,4mg/10g)。记录给药时间。
3. 将小鼠置于大烧杯或鼠笼中,观察给药后活动有无变化,如呼吸频率的变化、是否出现惊厥,以及出现惊厥的时间和转归等。
4. 观察指标说明:①成年小鼠的呼吸频率为 136~216 次/min,注意观察胸部两侧被毛活动情况;②出现惊厥时,可见小鼠竖尾,四肢、躯干骨骼肌与面部肌肉出现非自主地强直与阵挛性抽搐。

【结果】

将实验结果记录于表 4-1 中。

表 4-1　不同剂量的尼可刹米中枢作用比较

鼠号	体重(g)	尼可刹米剂量(mg/10g)	给药前活动情况	给药后反应		
				呼吸频率	惊厥	死亡
1						
2						
3						
4						

【思考题】

1. 简述药物量反应、质反应、个体差异的概念与意义。
2. 根据尼可刹米中枢作用实验,简述药物剂量大小与药理作用强弱的关系。
3. 简述中枢兴奋药临床应用的注意事项。

实验 4.2　给药途径对药物作用的影响

【目的】

观察不同给药途径对药物作用的影响。

4-2

【原理】

给药途径决定药物进入血液循环的速度快慢、血药浓度高低,从而影响药物发挥疗效的快慢与强弱,甚至决定药理作用性质的变化。戊巴比妥钠为镇静催眠药,其作用机制是选择性抑制脑干网状结构上行激活系统,使大脑皮层的兴奋性降低。随着剂量由小到大,中枢抑制作用由浅入深,相继出现镇静、催眠和麻醉作用。本实验对家兔应用较大剂量的戊巴比妥钠,通过改变给药途径,证实同一药物,给药途径不同,其药理作用也有所不同。

【材料】

1. 动物　家兔 2 只。
2. 器材　5mL 注射器 1 个,6 号针头 1 个,棉球,磅秤 1 台。
3. 试剂　3%戊巴比妥钠溶液。

【方法与步骤】

取健康家兔 2 只,称体重后涂色标记,观察正常活动,检查肌张力、翻正反射及呼吸情况。以 3%戊巴比妥钠溶液 1mL/kg 剂量,甲兔耳缘静脉缓慢注射,乙兔肌内注射。记录给药时间,观察并比较两兔翻正反射消失的时间、肌张力变化情况和呼吸抑制的程度。

【结果】

将实验结果记录于表 4-2 中。

表 4-2　戊巴比妥钠不同途径给药的作用比较

兔号	体重 (kg)	剂量 (mL/kg)	给药 途径	翻正反射		呼吸抑 制程度	肌张力 变化情况
				消失时间(min)	恢复时间(min)		

【思考题】

给药途径与药物作用有何关系？其临床意义如何？

实验 4.3　肝功能状态对药物作用的影响

【目的】

观察肝脏病理功能状态对药物作用的影响。

4-3

【原理】

肝脏是药物代谢的重要器官,肝功能不全时主要经肝代谢的药物易受影响。四氯化碳是一种对肝细胞有严重毒性作用的化学物质,可导致肝损害,使肝脏代谢能力下降。四氯化碳中毒的动物常被作为中毒性肝炎的动物模型,用于筛选保肝药物。本实验采用四氯化碳制作肝损害的病理模型,观察肝功能对戊巴比妥钠麻醉作用持续时间的影响。

【材料】

1. 动物　小鼠 2 只。
2. 器材　天平,1mL 注射器,鼠笼。
3. 试剂　0.3％戊巴比妥钠溶液,10％四氯化碳溶液,生理盐水。

【方法与步骤】

1. 取性别相同、体重相近的 2 只小鼠,在试验前 24h,分别皮下注射 10％四氯化碳 0.2mL/10g 和生理盐水 0.2mL/10g。

2. 2 只小鼠分别腹腔注射 0.3％戊巴比妥钠溶液 0.1mL/10g(即 0.3mg/10g),记录给药时间。观察动物的翻正反射消失情况,记录药物作用的潜伏期和持续时间。

3. 实验结束时,将小鼠处死(用颈椎脱臼法),剖取肝脏,比较 2 只小鼠的肝脏外观有何不同(四氯化碳中毒小鼠的肝肿大)。

【结果】

将上述观察到的结果填入表 4-3、表 4-4 中，并结合全班实验结果，比较不同肝功能状态对药物作用的影响，最好能进行统计分析。

表 4-3　不同肝功能状态对药物作用的影响

鼠号	剂量（mg/10g）	肝脏状态	潜伏期（min）	睡眠时间（min）	肝脏解剖情况

表 4-4　不同肝功能状态对药物引起睡眠的潜伏期的影响　　　单位：min

肝脏状态	1	2	3	4	5	6	7	8	$\bar{x} \pm s$
生理盐水									
四氯化碳									

【思考题】

1. 肝功能不全时戊巴比妥钠麻醉作用时间有何变化？
2. 该实验结果对临床用药有什么指导意义？
3. 简述肝功能不全时，应用主要经肝代谢药物时的注意事项。

实验 4.4　水杨酸钠血浆半衰期的测定

【目的】

了解用比色法测定水杨酸钠血浆浓度和计算其半衰期的方法。

4-4

【原理】

在酸性条件下，水杨酸钠解离为水杨酸，后者与 $FeCl_3$ 生成一种紫色络合物。该络合物在 520nm 波长处的吸光度与水杨酸钠浓度成正比。本实验采用分光光度法测定水杨酸钠的血药浓度并计算其血浆半衰期。

【材料】

1. 动物　家兔 1 只。
2. 器材　10mL 试管，试管架，移液管（0.5mL，1.0mL，5.0mL），注射器（5mL），针头，玻璃铅笔，吸球，分光光度仪，离心机，兔手术台。
3. 试剂　10%水杨酸钠溶液，0.02%水杨酸钠标准液，10%三氯醋酸溶液，10%三氯化铁溶液，0.5%肝素溶液，20%氨基甲酸乙酯溶液，蒸馏水。

【方法与步骤】

参照表 4-5 进行。

表 4-5　水杨酸钠血药浓度测定步骤

试管(编号)	10％三氯醋酸溶液 (mL)	血 (mL)	蒸馏水 (mL)	0.02％水杨酸钠溶液 (mL)	10％三氯化铁溶液 (mL)
调零管(1)	3.5	1.0	1.0		0.5
标准管(2)	3.5	1.0		1.0	0.5
测定管 1(3)	3.5	1.0	1.0		0.5
测定管 2(4)	3.5	1.0	1.0		0.5

1. 取 4 支试管,编号后各加 10％三氯醋酸溶液 3.5mL。

2. 取家兔 1 只,称重后耳缘静脉注射 20％氨基甲酸乙酯溶液麻醉,将其背位固定于兔手术台上。分离出一侧颈动脉(或股动脉),用预先以 0.5％肝素润湿过内壁的注射器从颈动脉(或股动脉)取血 2.0mL,分别置于 1 号管和 2 号管内(各 1.0mL),摇匀静置。

3. 由耳缘静脉缓慢注射 10％水杨酸钠溶液 2.0mL/kg(即 200mg/kg),给药后 10min 和 60min 各取血 1.0mL,分别置入 3 号管和 4 号管内,摇匀静置。

4. 1,3,4 号管内各加入蒸馏水 1.0mL,2 号管内加入 0.02％水杨酸钠标准液 1.0mL(即 0.2mg),摇匀。

5. 将 4 支试管离心 5min(1500～3000r/min),使血浆蛋白沉淀。

6. 然后各管取上清液 3.0mL,分别置于另一组相对应编号(1～4 号)的试管中。每管各加入 10％三氯化铁溶液 0.5mL,摇匀,若管内含有水杨酸钠可显色。用分光光度仪在 520nm 波长处,用 1 号管调零点,测定 2～4 号管的吸光度。

【结果】

1. 计算测定管药物浓度

将测定数据记录于表 4-6 中,并根据以下公式分别计算测定管 1、测定管 2 的药物浓度 (C_1, C_2)：

$$测定管药物浓度(\mu g/mL) = \frac{测定管吸光度}{标准管吸光度} \times 标准管药物浓度(\mu g/mL)$$

表 4-6　水杨酸钠血药浓度测定

	标准管(加水杨 酸钠标准液)	测定管 1 (给药 10min 后血)	测定管 2 (给药 60min 后血)
吸光度			
实测浓度($\mu g/mL$)			

2. 计算法求 $t_{1/2}$

根据注射水杨酸钠后两个时间点(10min,60min)的血药浓度值 C_1 和 C_2,以及两次取血

的间隔时间 $\Delta t(\min)$，利用以下公式计算 $t_{1/2}$：

$$t_{1/2} = \frac{0.301\Delta t}{\lg C_1 - \lg C_2}$$

3. 作图法求 $t_{1/2}$

在半对数坐标纸上，以时间为横坐标，血药浓度对数值为纵坐标，将计算得到的 C_1 和 C_2 作点连线，即为药物时-量曲线，在此曲线上找出血浆药物浓度下降一半所对应的时间，即为该药的 $t_{1/2}$。

【注意事项】

1. 本实验属分析性质，操作必须准确，否则不仅计算出的半衰期不准，而且有可能出现负值。

2. 取血方法也可采取不麻醉家兔而直接从心脏或耳缘静脉取血。

【思考题】

1. 测定药物的 $t_{1/2}$ 有何临床意义？

2. 不同个体水杨酸钠的 $t_{1/2}$ 不同，除个体差异外还有什么因素影响其 $t_{1/2}$？

实验 4.5　估算溴磺酞钠的药代动力学参数

【目的】

以溴磺酞钠(BSP)为例，学习估算药代动力学参数的基本方法。

【原理】

某些药物，在动物体内按一室模型处置，静脉注射后，血药浓度-时间方程为一级动力学方程，即

$$C = C_0 e^{-kt}$$

式中，k 为药物消除速率常数，C_0 为 $t=0$ 时的血药浓度。

上式经对数变换后得：

$$\lg C = \lg C_0 - \frac{k}{2.303}t$$

即血药浓度对时间 t 在半对数坐标纸上呈直线关系。

其他药代动力学参数计算公式可参阅理论教材。

【材料】

1. 动物　家兔 1 只。

2. 器材　离心管，试管，吸管，注射器，静脉插管，兔手术台，分光光度仪。

3. 试剂 2％溴磺酞钠溶液（BSP），肝素化生理盐水（10U/mL），草酸钾，2.5mol/L NaOH 溶液，0.01mol/L HCl 溶液，1％盐酸普鲁卡因溶液。

【方法与步骤】

取家兔 1 只，称重，背位固定于手术台上，在一侧腹股沟部搏动处剪毛，用 1mL 1％盐酸普鲁卡因做皮下局麻。纵切皮肤 3～4cm，分离股静脉，在静脉下穿双线，结扎远心端，做静脉切口，插入与注射器相连的静脉插管（内充满肝素化生理盐水），结扎固定，检查取血是否顺利。静脉注射 BSP 药液每千克体重 20mg，分别于注射后 2min，4min，6min，10min，15min，20min 由股静脉取血 1.5～2.0mL，置于盛有草酸钾的试管中，轻轻摇动试管，使草酸钾均匀地溶解于血液中。每次取血样时，先舍去 0.2mL 左右血液，取后补充等量生理盐水。将各试管离心（3000r/min，5min），分别取血浆 0.5mL，转移入另一试管中，加入 0.01mol/L HCl 溶液 5.5mL，混匀后在分光光度仪于波长 540nm 处测吸光度。测定后，加 2.5mol/L NaOH 溶液 1 滴，混匀后再进行吸光度测定，计算吸光度差值，利用差值从标准曲线上求出相应的血药浓度，利用 $\lg C$-t 作直线回归，求得斜率和截距，求出相应的药代动力学参数。

标准曲线绘制：以蒸馏水配制浓度为 $200\mu g/mL$ 的 BSP 标准溶液，取 7 支试管，以 1，2，3……7 编号，按表 4-7 所示步骤进行操作。

利用吸光度差值对相应的 BSP 浓度作图即得标准曲线。

表 4-7 BSP 标准曲线绘制

试管编号	1	2	3	4	5	6	7
加 $200\mu g/mL$ 的 BSP(mL)	0.025	0.05	0.075	0.10	0.15	0.20	0.30
加 0.01mol/L HCl 溶液(mL)	5.975	5.95	5.925	5.90	5.85	5.80	5.70
测吸光度 A_{H^+}							
加 2.5mol/L NaOH 溶液后的吸光度 A_{OH^-}							
计算 $\Delta A = A_{OH^-} - A_{H^+}$							
相当于血药浓度($\mu g/mL$)	5	10	15	20	30	40	60

【注意事项】

1. 在实验过程中，动作要轻。注意采血器用生理盐水吸洗，应尽量避免样品溶血而影响测定结果。

2. 每次采血样时，应先取 0.2mL 血弃去。采血过程应尽可能轻快，确保血样时间准确。

3. 样品离心前必须平衡，转速适中。

第五章 外周神经系统药物实验

实验 5.1 传出神经系统药物对兔瞳孔的影响

【目的】

观察毒扁豆碱、毛果芸香碱、阿托品和去氧肾上腺素对家兔瞳孔的作用。

【原理】

虹膜内有环形的瞳孔括约肌和辐射状的瞳孔开大肌两种平滑肌,前者受胆碱能神经支配并分布有 M 受体,后者受肾上腺素能神经支配并分布有 α 受体。毛果芸香碱属于 M 受体激动药,可直接兴奋 M 受体,使瞳孔括约肌收缩,瞳孔缩小。阿托品属于 M 受体阻断药,可阻断 M 受体,使神经递质乙酰胆碱(acetylcholine,Ach)不能发挥作用,于是瞳孔括约肌松弛,而瞳孔开大肌作用相对较强,从而瞳孔散大。毒扁豆碱属于抗胆碱酯酶药,通过抑制胆碱酯酶活性,使 Ach 增加,兴奋 M 受体,使瞳孔括约肌收缩,瞳孔缩小。去氧肾上腺素属于肾上腺素受体激动药,可直接兴奋 α 受体,使瞳孔开大肌向外周收缩,瞳孔散大。

【材料】

1. 动物 家兔 2 只。
2. 器材 滴管(大小相等),手术剪 1 把,量瞳尺 1 把。
3. 试剂 1%硝酸毛果芸香碱溶液,0.5%水杨酸毒扁豆碱溶液,1%硫酸阿托品溶液和 1%盐酸去氧肾上腺素溶液。

【方法与步骤】

取家兔 2 只,编号标记,放入兔固定箱,剪去眼睑的睫毛后,于强度适当的光线下用量瞳尺测量并记录两眼正常瞳孔直径(以 mm 表示)。然后,甲兔左眼滴 1%硝酸毛果芸香碱溶液 4 滴,右眼滴 1%硫酸阿托品溶液 4 滴;乙兔左眼滴 0.5%水杨酸毒扁豆碱溶液 4 滴,右眼滴 1%盐酸去氧肾上腺素溶液 4 滴。滴眼时应先用手指将下眼睑拉成杯状并压住鼻泪管(防止药液流入鼻泪管及鼻腔而吸收),滴药后约 1min 将手放开,任药液自溢。滴药 15min 后,在光照强度与用药前一致的条件下,再测甲、乙两兔两眼瞳孔直径,并记录之,比较用药前后之不同。

【结果】

将测定数据记录于表 5-1 中。

表 5-1　传出神经系统药物对家兔瞳孔的影响

兔号	眼	药　　物	瞳孔直径（mm）	
			给药前	给药后
甲	左			
	右			
乙	左			
	右			

【注意事项】

1. 测量瞳孔时不能刺激角膜，否则会影响瞳孔大小。

2. 在各次测量瞳孔时，光源的强度及照射角度务必一致，以免影响实验效果。

【思考题】

1. 简述本实验中应用的药物对瞳孔的作用机制及临床应用。

2. 如果家兔两眼去神经后，分别滴加毛果芸香碱和毒扁豆碱，瞳孔有何变化？为什么？

实验 5.2　药物对离体肠管的作用

【目的】

学习离体动物平滑肌器官的实验方法，观察拟胆碱药和抗胆碱药对离体豚鼠回肠的作用。

【原理】

动物的离体肠肌在适宜的营养液环境中，仍具有兴奋和收缩等特性。由于肠肌上分布有 M 受体和 H 受体等，当向营养液中加入乙酰胆碱、阿托品、组胺和氯苯那敏等药物时，可与相应的受体结合，激动或阻断该受体，引起肠肌收缩或松弛。氯化钡是一种非受体作用的有毒化合物，对肠肌有直接的兴奋收缩作用，常用于药理实验中。

【材料】

1. 动物　豚鼠 1 只。

2. 器材　小剪刀，小镊子，培养皿，麦氏浴槽，胶管，通气管，气泵，棉线，木槌，张力换能器，超级恒温器，微机生理信号采集处理系统。

3. 试剂　台氏液，1：10万乙酰胆碱溶液，0.1% 硫酸阿托品溶液，1：10万磷酸组胺溶液（临用时新鲜配制），1：100万马来酸氯苯那敏溶液，1% $BaCl_2$ 溶液。

【方法与步骤】

1. 仪器连接　连接装置，将张力换能器固定于铁支架上，换能器输出线接微机生理信号采集处理系统输入通道。

2. 仪器参数设置

(1)RM6240系统　点击"实验"菜单，选择"消化"或"自定义实验项目"菜单中的"消化道平滑肌生理特性"，系统进入该实验信号记录状态。仪器参数：通道时间常数为直流，滤波频率为10Hz，灵敏度为1.5～3g，采样频率为100Hz，扫描速度为25s/div。

(2)MedLab系统　点击"实验"菜单，选择"常用生理学实验"或"文件"菜单，打开"配置"中的"肠肌收缩记录"项目，系统进入该实验信号记录状态。仪器参数：通道放大倍数为200～500，下限频率为DC，上限频率为10Hz，采样间隔为5ms。

3. 离体肠管描记装置的准备　麦氏浴槽中充以台氏液至固定水平面，调节超级恒温器的温度至37℃，保证麦氏浴槽内(37±0.5)℃恒温。通气管接气瓶(95%O_2+5%CO_2)或气泵出口。用螺丝夹调节通气管气流，以麦氏浴槽中每秒逸出2个小气泡为宜。

4. 取豚鼠1只，用木槌击其头部处死，立即剖开腹腔，找到回盲部。然后，在离回盲部1cm处剪断，取出回肠约10cm一段，置于氧饱和的台氏液培养皿中。沿肠壁除去肠系膜，然后将回肠剪成数小段(每小段1.0～1.5cm)，用5mL注射器吸取台氏液，将肠内容物冲洗干净，换以新鲜台氏液备用。注意：操作时勿牵拉肠段以免影响收缩功能。

5. 取一小段肠管置于盛有台氏液的培养皿中，在其两端对角肠壁处分别用缝针穿线，并打结。注意保持肠管通畅，勿使其封闭。肠管一端连线系于固定钩，然后放入37℃麦氏浴槽中。再将肠管的另一端加于张力换能器上，并调节肌张力至适度。

6. 观察项目

(1)待离体回肠稳定10～30min后，记录一段正常收缩曲线，依次于麦氏浴槽中滴加下列药物。加入一种药液后接触2min，并观察收缩幅度，然后用台氏液连续冲洗2次，待基线恢复到用药前的水平后记录一段基线，再加入第二种药液。浴槽液体的容量每次都应一致。

(2)加入1：10万乙酰胆碱溶液0.2mL(2μg)，观察并记录其收缩幅度(若肠段未达到痉挛收缩，则适当增加药量)，2～3min后换液。

(3)重复以上乙酰胆碱的剂量，待收缩达最高点时，加入0.1% 硫酸阿托品溶液0.2mL，观察结果如何。不换液，待曲线恢复至基线或基本稳定后，再加入相同浓度的乙酰胆碱，并与项目(1)结果相比较。

(4)加入1：10万硫酸组胺溶液0.3mL(3μg)，待作用明显时(1～2min)迅速换液，使肠肌恢复正常。

(5)加入1：10万马来酸氯苯那敏溶液0.2mL，5min后(不换液)加入等量磷酸组胺溶液，观察其反应。此结果说明什么？

(6)加入1% $BaCl_2$ 溶液1mL，观察其反应，当作用达最高点，肠段持续处于痉挛收缩状态时，加入0.1% 硫酸阿托品溶液0.2mL(或更大剂量)，观察对肠肌收缩的影响。

【结果】

记录各药物作用前后肠肌收缩曲线(包括正常对照曲线)。测量各药物作用前后肠肌的收缩张力。

【注意事项】

1. 回肠位于小肠的末端,平滑肌层较薄,自律性较低,越靠近回盲部自律性越低,基线越平稳。

2. 结扎肠两端时切勿扎闭肠腔,否则会影响标本的收缩功能和对药物的反应。

【思考题】

分析和探讨各药物对肠肌收缩的影响及机制。

实验 5.3　传出神经系统药物对血压的影响

【目的】

学习急性麻醉动物血压实验的装置和方法,观察传出神经系统药物对血压的影响,联系临床用途,分析受体激动药和阻断药对动脉血压的影响、作用机制及规律,从而加深对血压形成及药物作用机制的理解。

【原理】

将动脉导管插入颈总动脉的向心端,可以测得动脉血压。动脉血压是综合反映心血管功能的一个重要指标。动脉血压的高低主要取决于心排血量、外周阻力、循环血量与血管容积等因素。因此,凡能影响心排血量、外周阻力及循环血量的各种因素均能影响动脉血压。在整体实验中,心血管活动受神经体液的调节。神经调节主要通过各种心血管反射而实现,其中较重要的反射是颈动脉窦和主动脉弓压力感受器反射即减压反射。支配心脏的传出神经有交感和迷走神经,而绝大多数血管受交感缩血管神经支配,它们通过其末梢释放的神经递质与心肌和血管壁平滑肌的相应受体结合而发挥其生理作用。交感神经兴奋时,心跳加快,收缩力加强,使心排血量增加,同时使血管收缩,外周阻力升高,从而使动脉血压升高。而心迷走神经兴奋时,心跳减慢,心收缩力减弱,使心排血量减少,动脉血压降低。

心血管活动除受神经调节外,还受血液中化学物质及相应药物的影响,拟肾上腺素药,如肾上腺素、去甲肾上腺素、异丙肾上腺素和多巴胺等,通过激动 α 和(或)β 受体影响心脏和血管的活动,改变心排血量和外周阻力,进而影响动脉血压。外源性给予乙酰胆碱可产生类似心迷走神经兴奋时的心脏抑制效应,并激动血管内皮细胞上的 M 受体,释放 NO,舒张血管,降低外周阻力,从而降低动脉血压。酚妥拉明、普萘洛尔和阿托品等可通过阻断 α 受体、β 受体和 M 受体而拮抗上述药物的效应作用。

【材料】

1. 动物 家兔(雌雄不限,体重 2.0~2.5kg)。

2. 器材 哺乳类动物手术器械,兔手术台,动脉夹,动脉导管,RM6240 生理信号采集处理系统,血压换能器,手术灯,铁支架,保护电极,有色丝线,注射器。

3. 试剂 20%氨基甲酸乙酯溶液,1000U/mL 肝素,肝素生理盐水,0.02g/L 肾上腺素溶液,0.02g/L 去甲肾上腺素溶液,0.02g/L 异丙肾上腺素溶液,10g/L 酚妥拉明溶液,2.5g/L 普萘洛尔溶液,1:10 万乙酰胆碱溶液,0.1%硫酸阿托品溶液。

【方法与步骤】

1. 准备检压系统 将动脉导管与血压换能器相连,通过三通阀用肝素溶液充灌血压换能器和动脉导管,排尽血压换能器与动脉导管中的气泡后关闭三通阀备用。若血压换能器没有定标,要对血压换能器定标。

2. 动物手术

(1)麻醉与固定 动物称重,按 5mL/kg 的剂量于耳缘静脉注射 20%氨基甲酸乙酯溶液麻醉。注意:麻醉剂不宜过量,注射速度不宜过快,且注意家兔的呼吸频率。将动物背位(仰卧)固定于兔手术台上。

(2)手术操作 剪去颈前部兔毛,沿正中线切开皮肤 5~7cm,用止血钳纵向分离皮下组织,于正中线分开颈部肌肉,暴露气管,行气管插管术。将切口边缘的皮肤及其下方的肌肉组织向两侧拉开,即可在气管两侧见到与气管平行的左、右颈总动脉鞘。鞘内迷走神经、交感神经和降压神经与颈总动脉伴行,仔细辨认这三条神经。用玻璃分针先仔细分离右侧减压神经,然后再分离右侧颈迷走神经和颈总动脉。每根神经、血管分离长度约 2~3cm,并在迷走神经、右颈总动脉下各穿一根不同颜色的丝线备用,在减压神经下穿两根丝线备用。分离左颈总动脉,穿两根丝线备用。行动脉插管术。注意动脉导管与动脉应保持在同一直线上,并防止插管滑脱。动脉导管另一端连血压换能器,并用肝素生理盐水将动脉导管、连接管和血压换能器内空气排尽。血压换能器与动物心脏保持同一水平。

(3)压力检查 将血压换能器三通阀开向侧管-换能器,用注射器注入肝素生理盐水,使显示屏上的压力上升至 100mmHg,然后将血压换能器三通阀开向导管-换能器,并注意压力是否下降。

(4)兔耳静脉给药装置 将头皮针头刺入兔耳缘静脉中,另一端接 10mL 注射器,用生理盐水充满,并用胶布固定。

3. 实验装置 按图 5-1 所示,将血压换能器的输入端与 RM6240 生理信号采集处理系统的通道 1(CH1)相连。将刺激电极输入端与刺激输出口相连,将刺激电极输出端与保护电极相连。

4. 仪器启动 打开 RM6240 生理信号采集处理系统电源,启动计算机,进入 RM6240 系统环境。在"实验"菜单中选择"循环"栏目中"兔动脉血压调节"项,进入示波状态,参照表 5-2 设置实验参数。

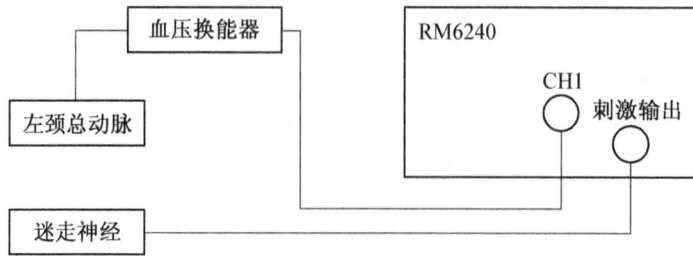

图 5-1　家兔动脉血压调节实验装置

表 5-2　RM6240 系统家兔血压实验参数设置

放大器	模式	扫描速度	灵敏度	时间常数	滤波常数
通道 1	血压 mmHg	0.5～1.0s/div	90mmHg	直流	30～100Hz

刺激器	方式	模式	强度	刺激频率	波宽	延时
	正电压	连续单刺激	2V	25Hz	1ms	0ms

5. 实验观察　放开动脉夹,在示波状态下观察动脉血压的波形、幅度(幅度大小可通过调节放大器灵敏度来调节),显示正常后即可开始记录静息状态下家兔动脉血压曲线。

(1)观察正常血压　观察正常血压波动曲线[一级波(心搏波):由于心室舒缩所引起的血压波动。二级波(呼吸波):由于呼吸运动所引起的血压波动。三级波:常不出现,可能由于血管运动中枢紧张性周期性变化所致]及心率、血压参数。

(2)观察拟肾上腺素药的作用

1)静脉注射 0.02g/L 肾上腺素溶液 0.1mL/kg,观察血压、心率及心律的变化。

2)静脉注射 0.02g/L 去甲肾上腺素溶液 0.1mL/kg,观察血压、心率及心律的变化。

3)静脉注射 0.02g/L 异丙肾上腺素溶液 0.1mL/kg,观察血压、心率及心律的变化。

(3)α 受体作用分析　静脉注射 α 肾上腺素能受体阻滞剂酚妥拉明 1mg/kg,观察动脉血压的变化。3～5min 后,重复第(2)项的 1)、2)、3),剂量同前,观察血压变化和心率与前者有何不同。

(4)β 受体作用分析　静脉注射 β 肾上腺素能受体阻滞剂普萘洛尔 0.5mg/kg,观察血压、心率及心律的变化。5～10min 后,重复第(2)项的 1)、2)、3),剂量同前,观察血压、心率及心律的变化。

(5)观察拟胆碱药的作用　静脉注射 1∶10 万乙酰胆碱溶液 0.1mL/kg,观察血压、心率及心律的变化。

(6)M 受体作用分析　静脉注射 0.1% 硫酸阿托品溶液 0.1mL/kg,观察动脉血压的变化。5～10min 后,重复第(5)项,剂量同前,观察血压、心率及心律的变化与前者有何不同。

【结果】

1. 将实验结果保存并打印。

2. 在监视参数区"选择"菜单中点击"专用静态测量",选择"压力-动脉血压测量-区域"工具,在信号显示区选定测量区域,测量处理前后平均收缩压(mSP)、平均舒张压(mDP)、平均动脉压(mAP)和心率(HR)的变化。

3. 制作实验结果数据表。全班各组实验数据以平均值±标准差表示,并用均数 t 检验统计分析处理前后差异的显著性。

【注意事项】

1. 麻醉应适量,注射不宜过快,全部药物可在 3min 左右注射完毕。

2. 手术过程中应尽量避免出血。分离神经时应特别仔细,操作要轻,勿过度牵拉,以免损伤神经。

3. 每观察一个项目,需待血压基本恢复正常后再进行下一个项目的观察。

4. 实验过程中应经常观察动物的状态(如呼吸、肢体运动等)。

5. 颈动脉插管所用的塑料管均应肝素化,以防止凝固。插管口以靠远心端为宜,以便断裂后可在近心侧重插。实验中应注意保护颈动脉插管,以免家兔挣扎弄破血管壁。夹闭颈总动脉时,要避免过度牵拉,应尽可能在原位置上轻柔地进行。

6. 用药浓度和剂量要求准确,以免实验效果不佳。

【思考题】

1. 比较肾上腺素、去甲肾上腺素和异丙肾上腺素对血压的作用特点,分析其机制。

2. 为什么给予酚妥拉明和普萘洛尔前后,肾上腺素、去甲肾上腺素和异丙肾上腺素三种药物对血压的作用出现差异?分析其机制。

实验 5.4 有机磷药物中毒及解救

【目的】

观察有机磷药物中毒的症状及血液胆碱酯酶的抑制情况。根据阿托品和氯解磷定对有机磷药物中毒的解救效果,初步分析两药的解毒机制。

5-1

【原理】

在正常生理情况下,体内乙酰胆碱含量的维持依赖于神经突触部位的胆碱酯酶。胆碱酯酶受到抑制会引起体内乙酰胆碱含量明显增加,产生中毒症状。胆碱酯酶复活药能在短时间内使酶活性恢复,减轻或消除中毒表现。M 受体阻断药可直接对抗由 M 受体介导的各种症状。通过中毒表现及症状缓解情况分析两类药物对治疗有机磷药物中毒的协同作用和差异。

【材料】

1. 动物 家兔 2 只,体重 2.0~2.5kg,雌雄不限。

2. 器材 兔固定箱,注射器,测瞳尺,酒精棉球,干棉球。

3. 试剂 5%敌百虫溶液,0.1%硫酸阿托品溶液,2.5%氯解磷定溶液,血清胆碱酯酶活性测定盒。

【方法与步骤】

1. 取家兔 2 只,称重,标记。固定于兔箱中,观察并记录下列指标:呼吸频率与幅度、瞳孔大小、唾液分泌、尿粪排泄及有无肌震颤,并于耳缘静脉采血 1mL,离心取血清,进行胆碱酯酶活性测定。

2. 耳静脉注射 5% 敌百虫溶液 120mg/kg。观察上述各项指标变化情况,待中毒症状明显时,记录各症状,若注射敌百虫 20～25min 后中毒症状不出现或不明显,再追加 1/3 剂量。于耳缘静脉采血 1mL,离心取血清,进行胆碱酯酶活性测定。

3. 立即给甲兔耳静脉注射 0.1% 硫酸阿托品溶液 4.0mg/kg(即 4.0mL/kg),乙兔静脉注射 2.5% 氯解磷定溶液 50mg/kg(即 2.0mL/kg),观察两兔中毒症状是否减轻。待中毒症状明显减轻,记录以上各指标。若给药后中毒症状未见明显减轻,可再按初剂量的 1/3 追加。于耳缘静脉采血 1mL,离心取血清,进行胆碱酯酶活性测定。

【结果】

将上述各结果按表 5-3 格式记录,并进行分析对比。

表 5-3　有机磷药物中毒及解救情况

兔号	给药情况	呼吸	瞳孔	唾液分泌	尿粪排泄	肌震颤	胆碱酯酶活性
甲	给药前						
	给敌百虫后						
	给阿托品后						
乙	给药前						
	给敌百虫后						
	给氯解磷定后						

【注意事项】

1. 敌百虫为剧毒药,且可从皮肤吸收,如与手接触,应立即用清水冲洗,忌用碱性肥皂,因敌百虫在碱性环境下会变成毒性更强的敌敌畏。

2. 给药前擦干唾液和尿粪,以利于实验观察。

3. 剪去眼睫毛,以防测量瞳孔直径时引起眨眼。

4. 因为瞳孔大小受光线影响,所以在整个实验过程中不要随便改变兔箱位置,并保持光照条件一致。

5. 本实验是为分析阿托品和氯解磷定的解毒机制而设计的。在临床实际应用中,须将阿托品和氯解磷定联合应用才能获得最佳的解毒效果。因此,在实验结束后,两兔可以分别再加另一药物观察。

【思考题】

1. 有机磷药物中毒的症状有哪些?

2. 阿托品解救有机磷药物中毒有什么作用特点?

3. 有机磷药物中毒为什么必须将 M 受体阻断药与胆碱酯酶复活药反复交替应用?

实验 5.5　普鲁卡因和丁卡因表面麻醉作用的比较

【目的】

掌握局部麻醉药的表面麻醉方法,观察普鲁卡因和丁卡因的麻醉作用特点。

【原理】

角膜为一单纯均一膜,其中有无髓鞘神经纤维而无其他感觉细胞及血管。常用角膜反射指标测试局部麻醉药的穿透性能、麻醉强度和作用持续时间。

【材料】

1. 动物　家兔 1 只,体重 2.0~2.5kg,雌雄不限。
2. 器材　兔固定箱,剪刀,滴管。
3. 试剂　0.5%盐酸普鲁卡因溶液,0.5%盐酸丁卡因溶液。

【方法与步骤】

取家兔 1 只,观察其两眼情况(有无眼疾或眼分泌物),放入兔固定箱内。剪去两眼睫毛,用兔须以大致均等的力量轻触角膜,试验正常的角膜反射。触及部位可按图 5-2 中 1,2,3,4,2,5 的顺序刺激 6 个点。角膜反射全部阳性时记 6/6,全部阴性时记 0/6,余类推。

然后用拇指和食指将兔眼睑拉成杯状,用中指压住鼻泪管,分别在两眼滴药。左眼:0.5%盐酸普鲁卡因溶液 2 滴;右眼:0.5%盐酸丁卡因溶液 2 滴。轻轻揉动眼睑,使药液与角膜充分接触,并存留 1min,放手任其自溢。滴药后每隔 5min 测试角膜反射 1 次,直至 30min,同时观察有无结膜充血等反应。记录并分析之。

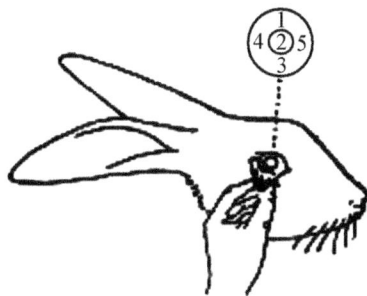

图 5-2　拉开家兔眼睑滴加药液的方法与测试角膜反射时的刺激点顺序

【结果】

将实验结果填入表 5-4 中,并进行分析对比。

表 5-4　普鲁卡因和丁卡因表面麻醉作用的比较

兔眼	滴入药物	滴药前角膜反射	滴药后角膜反射					
			5min	10min	15min	20min	25min	30min
左	0.5%盐酸普鲁卡因溶液							
右	0.5%盐酸丁卡因溶液							

【注意事项】

1. 滴药时必须压住鼻泪管，以免药液流入鼻腔，经鼻黏膜吸收而引起中毒，并影响实验结果。
2. 用以刺激角膜的兔须不宜太硬，实验中应使用同一触须，触力应均等。
3. 滴药前应剪去眼睫毛，否则即使角膜已被麻醉，触及睫毛仍可引起眨眼反射。

【思考题】

分析影响药物表面麻醉作用强度之因素。

第六章　中枢神经系统药物实验

实验 6.1　惊厥与抗惊厥药的作用

【目的】

观察苯巴比妥钠抗尼可刹米引起的惊厥的作用。

【原理】

6-1

苯巴比妥钠属镇静催眠药,较大剂量有抗惊厥作用,主要作用机制是增强 γ-氨基丁酸(GABA)能神经的功能,提高惊厥发生阈,限制病灶异常放电而达到抗惊厥作用。尼可刹米为呼吸中枢兴奋药,大剂量可兴奋脊髓产生惊厥。本实验用大剂量的尼可刹米制作小鼠惊厥模型,观察苯巴比妥钠的抗惊厥作用。本实验可用来初筛抗惊厥药和抗癫痫药。

【材料】

1. 动物　小鼠 2 只。
2. 器材　调剂天平(100g)1 台,1mL 注射器 3 支,鼠笼或大烧杯(1000mL)2 个。
3. 试剂　2.5% 尼可刹米溶液,0.5% 苯巴比妥钠溶液,生理盐水。

【方法与步骤】

取小鼠 2 只,称重并编号。甲鼠腹腔注射 0.5% 苯巴比妥钠溶液 0.1mL/10g,乙鼠同法注射生理盐水 0.1mL/10g 作为对照。20min 后两鼠腹腔注射 2.5% 尼可刹米溶液 0.25mL/10g,随即将小鼠置于鼠笼或大烧杯内,观察两鼠有无惊厥发生(以竖尾为惊厥指标),惊厥出现的速度及程度有无不同。

【结果】

将实验结果填入表 6-1 中,并分析产生这些现象的机制。

表 6-1　苯巴比妥钠抗尼可刹米引起的惊厥实验记录

鼠号	体重(g)	药物及剂量(i.p.)	有无惊厥	惊厥		
				发生时间(min)	持续时间(min)	程度
甲		0.5% 苯巴比妥钠溶液 2.5% 尼可刹米溶液				
乙		生理盐水 2.5% 尼可刹米溶液				

【注意事项】

尼可刹米宜新鲜配制,最好实验前 1h 内现配。本实验也可用 2% 安钠咖溶液 0.2 ml/10g 腹腔注射,或 1% 戊四氮溶液 0.1mL/10g 皮下注射致惊厥。

【思考题】

1. 简述苯巴比妥钠的抗惊厥作用机制。
2. 应用苯巴比妥钠抗惊厥需注意哪些问题?

实验 6.2 镇痛药的镇痛作用(化学刺激法)

【目的】

了解用腹腔注射刺激性物质引起扭体反应来筛选镇痛药的方法。观察哌替啶的镇痛作用。

6-2

【原理】

任何刺激达到一定阈值时,均可引起动物特有的疼痛反应。常用的致痛方法有化学刺激法(扭体法)、热刺激法(热板法、温浴法)、电刺激法及机械刺激法(加压法)。本实验采用扭体法。腹膜有广泛的感觉神经分布,把醋酸等化学刺激物注入腹腔,可使小鼠很快产生疼痛反应,表现为腹部两侧收缩内陷、腹壁下贴、臀部抬高或后肢伸展,通称扭体反应。哌替啶是成瘾性镇痛药,通过激动不同脑区的阿片受体,可减少 P 物质的释放,从而干扰痛觉冲动传入中枢,哌替啶能明显抑制醋酸所致的小鼠扭体反应,从而证明其镇痛作用。

【材料】

1. 动物 小鼠 4 只。
2. 器材 调剂天平(100g)1 台,大烧杯 3 只,1mL 注射器 4 支,5 号针头 4 只。
3. 试剂 0.2% 盐酸哌替啶溶液,生理盐水,0.6% 醋酸溶液。

【方法与步骤】

取称重后的小鼠 4 只,随机分为甲、乙两组,每组 2 只。甲、乙两组小鼠分别腹腔注射(i. p.)0.2% 盐酸哌替啶溶液 0.1mL/10g 及生理盐水 0.1mL/10g(对照组)。注射后 20min,各鼠腹腔注射 0.6% 醋酸溶液 0.2mL/只,记录 15min 内各组中发生扭体反应的动物数,以不出现扭体反应为药物镇痛的指征。

【结果】

将实验结果填入表 6-2 中,统计全班各组实验结果,计算药物镇痛百分率(%),并分析产生这些现象的机制。

表 6-2 哌替啶镇痛作用实验记录(扭体法)

组别	鼠数	药物及剂量(i. p.)	致痛药物 (i. p.)	有扭体反应 鼠数	无扭体反应 鼠数
甲		0.2%盐酸哌替啶溶液 0.1mL/10g	0.6%醋酸溶液 0.2mL/只		
乙		生理盐水 0.1mL/10g	0.6%醋酸溶液 0.2mL/只		

$$药物镇痛百分率(\%)=\frac{实验组无扭体反应动物数-对照组无扭体反应动物数}{对照组扭体反应动物数}\times100$$

【注意事项】

1. 醋酸需临用时配制。也可用 0.05%酒石酸锑钾溶液 0.5mL/只代替醋酸,临用时配制。

2. 如果小鼠体重过轻,则扭体反应出现率低,宜选用体重为 28~32g 的小鼠。

3. 室温以 20℃为宜。

【思考题】

哌替啶为何被称为成瘾性镇痛药?请说出其镇痛作用机制及临床用途。

实验 6.3 药物的镇痛作用(热板法)

【目的】

了解用热板法筛选镇痛药的方法,观察哌替啶的镇痛效应。

【原理】

各种伤害如热刺激引起的疼痛性刺激通过感觉纤维传入脊髓,最后到达大脑皮层感觉区而引起疼痛。镇痛药通过痛感觉中枢的整合作用以及抑制或减少痛觉的传入而达到镇痛作用。中枢性镇痛药的镇痛作用较易在动物实验中加以证实。

【材料】

1. 动物 雌性小鼠数只(18~22g)。

2. 器材 恒温水浴,鼠笼,铝罐,1mL 注射器,天平。

3. 试剂 0.25%哌替啶溶液,生理盐水。

【方法与步骤】

1. 将恒温水浴加水至水面触及铝罐底部,调节水浴温度恒定于(55±0.1)℃。

2. 取雌性小鼠数只,于实验前预先挑选合格者,方法为将小鼠放入铝罐内记录时间,观察到出现舐后足的时间为止,此段时间作为该鼠的热痛反应时间,记录之。凡是在 30s 内不舐后足或跳跃、逃避者弃之。

3. 取筛选合格的小鼠 2 只,做好记号为甲、乙,测每只小鼠的正常痛阈值一次,作为该鼠给药前痛阈值。

4. 甲鼠腹腔注射 0.25% 哌替啶溶液 0.1mL/10g,乙鼠注射生理盐水 0.1mL/10g 作为对照。用药后 15min,30min,60min 各测小鼠痛阈 2 次,如果用药后放入铝罐内 60s 仍无反应,即将小鼠取出,以免时间太长把脚烫伤,痛阈可按 60s 计算。

5. 实验完毕,按下列公式计算痛阈提高百分率:

$$痛阈提高百分率(\%) = \frac{用药后平均痛反应时间 - 用药前平均痛反应时间}{用药前平均痛反应时间} \times 100$$

(如用药后痛反应时间减去用药前痛反应时间为负数,则以零计算。)

【注意事项】

1. 小鼠以雌性为好,因为雄性过热时睾丸下垂,阴囊触及热板而致反应过敏。

2. 室温在 15℃ 左右较好,若过低,则小鼠反应迟钝,若过高,则敏感易产生跳跃,不易得到正确的实验结果。

【结果】

按图 6-1 和表 6-3 记录实验结果。

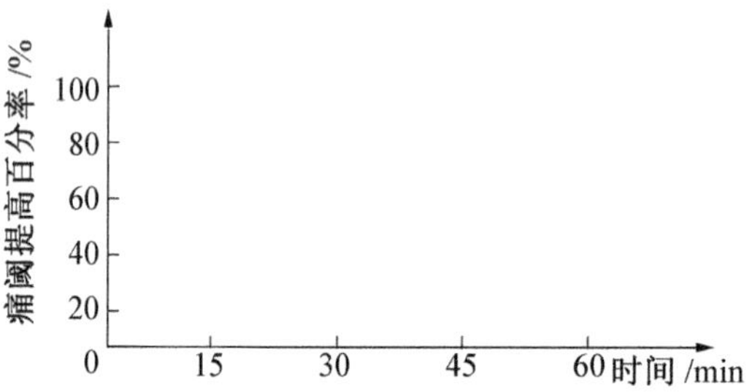

图 6-1　哌替啶的痛阈提高百分率

表 6-3　哌替啶镇痛作用实验结果

组别	药物	用药前痛阈值(s)			用药后痛阈值(s)及提高百分率(%)											
					15min				30min				60min			
		1	2	平均	1	2	平均	提高百分率(%)	1	2	平均	提高百分率(%)	1	2	平均	提高百分率(%)
甲	哌替啶															
乙	生理盐水															

实验 6.4 尼可刹米对抗吗啡所致呼吸抑制作用

【目的】

学习常用的呼吸活动记录法,观察尼可刹米对抗吗啡所致呼吸抑制作用。

【原理】

6-3

尼可刹米可直接兴奋延髓呼吸中枢,提高呼吸中枢对 CO_2 的敏感性,也通过刺激颈动脉体和主动脉体化学感受器反射性兴奋呼吸中枢。尼可刹米常用于对抗吗啡中毒等所致的呼吸抑制,过量或反复给药易引起惊厥。

【材料】

1. 动物 家兔 1 只,雌雄不限。

2. 器材 RM6240 生理信号采集处理系统,呼吸换能器,兔手术台,哺乳动物手术器械,气管插管,注射器(10mL,5mL)。

3. 试剂 1%盐酸吗啡溶液,5%尼可刹米溶液,20%氨基甲酸乙酯溶液。

【方法与步骤】

1. 动物手术 取家兔 1 只,称重,由耳缘静脉缓慢注射 20%氨基甲酸乙酯溶液 5mL/kg。待家兔麻醉后,将家兔仰卧固定在兔手术台上,剪去颈前部兔毛,颈前正中切开皮肤 5～6cm,用止血钳钝性分离软组织及颈部肌肉。暴露气管,行气管插管术,用粗棉线结扎固定,气管插管的侧管与呼吸换能器相连。手术完毕后,用温生理盐水纱布覆盖手术野。

2. 实验装置 将呼吸换能器与 RM6240 生理信号采集处理系统的第一通道连接。打开 RM6240 生理信号采集处理系统电源,启动计算机,双击桌面 RM6240 系统图标,进入系统环境。点击"实验"菜单,单击"药理实验"栏目中的"尼可刹米对抗吗啡的呼吸抑制",进入示波状态。设置实验参数,显示波形正常即可开始记录。

3. 实验观察 由耳缘静脉注射 1%盐酸吗啡溶液 1～2mL/kg,观察呼吸频率及幅度变化。待呼吸频率极度减慢、幅度显著降低时,立即由耳缘静脉缓慢注射 5%尼可刹米溶液1～2mL/kg,至呼吸恢复为止,记录给药量。再以稍快的静脉注射速度追加 5%尼可刹米溶液 0.5mL,观察中枢兴奋药过量后惊厥的表现(如不出现惊厥可适当增加尼可刹米给药量)。

【结果】

将实验结果记录于表 6-4 中,分析描记的呼吸曲线。

表 6-4 尼可刹米对抗吗啡的呼吸抑制作用实验结果

	给药量(mL)	呼吸频率(次)	呼吸幅度变化情况	惊厥药量(mL)
给药前				
吗啡				
尼可刹米				

【注意事项】

1. 注射吗啡的速度应根据呼吸抑制情况调节,一般宜先快后慢。

2. 尼可刹米应事先准备好,当出现呼吸抑制明显时立即静脉注射,但注射速度不宜过快,否则容易引起惊厥。

【思考题】

1. 吗啡中毒引起动物死亡的原因是什么,其解救药物有哪些,作用机制有何不同?

2. 简述尼可刹米兴奋中枢的机制、临床应用和不良反应。

第七章　心血管系统药物实验

实验 7.1　强心苷对离体蛙心的作用

【目的】

学习离体蛙心的灌流方法。观察药物对离体蛙心收缩幅度、频率、节律和心排血量的影响。

【原理】

两栖类动物由于能生活在水中,故其心脏较能耐受缺氧的环境,在给予合适的营养液的情况下,其心脏能较长时间地存活并维持心肌收缩。强心苷类药物能抑制心肌细胞膜上 Na^+-K^+-ATP 酶活性,从而增加心肌细胞内 Ca^{2+} 浓度,心肌收缩力增强,在心功能不全时尤为显著。实验时先用低钙溶液灌注离体蛙心,制成心功能不全的病理模型,然后观察强心苷类药物的正性肌力作用。

【材料】

1. 动物　蟾蜍 2 只,体重 70g 以上,雌雄不限。
2. 器材　蛙类解剖手术器材,蛙钉,蛙板,滴管,蛙心夹,蛙心插管,微调固定器,铁支架,滑轮,搪瓷杯,缝线,张力换能器,培养皿,稳压电源,RM6240 生理信号采集处理系统。
3. 试剂　1％氯化钙溶液,0.025％毒毛花苷 K 溶液,任氏液,低钙任氏液(Ca^{2+} 浓度为任氏液的 1/4)。

【方法与步骤】

1. 离体蛙心制备

(1)取蟾蜍 1 只,毁脑和脊髓,将其仰卧固定于蛙板上。从剑突下将胸部皮肤向上剪开(或剪掉),然后剪掉胸骨,打开心包,暴露心脏(图 7-1)。

(2)在主动脉干下方引 3 根线,一条在左主动脉上方结扎作插管时牵引用,另

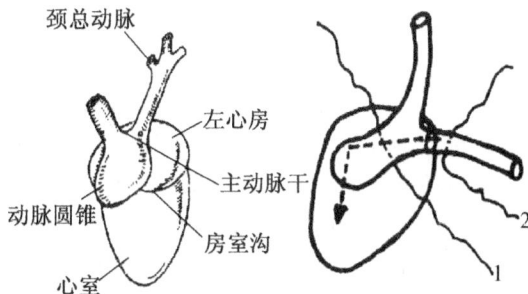

图 7-1　左图为蛙心各部组成(腹面观),右图为蛙心灌流插入路线示意

一根则在动脉圆锥上方,系一松结用于结扎和固定蛙心插管,第三根丝线用于结扎腔静脉。

(3)左手持左主动脉上方的结扎线,用眼科剪在松上上方左主动脉根部剪一小斜口,右手将盛有少许任氏液的大小适宜的蛙心插管由此剪口处插入动脉圆锥。当插管头到达动脉圆锥时,再将插管稍稍后退,并转向心室中央方向,在心室收缩期插入心室。判断蛙心插管是否进入心室可根据插管内任氏液的液面是否能随心室的舒缩而上下波动。如蛙心插管已进入心室,则将预先准备好的松结扎紧,并固定在蛙心插管的侧钩上以免蛙心插管滑出心室。

(4)剪断主动脉左右分支,轻轻提起蛙心插管以抬高心脏,用最后一条丝线在静脉窦与腔静脉交界处作一结扎,结扎线应尽量下压,以免伤及静脉窦。在结扎线外侧剪断所有组织,将蛙心游离出来。

(5)用新鲜任氏液反复换洗蛙心插管内含血的任氏液,直至蛙心插管内无血液残留为止。此时离体蛙心已制备成功,可供实验。

2. 实验装置

(1)将蛙心插管固定在铁支架上,用蛙心夹在心室舒张期夹住心尖,并将蛙心夹的线头通过滑轮连至张力换能器的应变梁上,此线应保持垂直并有一定的紧张度。

(2)按如图 7-2 所示连接线路,张力换能器输出电缆接通道 1(CH1)。

3. 仪器启动

打开 RM6240 生理信号采集处理系统电源,启动计算机,双击桌面RM6240 系统图标,进入 RM6240 系

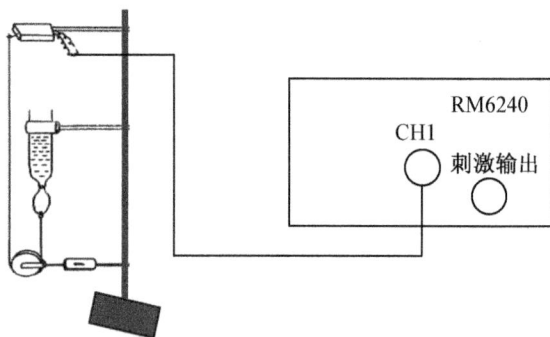

图 7-2　离体蛙心灌流实验装置

统环境。在"实验"菜单中选择"循环"栏目中的"蛙心灌流"项,进入示波状态,参照表 7-1 设置实验参数。

表 7-1　强心苷对离体蛙心的作用实验参数设置

放大器	模式	扫描速度	灵敏度	时间常数	滤波常数
通道 1	张力	2.0s/div	1.5g	直流	10Hz

4. 实验观察

(1)描记正常的蛙心搏动曲线,注意观察心跳频率、强度及心室的收缩和舒张程度。

(2)换低钙任氏液,待收缩明显减弱后描记曲线,观察上述指标。

(3)向插管内滴加 0.025%毒毛花苷 K 溶液 0.1～0.2mL(观察其强心作用)。

(4)待作用明显时,再向插管内加入 1%氯化钙溶液 0.1mL,观察上述指标。

(5)待作用稳定后,每隔 30s 向插管内滴加 0.025%毒毛花苷 K 溶液 0.1mL,直至心脏停搏(观察强心苷过量中毒情况)。

【结果】

1. 将实验结果命名后保存至 E 盘下本组文件夹,并将实验结果打印。

2. 在监视参数区"选择"菜单中点击"专用静态测量",选择"张力心肌收缩连续波分析"工具,在信号显示区选定测量区域,测量各观察项目处理前后心肌收缩的平均收缩峰张力、平均张力、频率(心率)。

3. 制作实验结果数据表,全班各组实验数据以平均值±标准差表示,并用均数 t 检验统计分析处理前后差异的显著性。

【注意事项】

1. 制备蛙心标本时,勿伤及静脉窦。

2. 上述各实验观察项目,一旦出现作用应立即用新鲜任氏液换洗,以免心肌受损,而且必须待心跳恢复正常后方能进行下一步实验。

3. 每次更换灌流液后,蛙心插管内液面应保持恒定,以免影响结果。

【思考题】

1. 强心苷类药物对离体蛙心有何作用? 分析其作用机制。

2. 哪些因素会导致强心苷中毒? 简述强心苷类药物过量中毒的临床表现及联合用药时的注意事项。

实验 7.2 利多卡因对氯化钡所致心律失常的拮抗作用

【目的】

学习用氯化钡诱发心律失常的方法,观察利多卡因对氯化钡所致心律失常的拮抗作用。

【原理】

氯化钡可促进普肯耶纤维的 Na^+ 内流,抑制 K^+ 外流,促进 4 相自动除极,从而增强自律性,诱发室性心律失常,表现为室性期前收缩、二联律、三联律、心室纤颤等,常用其制作各种室性心律失常模型。利多卡因可选择性作用于普肯耶纤维,促进 K^+ 外流,轻度抑制 Na^+ 内流,从而降低自律性。

【材料】

1. 动物 家兔 1 只,体重 $2\sim3kg$。

2. 器材 兔手术台,RM6240 生理信号采集处理系统,注射器。

3. 试剂 20%氨基甲酸乙酯溶液,0.4%氯化钡溶液,0.5%利多卡因溶液。

【方法与步骤】

1. 取家兔 1 只,称重。耳缘静脉注射 20%氨基甲酸乙酯溶液 5mL/kg(即 1g/kg),家兔麻醉后,将其仰位固定于手术台上。将针形电极分别刺入家兔四肢远端皮下,连接 RM6240 生理信号采集处理系统,选择标准Ⅱ导联,描记正常心电图(标准电压 1mV 相当于 10mm,

纸速 25mm/s)。

2. 耳缘静脉快速注射 0.4％氯化钡溶液 1mL/kg(即 4mg/kg),并同时描记心电图,密切观察心电图的变化情况。当出现室性期前收缩或室颤时,立即由耳缘静脉注射 0.5％利多卡因溶液 1mL/kg(即 5mg/kg),继续观察记录心电图的变化情况。

【结果】

将家兔给药前后的心电图变化及心律失常的持续时间记录于表 7-2 中,同时记录有代表性的心电图片段。

表 7-2　利多卡因对氯化钡引起的心律失常的拮抗作用

	给药前	注射氯化钡后	注射利多卡因后
家兔心电图			
家兔心律失常持续时间			

【思考题】

1. 简述利多卡因的抗心律失常作用机制及临床用途。

2. 临床常用的抗心律失常药物有哪几类? 各类药物的作用机制及临床用途有何区别?

实验 7.3　普萘洛尔提高心肌耐缺氧力作用

【目的】

观察普萘洛尔提高心肌耐缺氧力作用情况。

【原理】

7-1

缺氧是许多疾病常见的病理过程。机体对缺氧的耐受性取决于机体的代谢耗氧量和代偿能力。普萘洛尔通过阻断 β 受体,使心脏活动减弱,物质代谢减慢,耗氧量减少,因而可提高机体对缺氧的耐受性,延长机体组织在缺氧环境中的存活时间。

【材料】

1. 动物　小鼠 3 只。

2. 器材　天平,秒表,注射器(1mL),250mL 广口瓶。

3. 试剂　0.1％硫酸异丙肾上腺素溶液,0.1％盐酸普萘洛尔溶液,生理盐水,钠石灰,凡士林。

【方法与步骤】

1. 取体重相近的小鼠 3 只,称重后标记。甲鼠腹腔注射 0.1％盐酸普萘洛尔溶液

0.2mL/10g(即 0.2mg/10g),乙鼠腹腔注射 0.1%硫酸异丙肾上腺素溶液 0.2mL/10g(即 0.2mg/10g),丙鼠腹腔注射等量生理盐水作对照。

2. 给药 15min 后,将小鼠置于装有 20g 钠石灰的 250mL 广口瓶中(每个广口瓶内放一只小鼠),瓶口涂适量凡士林后加盖密闭,并记录封盖时间。以呼吸停止为死亡指标,观察并记录小鼠活动变化及存活时间。

【结果】

将实验结果记录于表 7-3 中。综合全班各组实验结果,根据以下公式计算存活时间延长百分率:

$$存活时间延长百分率(\%)=\frac{给药组平均存活时间-对照组平均存活时间}{对照组平均存活时间}\times 100$$

表 7-3 普萘洛尔抗缺氧作用实验记录

鼠号	体重(g)	药物	给药量(mL/10g)	存活时间(min)
甲				
乙				
丙				

【注意事项】

1. 广口瓶须密闭不漏气。如准备将各实验组的结果汇总统计,所用广口瓶容量应一致,否则影响实验结果。

2. 钠石灰常用作干燥剂和二氧化碳吸收剂,系氢氧化钙和氢氧化钠的混合物,并加有指示剂,呈粉红色,吸水及二氧化碳后易变色,应立即更换。

3. 本法简便易行,已知抗心肌缺血药多能获得阳性结果,可作为抗心肌缺血药的初筛方法;但中枢抑制剂可造成假阳性结果。

【思考题】

1. 简述普萘洛尔抗缺氧的作用机制及治疗心绞痛的意义。

2. 耐缺氧实验方法还有哪些? 试简述之。

实验 7.4 丹参对垂体后叶素致家兔心肌缺血的保护作用

【目的】

学习利用垂体后叶素制作家兔心肌缺血病理模型的实验方法;观察药物对心肌缺血的保护作用。

【原理】

垂体后叶素系垂体后叶分泌的一种内源性激素,主要包括缩宫素和抗利尿激素(加压素),可明显收缩包括冠状动脉在内的全身血管。家兔快速静脉注射垂体后叶素后可产生急性心肌缺血的病理状态,表现为其心电图的 ST 段和 T 波产生较明显的改变。丹参可对抗垂体后叶素收缩冠状动脉的作用,从而改善心肌缺血的症状。

【材料】

1. 动物　家兔 2 只,体重 2kg 左右。
2. 器材　兔手术台,RM6240 生理信号采集处理系统,注射器。
3. 试剂　3%戊巴比妥钠溶液,垂体后叶素注射液,丹参注射液,生理盐水。

【方法与步骤】

挑选心电图正常的家兔 2 只,耳缘静脉注射 3%戊巴比妥钠溶液 0.8mL/kg,麻醉后仰位固定于手术台上。将针形电极分别刺入家兔四肢远端皮下,连接 RM6240 生理信号采集处理系统,选择标准 Ⅱ 导联,描记正常心电图(标准电压 1mV 相当于 10mm,纸速 25mm/s)。给家兔耳缘静脉注射垂体后叶素 2.5U/kg(用生理盐水稀释到 3mL),30s 注射完,并立即于注射后 30s,1min,3min,5min,7min,10min,15min,30min 记录心电图的变化。待心电图恢复正常后,给家兔由耳缘静脉注射丹参注射液 2mL/kg,5min 后再给等量的垂体后叶素,观察上述同样时间内心电图的变化情况。对照组给予等量的生理盐水,实验方法同上。综合全实验室的结果进行统计学分析。

【结果】

将实验结果记录于表 7-4 中。

表 7-4　丹参注射液对垂体后叶素所致家兔心肌缺血的保护作用

组　别	T 波(mV)		ST 段(mV)		心率(次/min)	
	给药前	给药后	给药前	给药后	给药前	给药后
丹参注射液						
生理盐水						

【注意事项】

1. 第 1 次给予垂体后叶素后,如果家兔的心电图未出现缺血性改变(尤其是 ST 段和 T 波),则该家兔应淘汰。
2. 心电图的缺血性变化多发生在注射垂体后叶素后 15min 内。

【思考题】

试分析垂体后叶素制作动物心肌缺血病理模型的原理及优缺点。

第八章 内脏系统药物实验

实验 8.1 呋塞米和高渗葡萄糖对家兔的利尿作用

【目的】

了解急性利尿实验的方法,观察呋塞米和高渗葡萄糖对麻醉兔的利尿作用。

【原理】

呋塞米属高效利尿药,主要作用于髓袢升支粗段的皮质部和髓质部,与 Na^+-K^+-$2Cl^-$ 共同转运系统结合并抑制其功能,减少 NaCl 的重吸收,降低肾脏对尿液的稀释和浓缩功能而发挥强大的利尿作用。高渗葡萄糖为渗透性利尿药,大量静注 50% 葡萄糖溶液,可在肾小管腔液中形成高渗透压,导致周围组织的水分向管腔内流动,从而产生利尿作用。因部分葡萄糖可从血管中扩散到组织中,且易被代谢利用,故作用弱而短。通过收集给药前后单位时间内的尿量,计算单位时间内尿量增加体积(mL),可分析各药的起效时间、作用强度及作用维持时间。

【材料】

1. 动物 家兔 1 只,雄性,体重 2~3kg。

2. 器材 兔固定箱,兔手术台,手术器械,烧杯(100mL),量筒(50mL,10mL),注射器(5mL),膀胱套管,导尿管,塑料导管。

3. 试剂 20% 氨基甲酸乙酯溶液,3% 戊巴比妥钠溶液,1% 呋塞米溶液,50% 葡萄糖注射液,生理盐水。

【方法与步骤】

1. 给予水负荷 取家兔 1 只,称重后置于兔箱中,用温生理盐水灌胃 40mL/kg。

2. 麻醉 20min 后,耳缘静脉注射 3% 戊巴比妥钠溶液 1mL/kg(即 30mg/kg),麻醉后仰位固定于手术台上。

3. 手术 可选用下列方法之一收集尿液:

(1)导尿管法 先将导尿管尖端用液体石蜡润滑,再自尿道轻而慢地插入,导尿管通过膀胱括约肌进入膀胱后即有尿液滴出,再插入 1~2cm 即可,插入总深度家兔一般为 8~12cm,最后用胶布将导尿管与动物身体固定,最初 5min 滴出的尿液弃去不计,待滴数稳定后,在导尿管下接一量筒,开始收集和记录正常尿量(mL/5min)。

(2)膀胱造瘘法　剪去家兔下腹部被毛,在耻骨前正中线切开皮肤4～6cm,小心剪开腹膜,暴露膀胱,用注射器抽出积尿。在近尿道端膀胱侧壁,避开血管剪一长约1cm的切口,插入已充满液体的膀胱套管(应对准输尿管口),用线将套管与膀胱结扎固定。松开夹在套管橡皮管上的血管钳,积尿经橡皮管流出。将膀胱连同套管头部回纳腹腔(切勿扭曲),用生理盐水纱布敷盖切口。将开始5min的尿液弃掉,然后正式留存尿液。

(3)输尿管法　家兔去毛后,自下腹部正中线纵向切开皮肤直至耻骨联合处,长约6～8cm。打开腹腔,找出膀胱,在膀胱上方找到左右两根输尿管,仔细分离输尿管约2cm,结扎近膀胱端输尿管。然后在结扎线上方剪一"V"形小口,将塑料导管或连有橡皮管的玻璃导管向肾脏方向插入输尿管,用线扎紧固定,以防导管滑出。将两根导管的游离端一并引入量筒内收集尿液。

4.给药方法　自耳缘静脉注射50%葡萄糖注射液5mL/kg(2.5g/kg),每隔5min收集并记录一次尿量,连续6次。给予生理盐水以补充排出的尿量,待尿量恢复正常后,再静脉给予1%呋塞米溶液0.8mL/kg(8mg/kg),同样每隔5min收集并记录一次尿量,连续6次。

5.用以下公式计算单位时间内尿量增加的体积(mL):

$$单位时间内尿量增加的体积(mL)=给药后单位时间内尿量(mL)-给药前单位时间内尿量(mL)$$

【结果】

收集全实验室数据,记录于表8-1中。

表8-1　呋塞米和高渗葡萄糖对家兔尿量的影响实验记录

药物	给药量 (mL/kg)	给药前尿量 (mL)	给药后尿量(mL)					
			5min	10min	15min	20min	25min	30min

计算各单位时间内尿量增加体积(mL)的均数($\bar{x}$)和标准差(s),以尿量增加体积(mL)为纵坐标,给药后不同时间为横坐标作直方图,比较呋塞米和高渗葡萄糖的作用高峰时间和作用持续时间。

【注意事项】

1.沿腹白线打开腹腔时应小心,切勿损伤腹腔脏器;分离两侧输尿管时应注意避开血管进行钝性分离。

2.家兔的输尿管较纤细脆弱,插管时动作应细致轻巧,切忌将输尿管插穿。

3.静注高渗葡萄糖和呋塞米溶液后,一般在1～2min和3min即发挥利尿作用,如届时无尿滴出,应检查导管内是否凝血或输尿管是否扭曲。

4.须等前一药物作用基本消失,尿量恢复正常后方可注入后一药物。

5.实验过程中,应用温生理盐水纱布覆盖手术野,以保持动物腹腔温、湿度。

【思考题】

1. 利尿药和脱水药的定义各是什么?

2. 本实验设计的给药顺序是先给葡萄糖后给呋塞米,如果反之,是否合理? 为什么?

实验 8.2 药物的抗凝血作用

【目的】

掌握肝素、双香豆素和枸橼酸钠的抗凝血作用特点及其作用机制,学习体内给药法和体外给药法研究药物的抗凝血作用。

【原理】

肝素在体内、外均有强大而迅速的抗凝血作用,其作用机制主要是通过激活抗凝血酶Ⅲ,促使后者与凝血酶、凝血因子Ⅸ、Ⅹ、Ⅺ、Ⅻ等结合并使之失活。双香豆素通过竞争性拮抗维生素 K,抑制肝脏合成有活性的凝血因子Ⅱ、Ⅶ、Ⅸ、Ⅹ,具有体内抗凝血作用,但由于对已合成的凝血因子无对抗作用,故体外无抗凝作用。枸橼酸钠可与血中 Ca^{2+} 形成可溶性络合物,降低血 Ca^{2+} 浓度,具有体外抗凝血作用。本实验通过测定凝血时间,观察肝素、双香豆素和枸橼酸钠的抗凝血作用。

【材料】

1. 动物 家兔 1 只,体重 2~3kg;小鼠 4 只,体重 18~22g。

2. 器材 恒温水浴箱,鼠笼,眼科弯镊,注射器,试管,试管架,毛细玻璃管(内径 1mm)。

3. 试剂 肝素溶液(0.1%,0.01%),0.5%双香豆素混悬液,4%枸橼酸钠溶液,3%氯化钙溶液,生理盐水。

【方法与步骤】

(一)体内给药法

1. 取体重相近的小鼠 4 只,称重后标记。1 号小鼠腹腔注射生理盐水 0.2mL/10g;2 号小鼠腹腔注射 0.1%肝素溶液 0.2mL/10g(即 0.2mg/10g);3 号小鼠在实验前 3d 以 0.5%双香豆素混悬液 0.2mL/10g(即 1mg/10g)灌胃,每天一次;4 号小鼠腹腔注射 4%枸橼酸钠溶液 0.2mL/10g(即 8mg/10g)。

2. 给药后 20min,分别取血测定凝血时间。

(1)毛细玻璃管法 用眼科弯镊摘去小鼠眼球,用毛细玻璃管吸取血液。3min 后开始每隔 30s 折断毛细玻璃管一小段,如有黏丝状物出现即表示血液凝固,记录凝血时间。

(2)玻片法 摘去小鼠眼球后,于清洁干燥的玻片两端各滴一滴血,立即计时。每隔 30s 用大头针轻轻挑动一次,有细丝出现为凝血,记录凝血时间。

(二)体外给药法

1. 取清洁干燥试管 4 支,标记后分别加入生理盐水、0.01％肝素溶液、0.5％双香豆素混悬液和 4％枸橼酸钠溶液各 0.25mL。

2. 取家兔 1 只,用 9 号注射针头从家兔心脏穿刺取血 4mL,迅速向每支试管内加入兔血 1mL,充分混匀后放入(37±0.5)℃恒温水浴箱中。每隔 30s 倾倒试管一次,以试管轻轻倒转血液不往下流为凝血,记录凝血时间。

3. 15min 后,在未凝血试管中加入 3％氯化钙溶液 2~3 滴,混匀,再次观察是否出现凝血,并比较凝血时间。

【结果】

将实验结果记录于表 8-2 中。

表 8-2　药物对凝血时间的影响

药物	体内给药凝血时间(min)	体外给药凝血时间(min)	
		给 3％氯化钙溶液前	给 3％氯化钙溶液后
生理盐水			
肝素			
双香豆素			
枸橼酸钠			

【注意事项】

1. 家兔心脏穿刺采血要迅速、准确,避免血液在注射器内凝固,并尽可能减少组织液和气泡混入。

2. 兔血加入后须立即用小玻棒将血液与试管内的药液搅拌均匀,否则将影响测定结果。搅拌时应注意避免产生气泡。

3. 从动物取血到试管放入恒温水浴箱的间隔时间应尽量短。恒温水浴箱的温度应严格控制,过高或过低均可使凝血时间延长。

4. 在倾斜试管时,动作要轻,倾斜度尽量小(不大于 30°),以减少血液与试管壁的接触。

5. 试管内径应均匀,注射器与试管需保持干燥、洁净,否则会加速凝血或发生溶血。

【思考题】

1. 试比较肝素、双香豆素和枸橼酸钠抗凝血作用的异同点。

2. 鱼精蛋白对肝素的抗凝血作用有何影响?其相互作用的机制是什么?

3. 维生素 K 对双香豆素的抗凝血作用有何影响?其相互作用的机制是什么?

第九章 化学治疗药物实验

实验9.1 氧氟沙星和环丙沙星的体外抗菌活性试验

【目的】

熟悉纸片法和平皿稀释法测定药物抗菌活性的原理和方法,观察不同浓度的氧氟沙星和环丙沙星的抗菌作用。

【原理】

药物的抗菌活性研究,一般先用体外法初筛,获得阳性结果后再运用体内实验法予以复证。体外抗菌活性测定常采用纸片法、打洞法、管碟法、平皿稀释法和试管稀释法等。纸片法测定方便、迅速、样品量大,在同一个含菌平皿内同时能测定多个样品,最适用于药物的初筛。平皿稀释法能够直观地反映细菌的生长情况和药物的作用效果,准确性较高,出现假阳性的机会少,测定方法也较简便,目前被广泛应用于抗生素的体外抗菌活性研究中。

氧氟沙星和环丙沙星均为氟喹诺酮类抗菌药物,具有抗菌作用强、抗菌谱广、口服有效、组织分布广、不良反应发生率低、耐药性还未大量产生等优点,其抗菌作用机制主要是抑制细菌的 DNA 回旋酶及拓扑异构酶Ⅳ,目前临床应用广泛。

【材料】

1. 菌种 已培养 16～18h 的金黄色葡萄球菌(或大肠埃希菌)菌液。

2. 器材 MH 琼脂培养基,无菌平皿,无菌滤纸片(直径 0.5cm),镊子,无菌生理盐水,无菌吸管(5mL),微量移液器,肉汤培养基,卡尺。

3. 试剂 氧氟沙星和环丙沙星药液,浓度均为 $80\mu g/mL$。

【方法与步骤】

(一)纸片法

1. 将灭菌平皿底面向上,在底面上划三条放射线,均分为 6 等分,标上 1～6 号。

2. 用无菌吸管定量吸取试验菌液 0.1mL 加于 100mL 保温于 45℃的 MH 琼脂培养基上,摇匀,倾注于无菌平皿中,待其冷凝后备用。

3. 用无菌生理盐水将药物按倍比稀释的方法,稀释成各种浓度,稀释好后备用。

4. 用镊子分别取无菌滤纸片,蘸取不同浓度的药液,然后按划好的位置贴在含菌的平板上。

5. 将培养皿置于37℃培养箱中培养,24h后观察结果。用卡尺测定每张滤纸片周围的抑菌圈直径(mm)。

(二)平皿稀释法

1. 将经12h培养的菌液进行稀释(1∶100),摇匀备用。

2. 将药物按倍比稀释的方法用无菌生理盐水进行稀释:1∶1,1∶2,1∶4,1∶8……

3. 将不同浓度的药液加入无菌平皿中(2mL/皿),然后将冷至50℃左右的MH琼脂培养基加入(18mL/皿),摇匀,最终浓度为1∶10,1∶20,1∶40,1∶80……待凝,备用。

4. 用微量移液器吸取各菌液2μL加到平板上,淌匀放置20min后,于37℃培养箱中培养18～24h,取出观察结果,记录不长菌的最高稀释度作为最低抑菌浓度(MIC)。

【结果】

将实验结果记录于表9-1和表9-2中。

表9-1 药物的体外抗菌活性测定结果(纸片法)

纸片号码	1	2	3	4	5	6
药物及浓度						
抑菌圈直径(mm)						

表9-2 药物的体外抗菌活性测定结果(平皿稀释法)

浓度	1∶10	1∶20	1∶40	1∶80	1∶160
氧氟沙星					
环丙沙星					

【注意事项】

1. 制备含菌平板时,琼脂须保温,动作要敏捷,否则易致凝块不均一。

2. 滤纸片的药量应尽量均匀一致,否则会导致实验误差。

3. 使用的试验菌液必须是对数生长期的敏感菌。

【思考题】

1. 请比较体外抗菌活性测定的几种常用实验方法的特点。

2. 比较氧氟沙星和环丙沙星体外抗菌活性的强弱。

实验 9.2　亚甲蓝还原法初筛抗肿瘤药物

【目的】

了解抗肿瘤药物的一种体外初筛方法——亚甲蓝还原法。

【原理】

肿瘤细胞内含有脱氢酶,其活力与癌细胞的功能有关。抗癌药物抑制或杀灭癌细胞时,往往引起脱氢酶活力的降低或消失,可利用亚甲蓝作为指示剂显示出来。当癌细胞处于活动状态时,脱氢酶活力较高,可使底物脱氢,并将氢传递给亚甲蓝,亚甲蓝被还原而褪色;如果肿瘤细胞被药物杀死,则脱氢酶活力消失,亚甲蓝不能被还原,仍显蓝色。以此可初步判断药物是否具有抑制癌细胞的作用。

【材料】

1. 动物　艾氏腹水癌(EAC)小鼠 2 只。
2. 器材　无菌试管,无菌吸管,恒温箱。
3. 试剂　1%和 10% 5-氟尿嘧啶溶液,0.05%亚甲蓝溶液,待试药物溶液。肿瘤细胞培养液(内含 0.8% $NaCl$,0.02% KCl,0.02% $CaCl_2$,0.01% $MgCl_2$,0.05% $NaHCO_3$,0.005% NaH_2PO_4,0.1%葡萄糖,pH7.0~7.5),各种药液均须经过灭菌。

【方法与步骤】

1. 取接种已达 10d 的艾氏腹水癌小鼠,采用无菌操作抽取腹水 5mL,按 1∶2 的比例用肿瘤细胞培养液加以稀释。

2. 取无菌试管 8 支,各加肿瘤细胞培养液 0.75mL,1∶2 腹水稀释液 0.25mL。然后分别加入下列物质各 0.1mL:肿瘤细胞培养液(2 管),1%和 10% 5-氟尿嘧啶溶液(各 2 管),待试药物溶液(2 管),置 37℃恒温箱中保温。4h 后每管再加 0.05%亚甲蓝溶液 0.2mL,继续 37℃保温,于 2h,4h,8h,12h,24h 后观察各管的颜色变化情况,并记录。

【结果】

记录各支试管所加物质及保温后各个时间溶液的颜色变化情况,根据实验结果对所试药物的抗癌作用给出结论。

【注意事项】

1. 检查各管的褪色程度时不能振摇,以防亚甲蓝被氧化而影响实验结果。
2. 艾氏腹水癌的腹水液应呈乳白色,如已呈粉色,表明沾有许多红细胞,不宜使用。为抽取方便,可先将无菌稀释液注入腹腔冲洗后再吸出,并可将从几只小鼠腹中抽出的悬液混合使用。

3. 亚甲蓝还原法虽简单易行,但由于正常细胞也有脱氢酶,故特异性不高。

【思考题】

1. 请比较抗肿瘤药物的几种体外筛选实验方法的特点。
2. 简述 5-氟尿嘧啶的药理作用和用途。

实验 9.3 姜黄素抑制肿瘤细胞生长的测定

【目的】

掌握抗肿瘤药物半抑制浓度(IC_{50})的测定方法及台盼蓝排染计数实验方法;掌握 MTT 法的实验原理以及用 MTT 法测定药物对肿瘤细胞杀伤作用的实验方法。

【原理】

抗肿瘤药物的半抑制浓度(IC_{50})是指抗肿瘤药物引起体外培养肿瘤细胞 50% 被杀伤或产生抑制效应的浓度。通过测定 IC_{50} 可对抗肿瘤药物进行体外筛选。与体内筛选法比较,体外法具有节省开支、实验精确度高、结果重复性好等优点,但受到一些非特异性因素的影响,如培养液、药物溶剂等对细胞生长的影响。因此,设置对照组(包括溶剂对照)和严格控制实验条件十分重要,以减少假阳性的出现。有些药物需在体内代谢活化或通过影响机体免疫功能发挥作用,体外法无法测出其有效性,可出现假阴性结果。抗肿瘤药物的 IC_{50} 一般选用生长特性稳定、增殖快、对已知药敏感的细胞系,本实验采用人肺癌 A549 细胞。

台盼蓝排染计数方法系将细胞加入 0.4% 台盼蓝染液,打散混匀,滴入血球计数板,稳定 $1 \sim 2 min$ 即计拒染细胞数(万个/mL)。如果细胞膜不完整、破裂,则台盼蓝染料进入细胞,与解体的 DNA 结合,细胞变蓝,即为坏死细胞。如果细胞膜完整,活细胞能阻止染料进入细胞内,细胞不被台盼蓝染色,则为正常细胞或凋亡细胞。以此鉴别死亡细胞和活细胞。

MTT 法的原理是活细胞的线粒体脱氢酶能将染料 MTT(二甲基噻唑二苯基四唑溴盐)转变为不溶性的蓝紫色结晶甲瓒(Formazan)颗粒,死亡细胞则无此酶活性,MTT 不被还原。甲瓒被二甲基亚砜(DMSO)溶解后,可以通过酶联免疫检测仪在 570nm 波长处测定其吸光度(OD 值)。吸光度与活细胞数成正比,因此可根据吸光度推测出活细胞的数目,了解药物抑制或杀伤肿瘤细胞的能力。

【材料】

1. 细胞　人肺癌 A549 细胞。
2. 器材　CO_2 培养箱,超净工作台,酶标仪,倒置相差显微镜,倒置荧光显微镜,高压灭菌玻璃滴管若干,塑料微孔培养板(经紫外光照射消毒 $30 \sim 60 min$),血球计数板,$20 \sim 1000 \mu L$ 可调微量移液器各 1 支,洗耳球等。
3. 试剂　细胞培养液:RPMI1640 完全培养液(含小牛血清 10%,青霉素钠 100U/mL,链霉素 $100 \mu g/mL$,pH7.2);台盼蓝染液(0.4%),以 pH 为 7.4 的磷酸盐缓冲液(PBS)配制;二甲基亚砜(DMSO);姜黄素,用二甲基亚砜(DMSO)溶解,原液浓度为 $10\mu mol/L$;MTT,用 PBS 配成 5mg/mL;过滤除菌分装的 0.25% 胰蛋白酶(Trypsin)液。

【方法与步骤】

1. 取对数生长期人肺癌 A549 细胞一瓶[贴壁细胞:加入适量胰蛋白酶(Trypsin)液,使贴壁细胞脱落,用 10mL 含 10% 小牛血清的 RPMI1640 完全培养液配成悬液],用滴管轻轻吹打使之成为单细胞悬液,用台盼蓝染色后在血球计数板上作细胞计数,一般不着色的活细胞应在 97% 以上。计数后以完全培养液稀释为 $(1\sim2)\times10^5$ 个细胞/mL。

2. 上述细胞悬液加于培养板上,每孔 $100\mu L$,共 7×4 孔(1~7,A~D)。

3. 姜黄素以培养液 2 倍递减稀释为终浓度为 $320\mu mol/L$,$160\mu mol/L$,$80\mu mol/L$,$40\mu mol/L$,$20\mu mol/L$,$10\mu mol/L$ 的 6 个浓度组,分别取 $100\mu L$ 加于 1~6 号孔,7 号孔加 $100\mu L$ 培养液做对照,每组 6 个重复孔(A~F)。置 CO_2 培养箱中(37℃,5% CO_2)培养 24h。

4. 每孔加入 $20\mu L$ 0.5g/L MTT,温育 4h。

5. 去培养基及 MTT,每孔加入 $100\mu L$ DMSO,振荡数分钟,待蓝紫色结晶完全融化后,30min 内在酶标仪上读取 570nm 处吸光度(OD 值),按下列公式计算细胞在姜黄素处理后的存活率:

$$细胞存活率(\%)=\frac{实验组\ OD\ 值-空白对照组\ OD\ 值}{阴性对照组\ OD\ 值-空白对照组\ OD\ 值}\times100$$

【结果】

1. 细胞的存活率:将各测试孔的 OD 值减去本底 OD 值(完全培养基加 MTT,无细胞)或空白药物孔 OD 值(完全培养基加不同稀释度的受试药物和 MTT,无细胞),各重复孔的 OD 值取均数±SD。细胞的存活率以 T/C% 表示,T 为加药细胞的 OD 值,C 为对照细胞的 OD 值。

$$T/C\%=\frac{加药细胞\ OD\ 值}{对照细胞\ OD\ 值}\times100$$

2. 求出 T/C%=50% 时的药物浓度(IC_{50})及 T/C%=10% 时的药物浓度(IC_{90})。

【注意事项】

1. MTT 法最大的技术问题是甲瓒的生成不仅与活细胞数成比例,也受作用时间的影响,因此当样品较多时测定的 OD 值也可能随时间而变。

2. 加入台盼蓝染液后,应在 5min 内计数,时间过长会使部分活细胞也着色,影响实验结果。

【思考题】

简述 MTT 法的原理。

第十章　细胞培养技术在药理学研究中的应用

实验 10.1　原代细胞的传代培养方法

【目的】

了解原代细胞的传代培养方法。

【原理】

原代细胞培养后由于增殖,单层培养细胞相互汇合,整个瓶底逐渐被细胞覆盖,这时需要进行分离培养,否则,细胞会因生存空间不足或密度过大而导致营养缺乏使生长受影响。细胞由原培养瓶内分离稀释后转移到新培养瓶的过程称为传代。

【材料】

1. 器材　离心管,吸管,培养瓶,计数板,培养箱,显微镜,弯头吸管。
2. 试剂　0.25%胰蛋白酶消化液,培养液,Hanks液。

【方法与步骤】

1. 细胞贴壁长成致密单层后,吸除或倒掉瓶内旧培养液。
2. 向瓶内加入适量胰蛋白酶消化液,轻轻摇动培养瓶,使消化液流遍所有细胞表面,吸除消化液后再加适量新鲜培养液,覆盖整个瓶壁。
3. 将培养瓶置于37℃培养箱中消化,3~5min后置显微镜下观察,如发现细胞皱缩变圆,细胞间隙增大,立即加入适量含血清的培养液终止消化。
4. 用弯头吸管吸取瓶内培养液,反复吹打瓶壁细胞,使之脱离瓶壁形成细胞悬液。
5. 计数,分别接种于新的培养瓶内按常规培养。

【注意事项】

1. 在细胞没有生长到足以覆盖瓶底的大部分表面以前不要急于传代。
2. 原代培养时细胞多为混杂生长,上皮样细胞和成纤维样细胞并存的情况很多见,传代时可根据不同细胞对胰蛋白酶的不同耐受时间而分离和纯化所需要的细胞。
3. 首次传代时细胞接种数量要多一些,使细胞能尽快适应新环境而利于细胞生存和增殖。吹打细胞时动作要轻巧,尽可能不要产生气泡,以减少对细胞的损伤。

实验 10.2 大鼠脑微血管内皮细胞的培养

【目的】

学习大鼠脑微血管内皮细胞的分离和培养方法。

【原理】

血-脑屏障是广泛存在于动物脑内的一道生理屏障,它主要是由脑微血管内皮细胞紧密连接而成。从大鼠脑内将微血管分离出来,将其消化成单细胞,在体外培养成致密单层,可作为体外血-脑屏障模型。

【材料】

1. 动物 新生(6日龄)SD大鼠 10~15只。
2. 器材 10mL无菌离心管,10mL无菌吸管,25mL培养瓶,无菌 $150\mu m$ 和 $74\mu m$ 筛网,无菌手术器械。
3. 试剂 75%乙醇,磷酸盐缓冲液(PBS),0.05%胰蛋白酶(溶于D-Hanks平衡盐液中),2%明胶,1%胶原酶(溶于磷酸盐缓冲液中),25%牛血清白蛋白溶液,F12-DMEM(1∶1)混合培养液(内含 20%热灭活胎牛血清)。

【方法与步骤】

1. 将6日龄 SD大鼠脱颈处死后置于 75%乙醇中浸泡消毒 5min。
2. 无菌条件下取双侧大脑半球,用冰冷的磷酸盐缓冲液清洗至无血迹,剔除软脑膜和白质,留取灰质。将灰质剪碎后,用胰蛋白酶于 37℃消化 20min,加入含血清的培养液终止消化。
3. 将终止消化后的组织浆液用吸管吹打均匀,过 $150\mu m$ 筛网,收集滤液,重复 2~3次。滤液再过 $74\mu m$ 筛网,收集筛网上的微血管片段,将其加入 25%牛血清白蛋白溶液中,离心(4000r/min,10min),弃去上清液,以去除组织碎片及其他杂质。
4. 将离心沉淀用磷酸盐缓冲液洗涤后加入胶原酶,于 37℃消化 25min,离心收集沉淀。
5. 将沉淀的细胞加入 F12-DMEM(1∶1)混合培养液中,吹打均匀后接种入培养瓶,置于培养箱中 37℃,5% CO_2 条件下培养。
6. 原代细胞接种于培养瓶或培养板后,静置 4~5d 后第一次换液,可见散在贴壁的内皮细胞,大约 12d 后细胞长成致密单层,可用于研究或传代、冻存。

【注意事项】

1. 胰蛋白酶和胶原酶的消化时间非常关键,应严格控制。
2. 所用的筛网须经过灭菌处理,过筛时要避免用手直接接触筛网。
3. 细胞接种后需要静置几天,以便贴壁。

第十一章 药物的安全性评价

实验 11.1 普鲁卡因半数致死量(LD_{50})的测定

【目的】

通过实验了解测定药物 LD_{50} 的方法、步骤和计算过程。

【原理】

衡量一种药物的急性毒性大小,一般是以该药物使动物致死的剂量(lethal dose)为指标,通常用半数致死量(LD_{50})来表示,因为 LD_{50} 是量效曲线上最敏感的一点。一种药物的剂量与生物效应之间有一定的关系,若以死亡率作纵坐标,剂量作横坐标,常成一长尾"S"形曲线(图 11-1)。

如果将剂量转换成对数剂量作横坐标,则曲线成对称的"S"形,对称点在死亡率为 50% 处(图 11-2),此处斜率最大,变化最明显,亦即剂量反应最敏感处。此时剂量也最准确,误差最小。

如果将死亡率转换成一种数学函数——概率单位,则概率单位与对数剂量之间呈直线关系(图 11-3)。

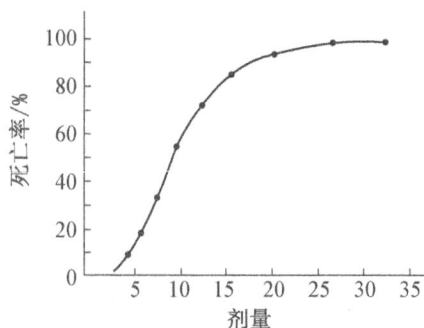

图 11-1 死亡率与剂量的关系

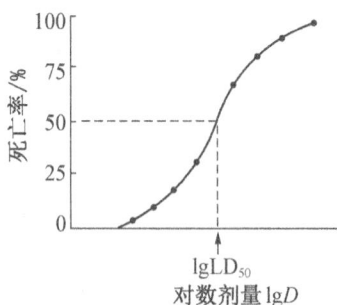

图 11-2 死亡率与对数剂量的关系

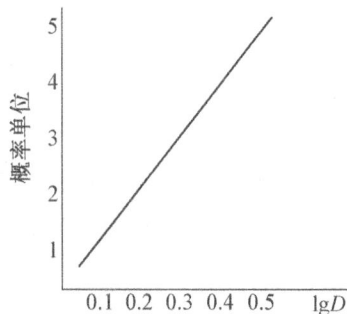

图 11-3 概率单位与对数剂量的关系

这种转换方法称为概率单位法,通过作图或公式可求出 LD_{50}。

【材料】

1. 动物 小鼠 80 只,体重为 17～25g,雌雄各半。
2. 器材 鼠笼,天平,1mL 注射器。
3. 试剂 2% 盐酸普鲁卡因溶液,苦味酸溶液(标记)。

【方法与步骤】

1. 实验步骤

(1)探索剂量范围:取小鼠 8～10 只,以 2 只为一组,选择剂量间距较大的一系列剂量,分别给各组腹腔注射盐酸普鲁卡因溶液,观察出现的症状并记录死亡数,找出引起 0% 及 100% 死亡率的剂量所在范围(致死量约为 105～150mg/kg)。本步骤可由教研室预先进行。

(2)确定分组数和组间剂量比并给药:在预试验所获得的 0% 和 100% 致死量的范围内,选用几个剂量(一般用 5 个剂量,按等比级数增减,相邻剂量之间比例为 1:0.7～1:0.85),各剂量组动物数至少为 10 只,分别用苦味酸标记。动物的体重和性别要分层随机分配,完成动物分组和剂量计算后按组腹腔注射给药,观察结果。

(3)LD_{50} 计算:用改良寇氏法计算 LD_{50} 和 95% 可信限。

$$LD_{50} = lg^{-1}[X_m - i(\sum p - 0.5)]$$

式中,X_m 为最大剂量的对数,i 为相邻两组剂量对数值之差的绝对值,p 为各组动物死亡率,$\sum p$ 为各组动物死亡率的总和。

2. 实验举例

取体重 20g 左右小鼠 50 只,随机分为 5 组,每组 10 只。按表 11-1 中剂量腹腔注射聚丙烯酰胺(PAM)溶液,组间剂量比为 1:0.8。3d 内的死亡率见表 11-1 所示。用改良寇氏法计算 LD_{50}、标准误和 95% 可信区间。

表 11-1　小鼠腹腔注射 PAM 溶液 LD_{50} 的测定(举例)

组别	动物数 (只)	给药剂量 D(mg/kg)	对数剂量 X(lgD)	死亡数 (只)	死亡率 p	p^2
1	10	300	2.48	10	1	1
2	10	240	2.38	8	0.8	0.64
3	10	192	2.28	5	0.5	0.25
4	10	154	2.18	3	0.3	0.09
5	10	123	2.08	0	0	0

$$\sum p = 2.6, \ \sum p^2 = 1.98$$
$$LD_{50} = lg^{-1}[X_m - i(\sum p - 0.5)]$$
$$= lg^{-1}[2.48 - 0.10 \times (2.6 - 0.5)]$$
$$= lg^{-1} 2.27 = 186.21(mg/kg)$$

LD_{50}的标准误按下式计算：

$$S_{lgLD_{50}} = i \sqrt{(\sum p - \sum p^2)/(n-1)}$$
$$= 0.10 \times \sqrt{(2.6-1.98)/(10-1)}$$
$$= 0.026$$

式中，n为每组的动物数。

LD_{50}的95％可信区间按下式计算：

$$lg^{-1}(lgLD_{50} \pm 1.96S_{lgLD_{50}}) = lg^{-1}(lg186.21 \pm 1.96 \times 0.026)$$
$$= lg^{-1}(2.219 \sim 2.321)$$
$$= 165.59 \sim 209.41 mg/kg$$

3. 实验操作

取体重20g左右小鼠80只，随机分为5组（动物的体重和性别要分层随机分配），每组16只，按表11-2中剂量，分组腹腔注射各剂量普鲁卡因（组间剂量比1：0.85）。小鼠腹腔注射普鲁卡因后约1～2min出现不安，继而惊厥，然后转入抑制，部分小鼠死亡，未死亡的小鼠一般在15～20min内恢复常态，因此观察30min内动物死亡率即可。实验结果列于表11-2中，并参考例题的计算方法求LD_{50}。

实验以全班为一个单位，可以一个组观察一个剂量组（16只小鼠），或每组各做每一剂量组的2只小鼠。务求用药量准确，注射方法规范，以减少操作误差，避免非药物所致的死亡，得到较理想的结果。

【结果】

将实验结果记录于表11-2中。

表 11-2 普鲁卡因 LD_{50} 测定实验结果

组别	动物数（只）	给药剂量 D(mg/kg)	对数剂量 X(lgD)	死亡数（只）	死亡率 p	p^2
1	16	130	2.11			
2	16	153	2.18			
3	16	180	2.26			
4	16	212	2.33			
5	16	249	2.40			

实验报告应包括：

1. 实验日期、受试药物的批号、规格、生产厂家、溶液的浓度、实验室温度。

2. 实验动物的种系、性别、体重范围、分组情况、给药途径、剂量、给药时间、给药后的中毒症状、死亡时间和死亡率。

3. LD_{50}的计算过程和结果（包括LD_{50}值的95％可信区间）。

【注意事项】

1. 应挑选体重相近[以(20±2)g 为宜]的健康小鼠,最好雌雄各半或同一性别,怀孕的雌鼠应剔除不用。

2. 小鼠分组时应先将不同性别分开,再将不同体重分开,然后随机分配,此法称为分层随机分组法。

3. 给药时最好先从中剂量组开始,以便能从最初几组动物接受药物后的反应来判断两端的剂量是否合适,否则可随时进行调整,尽可能使动物的死亡率在50%左右。

4. 小鼠称重及给药剂量力求准确。药液的 pH 值及渗透压应在生理范围内。

5. 动物的饥饱、实验室温度、实验时间等均会影响实验结果,应尽量保持一致。

【思考题】

1. 简述 LD_{50} 和 ED_{50},以及药物治疗指数的概念。

2. 简述测定 LD_{50} 的重要意义及影响 LD_{50} 测定结果的因素。

实验 11.2　药物的溶血性试验

【目的】

观察溶血现象,了解药物溶血性试验的基本方法。

【原理】

溶血系指红细胞膜破裂,血红蛋白释放出来的现象。多种中草药(如党参、桔梗、夹竹桃、远志、三七等)含有皂苷,其为一类表面活性剂,具有较强的溶血作用。另外,大量输入低渗溶液以及含有某些甾体化合物的注射液也可以引起溶血。在溶血性检查中尚可附带观察供试品有无红细胞凝集作用。

【材料】

1. 动物　家兔1只,体重2.5~3.0kg。

2. 器材　烧杯,竹签(去纤维蛋白用),试管,试管架,滴管,吸管,离心机,恒温水浴。

3. 试剂　5%远志煎剂。

【方法与步骤】

1. 2%红细胞悬液的制备　取新鲜兔血10~20mL,用竹签搅拌以除去纤维蛋白,再用生理盐水冲洗3~5次。每次加生理盐水5~10mL,混匀后离心,弃去上清液,再加入生理盐水,离心。如此重复,直至上清液不呈红色为止。然后按所得红细胞的体积,用生理盐水配成2%的悬液。

2. 取试管7支(15mm×150mm),编号,按表11-3依次加入各种溶液,第6管不加供试品,作为空白对照。第 7 管不加供试品且用蒸馏水代替生理盐水,作为完全溶血对照。轻轻摇匀后置 37℃ 的水浴中保温,观察 0.5h,1h,2h,3h 内各管的溶血情况。

表 11-3　药物溶血性实验各种试剂所需添加的量

试　管	1	2	3	4	5	6	7
远志溶液(mL)	0.1	0.2	0.3	0.4	0.5	—	—
生理盐水(mL)	2.4	2.3	2.2	2.1	2.0	2.5	—
蒸馏水(mL)	—	—	—	—	—	—	2.5
2%红细胞悬液(mL)	2.5	2.5	2.5	2.5	2.5	2.5	2.5

【结果】

全溶血:溶液澄明,红色,管底无红细胞残留。

部分溶血:溶液澄明,红色或棕色,底部尚有少量红细胞残留。镜检示红细胞稀少或变形。

不溶血:红细胞全部下沉,上层液体无色澄明。镜检示红细胞不凝集。

凝集:虽不溶血,但出现红细胞凝集,经振摇后不能分散,或出现药物性沉淀。

一般认为凡 1h 后第 3 号试管以及第 3 号以前的各管出现溶血、部分溶血或凝集反应的制剂均不宜供静脉注射用。

【注意事项】

1. 本实验也可采用 2%全血的生理盐水混悬液代替 2%红细胞悬液。两种混悬液的实验结果基本一致,但后者溶液澄明,易于观察,而前者操作较为简便。

2. 如在 0.5h 内溶液澄明,变成黄色或棕黄色,并有棕黄色絮状沉淀,表示药液中有凝集血细胞蛋白的因素。这时可取一滴凝集液置于载玻片上,在显微镜下可见红细胞被凝集。在盖玻片边缘滴加生理盐水,凝集的红细胞能被冲散则为假凝集,不被冲散则为真凝集。有真凝集现象者不可供临床注射用,有假凝集者可结合局部刺激试验结果,考虑谨慎使用。

3. 如有假凝集现象,而又必须进行溶血试验者,可在药液中先加入 1%鸡蛋白或明胶液,以除去凝集因素,再进行实验。

【思考题】

1. 何谓溶血? 其结果如何判断?

2. 与药物有关的哪些因素可以引起溶血现象?

第二部分　药理学学习指导

第一章　绪　论

【学习提纲】

药物：是指可以影响机体原有的生理生化功能，用于治疗、预防和诊断疾病的化学物质。

药理学：是研究药物与机体或病原体相互作用的规律和原理的一门科学。主要包括两方面：①药物效应动力学（简称药效学），主要研究药物对机体的作用及其作用机制。②药物代谢动力学（简称药动学），主要研究机体对药物的处置的动态变化（吸收、分布、代谢、排泄），尤其是血药浓度随时间而变化的规律。

新药的药理学研究：包括临床前药理学研究和临床药理学研究两个阶段。

临床前药理学研究：主要包括药效学研究、一般药理学研究、药动学研究和毒理学研究等内容。

临床药理学研究：主要包括Ⅰ、Ⅱ、Ⅲ、Ⅳ期新药临床试验。

Ⅰ期临床试验：在20～50名健康志愿者实施的对新药耐受性和药动学研究，为Ⅱ期临床试验治疗方案提供参考数据。

Ⅱ期临床试验：按照"双盲、随机、对照"的原则，在100～300名选定的适应证患者中观察新药的治疗效果和不良反应。

Ⅲ期临床试验：对300例以上选定的适应证患者进行扩大的临床试验，全面评价新药的疗效和安全性。

Ⅳ期临床试验：也称销售后临床监视，即在新药批准上市后，通过对大量患者的实际应用，监测新药的安全性。

【自测习题】

一、名词解释

1. 药物　2. 药理学　3. 药物效应动力学　4. 药物代谢动力学　5. 安慰剂

二、选择题

A 型题

1. 药理学是研究　　　　　　　　　　　　　　　　　　　　　　　　　（　　）

　　A. 药物对人体的作用及其作用机制　　B. 机体对药物的处置过程

　　C. 药物作用的两重性　　　　　　　　D. 药物的体内变化

E. 药物与机体的相互作用及其规律

2. 药效学是研究 （　　）

A. 药物对人体的作用及其作用机制　　B. 机体对药物的处置过程

C. 药物作用的两重性　　D. 药物的体内变化

E. 药物与机体的相互作用及其规律

3. 药动学是研究 （　　）

A. 药物对人体的作用及其作用机制　　B. 机体对药物的处置过程

C. 药物作用的两重性　　D. 合理用药的治疗方案

E. 药物与机体的相互作用及其规律

4. 药理学的研究方法是实验性的,是指 （　　）

A. 不是以人为研究对象　　B. 采用动物进行实验研究

C. 采用离体或在体的动物实验方法研究药物作用

D. 仅对临床治疗提供动物实验数据

E. 严格控制实验条件,观察药物对机体的作用及其机制

5. 以下关于新药的Ⅰ期临床试验,叙述正确的是 （　　）

A. 受试者只能是健康志愿者　　B. 可以采取随机双盲试验方法

C. 首先观察的是药物的安全性,而不是治疗效果

D. 为保证受试者的安全,只进行单剂量给药后的研究

E. 一般观察例数不超过100例

X型题

6. 新药的来源包括

A. 合成新型结构的化合物　　B. 对已知化合物进行结构修饰

C. 从天然产物中提取分离有效成分　　D. 对已知化合物进行重新组合

E. 应用生物技术和基因重组方法制备

三、填空题

1. 随着药理学研究的迅猛发展,出现了许多药理学分支学科,如＿＿＿＿药理学、＿＿＿＿药理学、＿＿＿＿药理学、＿＿＿＿药理学、＿＿＿＿药理学等,分别从不同方面研究药物作用的基本理论。

2. 被称为世界上第一部药典的书籍是＿＿＿＿朝的《＿＿＿＿＿＿＿＿》。

四、问答题

1. 药理学研究的主要内容包括哪几个方面?

【参考答案】

一、名词解释

1. 药物是指用于预防、治疗和诊断疾病的化学物质。

2. 药理学是研究药物与机体或病原体相互作用的规律和原理的一门科学。

3. 药物效应动力学是指研究药物对机体的作用及其作用机制的规律的科学。

4. 药物代谢动力学研究机体对药物的处置的动态变化(吸收、分布、代谢、排泄),尤其

是血药浓度随时间而变化的规律。

5. 安慰剂是指临床药物试验时应用的无药理活性,外形与待试药物相同的制剂。应用时不告诉受试者,有时甚至参加试验的医师也不知晓,而仅由临床试验设计人员掌握,以尽可能排除人为、心理因素对药物作用的影响。

二、选择题

1. E 2. A 3. B 4. E 5. C 6. ABCE

三、填空题

1. 生化 分子 神经 免疫 遗传

2. 唐 新修本草

四、问答题

1. 药理学研究的主要内容包括:①药物效应动力学(药效学):主要研究药物对机体的作用及其作用机制等。②药物代谢动力学(药动学):主要研究机体对药物的作用,包括药物在体内的吸收、分布、生物转化和排泄过程,特别是血药浓度随时间而变化的规律。③影响药效学和药动学的因素。

第二章　药物代谢动力学

【学习提纲】

药物的跨膜转运:是指药物在体内通过各种生物膜的运动过程,其转运的方式主要有被动转运、主动转运和膜动转运。

被动转运:药物依赖生物膜两侧的浓度差,从高浓度一侧向低浓度一侧转运,当膜两侧药物浓度达平衡状态时,转运即停止。主要包括简单扩散(脂溶扩散)、滤过和易化扩散。大多数药物通过简单扩散跨膜转运,此种转运方式不消耗能量,不需要载体,无饱和性,各药物之间无竞争性拮抗现象。药物的解离度对简单扩散的影响很大。相对分子质量小、脂溶性大、极性小的药物容易通过生物膜。

主动转运:又称逆流转运,其转运需要膜上的特异性载体蛋白,需消耗能量,特点是分子或离子可由低浓度或低电位差一侧转运到较高的一侧。

膜动转运:包括胞饮和胞吐。

药物的体内过程:包括吸收、分布、代谢和排泄。

吸收:是指药物自用药部位进入血液循环的过程。影响吸收的因素主要有给药途径、药物的理化性质和吸收环境等。

首关效应:是指口服药物在胃肠道被吸收后,首先进入肝门静脉系统,某些药物在通过肠黏膜及肝脏时,部分可被代谢灭活而使进入体循环的药量减少,药效降低。

分布:是指吸收的药物通过各种生理屏障经血液转运到组织器官的过程。影响分布的因素主要有:与血浆蛋白的结合、局部器官血流量、组织亲和力、体液的 pH 值和药物的理化性质、体内特殊屏障(血-脑屏障和胎盘屏障)等。

药物与血浆蛋白的结合及其意义:结合型药物暂时失去药理活性;结合型药物为大分子化合物,不易通过血管壁转运,故不易经肝脏代谢和肾脏排泄,体内停留时间延长;该结合为暂时的,可逆的;结合具有饱和性和竞争性。

代谢:又称生物转化,是指药物在体内发生的结构变化。大多数药物主要在肝脏代谢,部分药物也可在其他组织被有关酶催化而发生化学变化。

药物在体内代谢的步骤常分为两相,第一相为氧化、还原或水解;第二相为结合。第一相反应使多数药物灭活,但有少数例外,反而活化。第二相,药物与体内物质结合后使药物活性降低或灭活,并使极性增加,有利于排泄。

肝微粒体细胞色素 P450 酶系统的特点:易受药物的诱导和抑制,肝药酶诱导剂可使P450酶系统活性增加,如苯巴比妥、苯妥英钠、利福平等;肝药酶抑制剂可使 P450 酶系统活性降低,如氯霉素、异烟肼、西咪替丁等。

排泄:药物排泄的主要器官是肾脏,其次是肠道、呼吸道、乳汁、汗腺、唾液腺、泪腺等。弱酸性药物和弱碱性药物在肾小管内可通过简单扩散而重吸收,弱酸性药物在碱性尿液中解离型增加,脂溶性减小,不易被肾小管重吸收,排泄加快。因此,尿液的 pH 可影响这些药物从肾脏排泄。

肝肠循环:许多药物经肝脏随胆汁流入肠腔,然后随粪便排出,有些药物部分可再经小肠吸收经肝脏进入血液循环,使药物在体内停留时间延长。

血药浓度-时间曲线:简称药-时曲线,即在给药后不同时间采血,测定血药浓度,以血药浓度为纵坐标,以时间为横坐标所绘出的曲线。非血管途径给药分三期:潜伏期、持续期、残留期。

药峰浓度($C_{\max}$):是指用药后所能达到的最高浓度,通常与药物剂量成正比。

药峰时间($T_{\max}$):是指用药后达到最高浓度的时间。

生物利用度:是药物制剂被机体吸收的速率和吸收程度的一种量度,它是用于评价药物制剂质量、保证药品安全有效的重要参数。通常,吸收程度以药-时曲线下面积(AUC)估算,而吸收速率则以给药后的药峰浓度和药峰时间估算。

绝对生物利用度:是指待测制剂非血管给药与血管内给药的 AUC 之比。

相对生物利用度:是指试验制剂与参比制剂在相同给药途径下的 AUC 之比。

表观分布容积(V_d):是指药物在体内的分布达到动态平衡时,体内药量与血药浓度的比值,其药理意义在于表示药物在组织中的分布范围。

零级动力学:是指单位时间内吸收或消除相等量的药物。

一级动力学:药物的转运或消除速率与血药浓度成正比,即单位时间内转运或消除某恒定比例的药量。

消除半衰期($t_{1/2}$):是指血药浓度下降一半所需要的时间。

清除率(Cl):指在单位时间内,从体内消除表观分布容积的部分,即每分钟有多少毫升血中药量被清除。

开放性一室模型:用药后,药物进入血液循环并迅速分布到全身体液和各组织器官中而达到动态平衡。

开放性二室模型:表示药物在体内组织器官中的分布速率不同,药物首先进入分布容积较小的中央室,然后较缓慢进入分布容积较大的周边室。

稳态血药浓度:等量等间隔多次用药的药-时曲线为一规则的锯齿形曲线,经过 4~5 个半衰期后,单位时间的用药量和消除量达到动态平衡,锯齿形曲线将在某一水平范围内波动,即达到稳态血药浓度。

【自测习题】

一、名词解释

1. 首关效应 2. 药酶诱导剂 3. 药酶抑制剂 4. 肝肠循环 5. 生物利用度 6. 半衰期 7. 血浆清除率 8. 表观分布容积 9. 开放性一室模型 10. 开放性二室模型 11. 零级消除动力学 12. 一级消除动力学 13. 稳态血药浓度 14. 负荷剂量 15. 房室模型

二、选择题

A 型题

1. 某药在 pH 值为 4 时有 50% 解离,则其 pK_a 应为　　　　　　　　　　　　　　(　　)

   A. 2　　　　　　B. 3　　　　　　C. 4　　　　　　D. 5　　　　　　E. 6

2. 一个弱酸性药物的 pK_a 值为 3.4,在血浆(pH 值为 7.4)中的解离百分率为　(　　)

   A. 10%　　　B. 90%　　　C. 99%　　　D. 99.9%　　　E. 99.99%

3. 弱酸性药物在碱性尿液中　　　　　　　　　　　　　　　　　　　　　(　　)

   A. 解离多,再吸收多,排泄慢　　　　　　B. 解离多,再吸收少,排泄快

   C. 解离少,再吸收多,排泄慢　　　　　　D. 解离少,再吸收少,排泄快

   E. 以上都不是

4. 弱酸性药物苯巴比妥过量中毒,为了加速排泄,应当　　　　　　　　　(　　)

   A. 碱化尿液,使其解离度增大,增加肾小管重吸收

   B. 碱化尿液,使其解离度减少,增加肾小管重吸收

   C. 碱化尿液,使其解离度增大,减少肾小管重吸收

   D. 酸化尿液,使其解离度增大,减少肾小管重吸收

   E. 酸化尿液,使其解离度增大,增加肾小管重吸收

5. 药物的首关效应可能发生于　　　　　　　　　　　　　　　　　　　(　　)

   A. 舌下给药后　　　　B. 吸入给药后　　　　C. 皮下注射给药后

   D. 口服给药后　　　　E. 静脉注射后

6. 下列关于药物与血浆蛋白结合的描述,哪一点是错误的　　　　　　　　(　　)

   A. 药物与血浆蛋白结合一般是可逆的

   B. 同时用两个药物可能会发生竞争置换现象

   C. 血浆蛋白减少可使结合型药物减少,游离型药物增多

   D. 结合型药物有较强的药理活性

   E. 结合型药物不能跨膜转运而影响药物在体内的分布

7. 药物透过血-脑屏障的特点之一是　　　　　　　　　　　　　　　　　(　　)

   A. 透过脑内的毛细血管内皮细胞即可进入脑内

   B. 治疗脑疾病,可使用极性高的水溶性药物

   C. 治疗脑疾病,可使用极性低的脂溶性药物

    D. 为减少中枢神经系统的不良反应,可使用极性低的脂溶性药物

    E. 多数药物在脑脊液中的浓度比血浆药物浓度高

8. 一级消除动力学的特点是　　　　　　　　　　　　　　　　　　　　（　　）

    A. 血浆消除半衰期随血浆药物浓度高低而增减

    B. 血浆消除半衰期随给药量大小而增减

    C. 单位时间内消除的药物量与血浆药物浓度成正比

    D. 单位时间内体内药物以恒定的量消除

    E. 体内药物过多时,以最大能力消除药物

9. 零级消除动力学的特点是　　　　　　　　　　　　　　　　　　　　（　　）

    A. 体内药物过多时,以最大能力消除药物的方式

    B. 血浆消除半衰期随血浆药物浓度高低而增减

    C. $t_{1/2}=0.5C_0/K$

    D. 单位时间内体内药量以恒定的速率消除

    E. 以上都正确

10. 在应用相等剂量时,表观分布容积(V_d)小的药物比 V_d 大的药物　　　（　　）

    A. 血浆药物浓度较低　　　B. 血浆蛋白结合率较低

    C. 组织内药物浓度低　　　D. 生物利用度较小

    E. 能达到的稳态血药浓度较低

11. 某药消除符合一级动力学,$t_{1/2}$ 为 4h,在固定间隔、固定剂量多次给药后,经过下述

    哪一时间即可达到稳态血药浓度　　　　　　　　　　　　　　　　（　　）

    A. 约 10h　　　B. 约 20h　　　C. 约 30h　　　D. 约 40h　　　E. 约 50h

12. 按一级动力学消除的药物,如按恒定的剂量每隔 1 个半衰期给药 1 次,为了迅速达

    到稳态血药浓度可将首次剂量　　　　　　　　　　　　　　　　　（　　）

    A. 增加 0.5 倍　B. 增加 1 倍　C. 增加 2 倍　　D. 增加 3 倍　　E. 增加 4 倍

13. 生物利用度　　　　　　　　　　　　　　　　　　　　　　　　　　（　　）

    A. 根据药物的表观分布容积来计算

    B. 根据药物的消除速率常数来计算

    C. 是指舌下含服药物能被吸收进入体循环的相对量和速度

    D. 是指非血管给药后到达全身血液循环内药物的百分率

    E. 是指药物分布至作用部位的相对量和速度

14. 对药物吸收没有影响的因素是　　　　　　　　　　　　　　　　　　（　　）

    A. 药物的剂型　　　　　　B. 药物的理化性质　　　　C. 给药途径

    D. 药物与血浆蛋白的结合率　E. 药物的首关效应

15. 对药物的分布没有影响的是　　　　　　　　　　　　　　　　　　　（　　）

    A. 药物的理化性质　　　　B. 组织器官血流量　　　　C. 组织亲和力

    D. 药物与血浆蛋白的结合率　E. 给药途径

16. 静脉注射某药 100mg 后,测得血药浓度为 1mg/L,其表观分布容积为　　　（　　）

    A. 0.1L　　　　B. 10L　　　　C. 100L　　　　D. 1000L　　　　E. 10000L

X 型题

17. 药物通过生物膜简单扩散的特点是　　　　　　　　　　　　　　　　（　　）
    A. 药物从浓度高的一侧向低的一侧扩散　　B. 不受药物分子大小、脂溶性的影响
    C. 不消耗能量　　　　　　　　　　　　　D. 不受饱和限速
    E. 不受竞争性抑制剂的影响

18. 下述关于弱碱性药物的叙述,哪些是正确的　　　　　　　　　　　　（　　）
    A. 在酸性胃液中解离型多　　　　　　　　B. 主要在小肠中吸收
    C. 在酸性尿液中解离多,排泄多　　　　　D. 在酸性尿液中解离少,排泄多
    E. 在酸性尿液中解离少,排泄少

19. 有关药物在胃肠道的吸收,下列哪些叙述是正确的　　　　　　　　　（　　）
    A. 主要吸收部位在胃　　　　　　　　　　B. 主要吸收部位在小肠
    C. 有些药物有首关效应　　　　　　　　　D. 一般来说,吸收较慢且不够完全
    E. 吸收与胃肠道内的 pH、黏膜吸收面积大小有关

20. 直肠给药与口服给药相比,优点在于　　　　　　　　　　　　　　　（　　）
    A. 也可用于昏迷、抽搐等不能合作的患者　B. 无首关效应
    C. 比口服吸收快、完全、规则　　　　　　D. 适用于对胃有刺激而引起呕吐的药物
    E. 不会产生肝肠循环

21. 影响药物在体内分布的因素有　　　　　　　　　　　　　　　　　　（　　）
    A. 药物与血浆蛋白结合的多少　　　　　　B. 药物的药理作用强弱
    C. 药物与组织的亲和力　　　　　　　　　D. 组织器官的血流量
    E. 生理屏障机构的存在

22. 药物与血浆蛋白结合后,可使药物　　　　　　　　　　　　　　　　（　　）
    A. 药物效应增强　　　　　　　　　　　　B. 吸收减慢
    C. 不易穿透毛细血管壁,限制其转运　　　D. 药理活性暂时消失
    E. 排泄加速

23. 药物与血浆蛋白结合　　　　　　　　　　　　　　　　　　　　　　（　　）
    A. 是不可逆的结合　　　　　　　　　　　B. 促进药物的生物转化
    C. 加速药物在体内的分布　　　　　　　　D. 不影响主动转运过程
    E. 两个药物合用可能发生竞争性置换现象

24. 常见肝药酶诱导剂是　　　　　　　　　　　　　　　　　　　　　　（　　）
    A. 氯霉素　　　B. 苯巴比妥　　　C. 西咪替丁　　　D. 阿司匹林　　　E. 苯妥英钠

25. 药物在体内生物转化的特点有　　　　　　　　　　　　　　　　　　（　　）
    A. 肝脏微粒体酶是生物转化的主要酶系统
    B. 肝脏内生物转化可分两步进行
    C. 有些药物可经生物转化产生多个代谢产物
    D. 生物转化后大部分药物失去药理活性
    E. 生物转化后少数药物的药理活性增强

26. 药物经肾脏排泄的特点有　　　　　　　　　　　　　　　　　　　　（　　）

A. 肾脏是唯一的药物排泄器官　　　B. 脂溶性高的药物再吸收少,排泄快

C. 脂溶性高的药物再吸收多,排泄慢　　　D. 碱化尿液可促进弱酸性药物的排泄

E. 有些药物在近曲小管由载体主动分泌而排泄

27. 药物经胆汁排泄的特点有　　　　　　　　　　　　　　　　　　　　（　　）

A. 是体内药物最主要的排泄途径

B. 并不是体内药物最主要的排泄途径

C. 有些药物随胆汁排到小肠后可被重新吸收

D. 肝肠循环可加速药物排泄

E. 肝肠循环可减慢药物排泄

28. 下列关于生物利用度的叙述,哪些是正确的　　　　　　　　　　　　（　　）

A. 口服后被吸收进入体循环的药物相对量和速度

B. 静脉注射后进入体循环的药物相对量和速度

C. 其计算主要根据血浆药物浓度-时间曲线下面积(AUC)

D. 比较两种口服制剂吸收特点时,称为相对生物利用度

E. 口服吸收与静脉注射比较时,称为相对生物利用度

29. 某药按零级动力学消除,这意味着　　　　　　　　　　　　　　　　（　　）

A. 体内药物在单位时间内以恒定的百分比消除

B. 体内药物在单位时间内以恒定的量消除

C. 血浆半衰期恒定,不因血药浓度高低而变化

D. 血浆半衰期随血药浓度高低而改变

E. 机体排泄及/或代谢药物的能力已饱和

30. 某药按一级动力学消除,这意味着　　　　　　　　　　　　　　　　（　　）

A. 体内药物在单位时间内以恒定的百分比消除

B. 血浆半衰期恒定,不因血药浓度高低而变化

C. 机体排泄及/或代谢药物的能力已饱和

D. 增加剂量可使有效血药浓度维持时间按比例延长

E. 消除速率常数随血药浓度高低而改变

31. 表观分布容积(V_d)的意义是　　　　　　　　　　　　　　　　　　（　　）

A. 代表体内生理学体液容积　　　B. 代表体内解剖学体积

C. 代表药物在体内分布的特征　　　D. 代表药物从体内排泄的特征

E. 是体内药量与血浆药物浓度的比值

32. 药物的消除半衰期的特点有　　　　　　　　　　　　　　　　　　　（　　）

A. 体内药物排泄一半所需要的时间

B. 体内药物生物转化一半所需要的时间

C. 血浆药物浓度衰减一半所需要的时间

D. 以一级动力学消除的药物,不论给药剂量大小,其消除半衰期相对恒定

E. 以零级动力学消除的药物,不论给药剂量大小,其消除半衰期相对恒定

33. 以一级动力学消除的药物,经过 5 个半衰期后　　　　　　　　　　　（　　）

A. 单次给药的体内药量消除约 50%　　　B. 单次给药的体内药量消除约 75%

C. 单次给药的体内药量消除＞95％

D. 恒速(固定剂量、固定间隔)给药情况下,体内药物浓度达到稳态的75％

E. 恒速(固定剂量、固定间隔)给药情况下,体内药物浓度基本达到稳态

34. 某药以相同剂量每日一次静脉输注,连续用药一个月后再次测得的药-时曲线下面积(AUC)较初次用药后的AUC明显增大,可能的解释包括　　　　　　　　(　　)

A. 药物生物利用度增大　　　　　　　B. 药物的血浆蛋白结合减少

C. 给药速率过快,超过药物消除速率　　D. 肝药酶被抑制

E. 患者出现肾功能障碍

三、填空题

1. 可避免首关消除的给药途径有_____、_____、_____、肌内注射、皮下注射等。

2. 影响药物在体内分布的因素主要有_____、_____、_____、_____、_____、_____、_____等。

3. 在药物的排泄中,最重要的途径是_____,其次是_____,在后一条排泄途径中,有的药物可形成_____而使作用时间延长。

4. 能引起等效反应的相对浓度或剂量称为_____,其值越_____强度越_____。

5. 弱酸药阿司匹林在酸性的胃液中药物分子_____型比例较大,_____通过生物膜而被吸收。

6. 经简单扩散通过细胞膜的弱酸性药物,转运环境的pH值越大,则药物解离得越_____,通过细胞膜就越_____。

7. 酶诱导可引起合用的底物药物_____,因而药理作用和毒性反应_____。

8. 药物在体内的生物转化可分为两步,第一步为_____,第二步为_____。

9. 血浆药物浓度下降一半所需的时间称为_____,常以_____符号表示。

10. 药物血浆半衰期是指_____。

11. 多数药物按二室模型转运,二室模型包括_____和_____两室。

四、问答题

1. 试述肝药酶的特性及其临床意义。

2. 试从药动学角度分析单用一个药物时哪些因素可引起血药浓度过高甚至中毒。

3. 试述药物血浆半衰期的概念及实际意义。

4. 什么是药物的表观分布容积(V_d)? 有何意义?

5. 试述影响一级动力学连续多次给药时-量曲线特征的因素。

6. 某一室模型一级动力学消除的催眠药,其消除半衰期为2h,设静脉注射该药某剂量后当时的血药浓度为1mg/L,若患者苏醒时的血药浓度是0.125mg/L,问患者大约睡了多久? 若将剂量加倍,患者的睡眠时间会加倍吗? 为什么?

【参考答案】

一、名词解释

1. 首关效应是指口服药物在胃肠道被吸收后,首先进入肝门静脉系统,某些药物在通过肠黏膜及肝脏时,部分可被代谢灭活而使进入体循环的药量减少,药效降低。

2. 药酶诱导剂是指能提高肝药酶的活性,促进肝药酶的合成,从而加速其他药物及其自身代谢的药物。

3. 药酶抑制剂是指能降低肝药酶的活性,减少肝药酶的合成,从而抑制其他药物及其自身代谢的药物。

4. 肝肠循环指许多药物经肝脏随胆汁流入肠腔,然后随粪便排出,有些药物部分可再经小肠吸收经肝脏进入血液循环,使药物在体内停留时间延长。

5. 生物利用度是药物制剂被机体吸收的速率和吸收程度的一种量度,它是用于评价药物制剂质量、保证药品安全有效的重要参数,又可分为绝对生物利用度和相对生物利用度。

6. 半衰期是血药浓度下降一半所需要的时间,它反映药物在体内消除的快慢。

7. 血浆清除率是指单位时间内有多少毫升血浆中所含药物被机体清除,是机体肝脏、肾脏和其他所有清除器官清除药物的总和。

8. 表观分布容积是指药物在体内的分布达到动态平衡时,体内药量与血药浓度的比值,其药理意义在于表示药物在组织中的分布范围。

9. 开放性一室模型表示用药后药物进入血循环并迅速分布到全身体液和各组织器官中而达到动态平衡。

10. 开放性二室模型表示药物在体内组织器官中的分布速率不同,药物首先进入分布容积较小的中央室,然后较缓慢进入分布容积较大的周边室。

11. 零级消除动力学是指药物在体内以恒定的速率消除,即不论血浆药物浓度高低,单位时间内消除的药物量不变,其血浆半衰期不是固定不变的。

12. 一级消除动力学是指体内药物在单位时间内消除的药物百分率不变,也就是单位时间内消除的药物量与血浆药物浓度成正比,其血浆半衰期与血药浓度无关,是恒定值。

13. 等量等间隔多次用药的药-时曲线为一规则的锯齿形曲线,经过 4～5 个半衰期后,单位时间的用药量和消除量达到动态平衡,锯齿形曲线将在某一水平范围内波动,即达到稳态血药浓度。

14. 负荷剂量是指为使血药浓度迅速达到所需的稳态水平,在治疗初期所给予的较大剂量。

15. 房室模型是将人体视为一个系统,内部按动力学特性分为若干假设的房室,以便进行药动学分析。

二、选择题

1. C　2. E　3. B　4. C　5. D　6. D　7. C　8. C　9. E　10. C

11. B　12. B　13. D　14. D　15. E　16. C　17. ACDE　18. ABC　19. BCDE

20. ABCD　21. ACDE　22. CD　23. DE　24. BE　25. ABCDE　26. CDE

27. BCE　28. ACD　29. BDE　30. AB　31. CE　32. CD　33. CE　34. CDE

三、填空题

1. 舌下　直肠　静脉注射

2. 血浆蛋白结合率　器官血流量　组织亲和力　体液的 pH 值　药物的理化性质　体内特殊屏障

3. 肾排泄　胆汁排泄　肝肠循环

4. 效价强度　小　大

5. 非解离　容易

6. 多　少

7. 代谢速率加快　增强或减弱

8. 氧化、还原、水解　结合

9. 血浆半衰期　$t_{1/2}$

10. 血浆药物浓度下降一半所需的时间

11. 中央室　周边室

四、问答题

1. ① 肝药酶对底物特异性低,能催化许多种药物的代谢反应,一旦活性改变,也会引起大量药物的效应异常。② 肝药酶活性有限,易产生竞争性抑制和导致零级动力学消除,故要控制用药品种及剂量。③ 酶活性个体差异大,故给药量应个体化。④ 酶活性易受其他药物诱导和抑制,导致药物产生耐受性或高敏性。⑤ 多数药物经肝药酶催化后灭活,但少数药物活性反而增加,有些药物还可转化成多种代谢产物。这种代谢方式的多样性增加了药效变异的复杂性,临床用药时需具体问题具体分析。

2. ① 剂量过大。② 生物利用度高,吸收速率快可致峰药浓度过高,尤其是不同制剂、不同厂家、不同批号的产品更换时需注意生物利用度的差异问题。③ 给药过频,即给药间隔时间过短。④ 血浆半衰期长,常见于因疾病造成肝肾功能障碍及老年病患者。⑤ 零级动力学消除:剂量稍增,药物浓度明显升高。

3. 药物半衰期是指血浆药物浓度下降一半所需时间,以 $t_{1/2}$ 来表示,反映血浆药物浓度消除情况。其意义为:① 临床上可根据药物的 $t_{1/2}$ 确定给药间隔时间。② $t_{1/2}$ 代表药物的消除速率,一次给药后,约经 5 个 $t_{1/2}$ 药物被基本消除。③ 估计药物达到稳态浓度需要的时间,以固定剂量固定间隔给药,经 5 个 $t_{1/2}$ 血浆药物浓度达到稳态,以此可了解给药后多少时间可达到稳态治疗浓度。

4. 表观分布容积(V_d)是指药物在体内的分布达到动态平衡时,体内药量与血药浓度的比值,即 $V_d(L) = A(mg)/C(mg/L)$,其药理意义在于表示药物在组织中的分布范围。其意义为:① 可从 V_d 的大小了解该药在体内的分布情况,即 V_d 大的药物,其血浆浓度低,主要分布在周围组织内;V_d 小的药物,其血浆浓度高,较少分布在周围组织。② 可从 V_d 的大小,从血浆浓度算出机体内药物总量;或可算出要求达到某一血浆有效浓度所需的药物剂量。

5. ① 稳态血药浓度,取决于生物利用度、剂量、表观分布容积、消除速率常数及给药间隔时间。② 血药浓度的波动,取决于给药间隔时间、剂量。③ 到达稳态血药浓度的时间,取决于半衰期。

6. 经过一个半衰期(2h)后患者血药浓度下降至 0.5mg/L,再经过 2 个半衰期后血药浓度降至 0.125mg/L,故患者大约睡了 6h。剂量加倍时,患者的睡眠时间不会加倍,因为只需一个半衰期药物即消除一半,所以患者只多睡了 2h,即总计睡了 8h。若需加倍延长作用时间,应将两倍药量分两次给药。

第三章　受体理论与药物效应动力学

【学习提纲】

药物的基本作用:是指药物与机体组织间的原发作用所引起的机体器官原有生理功能和生化代谢活动的改变,包括兴奋和抑制。凡能使机体生理、生化功能增强的称为兴奋作用;反之,使机体生理、生化功能减弱的称为抑制作用。

药物作用的选择性:是指药物只作用于某一个或几个特定的组织器官,而对其他组织器官无作用的现象。选择性高的药物,临床应用时针对性强,但其适应证范围较狭窄;选择性低的药物,作用范围广,但不良反应常较多。

药物作用的两重性:用药物能达到防治疾病效果的称为治疗作用,是用药的目的;一些与治疗无关的作用有时会引起对患者不利的反应,称为不良反应。常见的不良反应有副作用、毒性反应、变态反应、继发性反应、后遗效应等。

受体:是一类介导细胞信号转导的功能蛋白质,能识别周围环境中的某些微量化学物质,且首先与之结合,并通过中介的信息放大系统,触发后续的生理反应或药理效应。体内能与受体特异性结合的物质称为配体,也称第一信使。

受体的特性:特异性、饱和性、高亲和力、可逆性、亚细胞或分子特征、生物体存在内源性配体。

受体的类型:① 按受体存在标准分:细胞膜受体、胞质受体、胞核受体。② 按受体蛋白结构、信息转导过程、效应性质、受体位置等特点分为:含离子通道型的受体、G 蛋白偶联受体、具有酪氨酸激酶活性的受体、调节基因表达的受体。

受体的调节:向下调节和向上调节、同种调节和异种调节。

受体激动药:与受体既有高亲和力,也有高内在活性,又称为完全激动药。

部分激动药:与受体有高亲和力,但内在活性较低,与受体结合后只产生较弱的效应。

受体拮抗药:与受体有高亲和力,但没有内在活性,且使激动药不能与受体结合发挥生物效应。

竞争性拮抗药:与激动药相互竞争相同的受体,其拮抗作用是可逆的,与激动药合用时的效应取决于两者的浓度和亲和力。当竞争性拮抗药的浓度增加时,可使激动药的量效曲线平行右移,斜率和最大效应不变。

非竞争性拮抗药:与激动药不争夺相同的受体,但与受体结合后可妨碍激动药与特异性受体结合,即使不断提高激动药浓度也不能达到单独使用激动药时的最大效应。

拮抗参数(pA_2):是指使激动药剂量加倍而效应维持不变所需的竞争性拮抗药摩尔浓度的负对数值。

药物作用机制:① 非特异性作用机制,通过药物的理化性质改变细胞周围的理化条件而发挥药效。② 特异性作用机制，如对受体的激动和拮抗、影响递质释放或激素分泌、影响自身活性物质、影响酶活性、影响离子通道等。

药物作用和信号转导：① 配体跨膜调节胞质基因表达。② 配体激活跨膜的酪氨酸蛋白激酶。③ 配体门控离子通道。④ G 蛋白的信号转导，常通过激活腺苷酸环化酶、抑制腺苷酸环化酶、G 蛋白介导的离子通道、激活钙和肌醇磷脂代谢、激活鸟苷酸环化酶等方式进行。

构效关系：特异性药物的化学结构与药理作用有密切的关系。

量效关系：在一定剂量范围内，药物剂量的大小与血药浓度高低成正比，亦与药效的强弱有关，这种剂量与效应的关系称为量效关系。

量反应：药理效应强度的高低或多少，可用数字或量的分级表示，这种反应类型称为量反应。

质反应：观察的药理效应是用阳性或阴性，结果以反应的阳性率或阴性率作为统计量，这种反应类型称为质反应。

效能：随着剂量或浓度的增加，效应也增加，当效应增加到一定程度后，若继续增加药物浓度或剂量而其效应不再继续增强，这一药理效应的极限称为最大效应（即效能）。

效价强度：是指能引起等效反应（一般采用 50% 效应量）的相对浓度或剂量，其值越小则强度越大。

半数有效量：能引起 50% 阳性反应（质反应）或 50% 最大效应（量反应）的剂量。

半数致死量：引起 50% 实验动物死亡的剂量。

治疗指数：通常将 LD_{50} 与 ED_{50} 的比值称为治疗指数，用以表示药物的安全性。治疗指数大的药物较治疗指数小的药物相对安全。

影响药物疗效的因素：主要包括机体方面和药物方面两大因素。

机体方面的因素主要包括年龄、性别、心理和病理状态、个体差异、遗传因素以及种属差异等。

药物方面的因素包括剂量、剂型、给药途径、给药的时间和次数、反复用药和药物相互作用的影响。

耐受性：连续用药后机体对药物的反应强度持续减弱，需加大剂量才能显效。

耐药性：又称抗药性，是指在化学治疗中，病原体或肿瘤细胞对药物的敏感性降低。

躯体依赖性：又称为生理依赖性，是指由于反复用药造成身体适应状态产生欣快感，一旦中断用药，可出现强烈的戒断综合征，过去曾称为成瘾性。

精神依赖性：又称心理依赖性，是指用药后产生愉快满足的感觉，使用药者在精神上渴望周期性或连续用药，以达到舒适感，但中断用药，一般不会出现戒断综合征。

药物相互作用：是指两种或两种以上药物同时使用或先后序贯应用时所引起的药物作用和效应的变化。按其作用机制可分为药动学方面和药效学方面的相互作用。

药动学方面的相互作用主要有妨碍药物的吸收、竞争与血浆蛋白结合、影响药物的代谢和排泄等。药效学方面的相互作用可表现为协同作用和拮抗作用。

【自测习题】

一、名词解释

1. 副作用　2. 毒性反应　3. 后遗效应　4. 变态反应　5. 效能　6. 效价强度　7. 半

数致死量　8. 半数有效量　9. 治疗指数　10. 受体激动药　11. 部分激动药　12. 受体拮抗药　13. 竞争性拮抗药　14. 非竞争性拮抗药　15. 拮抗参数(pA_2)　16. 极量　17. 耐受性　18. 耐药性　19. 躯体依赖性　20. 精神依赖性　21. 个体差异

二、选择题

A 型题

1. 有些药物只影响机体少数甚至一种生理功能,这种特性称为　　　　　　（　　）

　　A. 安全性　　　B. 有效性　　　C. 耐受性　　　D. 选择性　　　E. 敏感性

2. 药物的副反应是指　　　　　　　　　　　　　　　　　　　　　　　　（　　）

　　A. 用药量过大引起的不良反应

　　B. 治疗量时出现的与治疗目的无关的其他作用,是由于药物作用选择性低造成的

　　C. 治疗量时出现的变态反应

　　D. 药物对老年及儿童的有害作用

　　E. 用药时间过长引起机体损害

3. 药物的效价强度是指同一类型药物之间　　　　　　　　　　　　　　　（　　）

　　A. 产生治疗作用与不良反应的比值

　　B. 在足够大的剂量时产生最大效应的强弱

　　C. 能引起等效反应(一般采用 50％效应量)的相对浓度或剂量

　　D. 引起毒性剂量的大小

　　E. 以上都不是

4. 药物作用的两重性是指　　　　　　　　　　　　　　　　　　　　　　（　　）

　　A. 兴奋与抑制　　　　　B. 激动与拮抗　　　　　C. 对因治疗与对症治疗

　　D. 治疗作用与不良反应　　E. 特异性作用与非特异性作用

5. 药物引起最大效应50％所需的浓度(EC_{50})用以表示　　　　　　　　　（　　）

　　A. 效价强度的大小　　　B. 最大效应的大小　　　C. 安全性的大小

　　D. 分布范围的大小　　　E. 毒性的大小

6. 药物对机体的作用不包括　　　　　　　　　　　　　　　　　　　　　（　　）

　　A. 改变机体的代谢水平　　　　　　　B. 引起与治疗无关的反应

　　C. 产生新的机体功能　　　　　　　　D. 调节机体的生理功能

　　E. 产生机体不能自主控制的反应

7. 药物的质反应是指　　　　　　　　　　　　　　　　　　　　　　　　（　　）

　　A. 某种反应发生与否,以阳性或阴性、全或无的方式表现

　　B. 不良反应发生与否　　　　　　　　C. 药物效应程度的大小

　　D. 药物效应的定量测定　　　　　　　E. 药物效应的个体差异

8. 同一坐标上两药的量效曲线,乙药在甲药的左侧且低于后者 20％,下述哪种叙述正确　　　　　　　　　　　　　　　　　　　　　　　　　　　　　　　　　（　　）

　　A. 甲药的强度和效能均较大　　　　　B. 甲药的强度和效能均较小

　　C. 甲药的强度较小而效能较大　　　　D. 甲药的强度较大而效能较小

　　E. 以上均不对

9. 药物的治疗指数是指　　　　　　　　　　　　　　　　　　　　　　（　　）
　　A. 治愈率/不良反应发生率　　　　　　　B. 治疗量/半数致死量
　　C. ED_{95} 与 LD_5 的比值　　　　　　　D. ED_{50} 与 LD_{50} 的比值
　　E. LD_{50} 与 ED_{50} 的比值,用以表示药物的安全性

10. 关于受体的认识,下列哪一项是不正确的　　　　　　　　　　　　　（　　）
　　A. 受体均有相应的内源性配体
　　B. 受体首先与药物结合并传递信息引起生理反应和药理效应
　　C. 受体具有灵敏性、特异性、不饱和性、可逆性和多样性等特点
　　D. 受体只需与很低浓度的配体结合就能产生显著的效应
　　E. 受体能与激动药和拮抗药结合

11. 不存在其他药物时,吲哚洛尔通过激动 β 受体致心率加快,但在高效 β 受体激动药
　　存在时,吲哚洛尔引起剂量依赖性心率降低。因此吲哚洛尔可能是　（　　）
　　A. 不可逆性拮抗药　　　　B. 生理性拮抗药　　　　C. 化学拮抗药
　　D. 部分激动药　　　　　　E. 非竞争性拮抗药

12. 下列有关受体的叙述,正确的是　　　　　　　　　　　　　　　　　（　　）
　　A. 受体在本质上都是细胞膜上的蛋白质
　　B. 受体的数目和亲和力是恒定的
　　C. 配体与受体的结合是化学性的
　　D. 内源性配体与受体结合时均引起兴奋性效应
　　E. 激动药产生最大效应需要 95％以上的受体被占领

13. 关于非竞争性受体拮抗药的正确描述是　　　　　　　　　　　　　　（　　）
　　A. 使激动药对受体的亲和力与内在活性均降低
　　B. 使激动药对受体的亲和力降低,内在活性不变
　　C. 使激动药对受体的亲和力不变,内在活性降低
　　D. 使激动药对受体的亲和力显著降低,内在活性轻度增高
　　E. 使激动药对受体的亲和力轻度增加,内在活性显著降低

14. 受体占领学说不能解释以下哪种现象　　　　　　　　　　　　　　　（　　）
　　A. 药物必须与受体结合才能引起效应
　　B. 被占领的受体越多,效应越强
　　C. 当全部受体被占领时,药物效应达到最大值
　　D. 药物产生最大效应不一定占领全部受体
　　E. 药物占领受体的数量取决于受体周围的药物浓度

15. 下列可表示药物安全性的参数是　　　　　　　　　　　　　　　　　（　　）
　　A. 最小有效量　　B. 极量　　　C. 半数有效量　　D. 半数致死量　　E. 治疗指数

16. 甲药的 LD_{50} 和 ED_{50} 分别为 30mg/kg 与 3mg/kg,而乙药的 LD_{50} 和 ED_{50} 分别为
　　10mg/kg 与 2mg/kg,下述哪种评价是正确的　　　　　　　　　　（　　）
　　A. 甲药的毒性更大,但疗效更强　　　　B. 甲药的毒性较低,且安全性也较大
　　C. 甲药的毒性较低,但疗效更强　　　　D. 甲药的疗效较强,且毒性较低
　　E. 甲药的疗效较弱,但安全性也较小

17. 反复多次用药后,机体对该药的反应性逐渐降低,称为 （　　）

　　A. 耐药性　　　B. 耐受性　　　C. 依赖性　　　D. 成瘾性　　　E. 个体差异性

18. 先天性遗传异常对药动学的影响主要表现在 （　　）

　　A. 药物吸收速率改变　　　　　　　　B. 药物体内分布发生变化

　　C. 药物体内生物转化异常　　　　　　D. 肾脏排泄速率改变

　　E. 药物的扩散速率改变

19. 患者服用安慰剂也可产生一定的镇痛效果,这是由于 （　　）

　　A. 特异质　　　B. 高敏性　　　C. 出现幻觉　　　D. 精神异常　　　E. 心理作用

20. 失眠患者连续服用地西泮一周后药效降低,称为 （　　）

　　A. 耐受性　　　B. 耐药性　　　C. 依赖性　　　D. 抗药性　　　E. 快速适应性

21. 在动物上进行新药的临床前药理研究,是因为 （　　）

　　A. 动物对药物的敏感性比人类要高

　　B. 从动物研究中可以发现人类不可能观察到的反应

　　C. 动物研究没有伦理上的限制

　　D. 从动物的实验结果可以完全外推到人类

　　E. 动物与人类对大多数药物的反应只有量上的差异

X 型题

22. 药物的副反应(副作用)的特点是 （　　）

　　A. 用药量过大引起的不良反应　　　　B. 不严重但难以避免

　　C. 治疗量时出现的与治疗目的无关的作用　　D. 由于药物作用选择性低引起的

　　E. 治疗量时出现的变态反应

23. 药物的毒性反应包括 （　　）

　　A. 肾损害　　　　　　B. 骨髓抑制　　　　　　C. 呼吸抑制

　　D. 停药后病情复发　　E. 致畸胎

24. 量反应的特点是 （　　）

　　A. 药理效应的强弱是连续增减的量变

　　B. 药理效应表现为全或无

　　C. 可用具体的数量(如血压、血糖的高低等)表示

　　D. 只能用阳性或阴性表示

　　E. 必须用多个动物,以阳性率表示

25. 药物的安全性可参考 （　　）

　　A. pA_2/pD_2　　　　　　B. pK_a/pH　　　　　　C. LD_{50}/ED_{50}

　　D. LD_1 与 ED_{99} 之间的距离　　E. LD_5 与 ED_{95} 之间的距离

26. 受体激动药具有的特点是 （　　）

　　A. 可激活相应的受体　　　　B. 与受体的结合具高度特异性

　　C. 与受体的结合一般是可逆的　　D. 与相应受体无亲和力但内在活性高

　　E. 与相应受体的亲和力高但内在活性低

27. 部分激动药的特点是 （　　）

  A. 与受体有亲和力   B. 与受体无亲和力   C. 有强的内在活性

  D. 有弱的内在活性   E. 无内在活性

28. 竞争性拮抗药的特点有   (   )

  A. 能与激动药竞争与同一受体结合   B. 使激动药的量效曲线平行右移

  C. 使激动药的量效曲线平行左移   D. 降低激动药的最大效能

  E. 缺乏内在活性

29. 下列哪些药物作用属于对因治疗   (   )

  A. 感冒发热用对乙酰氨基酚治疗   B. 细菌性痢疾用氧氟沙星治疗

  C. 疟疾患者用氯喹控制症状   D. 有机磷酸酯类中毒用解磷定治疗

  E. 钩虫病致缺铁性贫血用硫酸亚铁治疗

30. 甲药的 LD_{50} 和 ED_{50} 分别为 20mg/kg 与 2mg/kg，而乙药的 LD_{50} 和 ED_{50} 分别为 30mg/kg 与 6mg/kg，下述哪些评价是正确的   (   )

  A. 甲药的毒性较弱，因此较安全   B. 甲药的毒性较强，但较安全

  C. 甲药的疗效较强，但较不安全   D. 甲药的疗效较强，且较安全

  E. 甲药的疗效较弱，但较安全

31. 联合应用两种药物时，药物的作用可能发生   (   )

  A. 协同作用   B. 拮抗作用   C. 毒性增强

  D. 疗效减弱   E. 诱导用药者的遗传异常

32. 连续用药一段时间后，机体（人体或病原体）对药物的反应性可能发生 (   )

  A. 耐受性   B. 依赖性   C. 耐药性

  D. 肝微粒体酶诱导   E. 首剂现象

33. 以下描述中符合婴幼儿特点的有   (   )

  A. 对影响水盐代谢和酸碱平衡的药物敏感

  B. 血中游离型药物浓度较低

  C. 药物消除能力低

  D. 对吗啡敏感，易引起呼吸中枢抑制

  E. 按体重给药，儿童对药物的反应与成人相同

34. 两位病情相似的患者口服相同剂量的药物，也会获得不同的药理效应。可能性较大的原因有   (   )

  A. 首关效应差异，使生物利用度不同

  B. 药物消除速率不同，使血药浓度不同

  C. 血药浓度相同，但细胞的反应性不同

  D. 细胞上受体类型不同，介导的反应不同

  E. 结合受体后的信号转导通路不同，效应不同

三、填空题

1. 药物不良反应包括＿＿＿＿＿、＿＿＿＿＿、＿＿＿＿＿、＿＿＿＿＿、＿＿＿＿＿及特异质反应等。

2. 大多数药物按＿＿＿＿扩散方式通过生物膜，其通过速率与膜两侧＿＿＿＿＿和

_____有关。

3. 长期用药引起的机体反应性变化包括_____、_____和_____。

4. 部分激动药与受体有_____,但只有_____;当它和激动药同时存在时,表现为_____作用。

5. 药物安全性评价指标包括_____和_____。

6. 受体激动药是指某一药物对其受体既有_____,又有_____。

7. 长期用激动药使相应受体数量减少,称为_____;长期用拮抗药使相应受体数量增多,称为_____。

8. 能引起等效反应的相对浓度或剂量称为_____;其值越_____则强度越_____。

9. 可根据受体蛋白结构、信号转导过程等特点,将受体分为四类,即_____受体、_____受体、_____受体和_____受体。

10. 影响药效的机体因素有_____、_____、_____、_____和_____等;药物因素有_____、_____、_____、_____和_____等。

11. 老年人在药动学上的变化表现为:口服给药吸收率_____,生物转化和排泄能力_____,药物血浆蛋白结合率_____,其综合结果是对药物的敏感性_____。

四、问答题

1. 药物的不良反应主要包括哪些类型?请举例说明。

2. 何谓量效关系、最大效应和效价强度?

3. 从药物量效曲线上可以获得哪些有关的资料?

4. 简述药物的作用机制。

5. 根据跨膜信息传递机制,受体可以分为哪些类型?各举一例说明。

6. 何谓竞争性拮抗药?有何特点?

7. 何谓非竞争性拮抗药,有何特点?

8. 试述受体调节方式及其意义。

9. 试述药物相互作用对药动学的影响。

【参考答案】

一、名词解释

1. 副作用是指应用治疗量药物后出现的与治疗无关的不适反应。

2. 毒性反应是指用药剂量过大或用药时间过长而引起的严重危害人体健康的一种不良反应。

3. 后遗效应是指停药后血药浓度已降至阈浓度以下时残存的药理效应。

4. 变态反应是指机体受药物刺激发生异常的免疫反应,引起生理功能障碍或组织损伤。

5. 随着剂量或浓度的增加,效应也增加,当效应增加到一定程度后,若继续增加药物浓度或剂量而其效应不再继续增强,这一药理效应的极限称为最大效应(即效能)。

6. 效价强度是指能引起等效反应(一般采用 50％效应量)的相对浓度或剂量,其值越小则强度越大。

7. 半数致死量是指引起 50% 实验动物死亡的剂量。

8. 半数有效量是指能引起 50% 阳性反应(质反应)或 50% 最大效应(量反应)的剂量。

9. 通常将 LD_{50} 与 ED_{50} 的比值称为治疗指数,用以表示药物的安全性。治疗指数大的药物较治疗指数小的药物相对安全。

10. 能激活受体的配体称为受体激动药,其对相应受体有较强的亲和力,也有较强的内在活性。

11. 部分激动药指具有较强的亲和力,但内在活性较低的配体,它们与受体的结合具有两重性,小剂量或单独存在时表现为激动受体的效应,大剂量或与同类激动药合用时表现为拮抗受体的效应。

12. 受体拮抗药指能与受体结合,具有较强亲和力而无内在活性的药物,其本身不产生作用,但因占据受体而拮抗激动药的效应。

13. 竞争性拮抗药指能与激动药竞争相同受体,其结合是可逆的,通过增加激动药的剂量与拮抗药竞争结合部位,可使量效曲线平行右移,最大效应不变。

14. 非竞争性拮抗药指能与激动药竞争不同受体,与激动药并用时,可使亲和力和活性均减低,即不仅使激动药的量效曲线右移,而且也降低其最大效应。

15. 当激动药与拮抗药合用时,若两倍浓度的激动药所产生的效应恰好等于未加入拮抗药时激动药所产生的效应,则所加入的拮抗药的摩尔浓度的负对数值即为拮抗参数(pA_2)。

16. 极量是指国家药典规定的临床所允许的最大治疗量。

17. 耐受性指连续用药后机体对药物的反应强度持续减弱,需加大剂量才能显效。

18. 耐药性又称抗药性,是指在化学治疗中,病原体或肿瘤细胞对药物的敏感性降低。

19. 躯体依赖性又称为生理依赖性,是指由于反复用药造成身体适应状态产生欣快感,一旦中断用药,可出现强烈的戒断综合征,过去曾称为成瘾性。

20. 精神依赖性又称心理依赖性,是指用药后产生愉快满足的感觉,使用药者在精神上渴望周期性或连续用药,以达到舒适感,但中断用药,一般不会出现戒断综合征。

21. 在相同用药情况下,同一药物对不同患者不一定能达到相等的血药浓度,相等的血药浓度也不一定达到相同的疗效,这种因人而异的药物反应称为个体差异。

二、选择题

1. D　2. B　3. C　4. C　5. A　6. C　7. A　8. C　9. E　10. C
11. D　12. C　13. A　14. D　15. E　16. B　17. B　18. C　19. E　20. A
21. E　22. BCD　23. ABCE　24. AC　25. CDE　26. ABC　27. AD　28. ABE
29. BCD　30. BD　31. ABCD　32. ABCD　33. ACD　34. ABC

三、填空题

1. 副反应　毒性反应　后遗效应　停药反应　变态反应

2. 简单　药物浓度差　药物脂溶性

3. 耐受性　依赖性　停药症状或停药综合征

4. 亲和力　弱的内在活性　拮抗

5. 治疗指数　　$LD_5 \sim ED_{95}$ 或 $LD_1 \sim ED_{99}$

6. 亲和力　　内在活性

7. 向下调节　　向上调节

8. 效价强度　　小　　大

9. G 蛋白偶联　　含离子通道的　　具有酪氨酸激酶活性的　　调节基因表达的

10. 年龄　　性别　　病理状态　　遗传　　心理　　剂量　　剂型　　给药途径　　反复给药　　药物的相互作用

11. 降低　　减弱　　降低　　增加

四、问答题

1. ① 副反应：如氯苯那敏治疗皮肤过敏时可引起中枢抑制。② 毒性反应：如尼可刹米过量可引起惊厥。③ 后遗效应：如苯巴比妥治疗失眠，引起次晨的中枢抑制。④ 停药反应：长期应用某些药物，突然停药后原有疾病加剧，如抗癫痫药突然停药可使癫痫复发，甚至可导致癫痫持续状态。⑤ 变态反应：如青霉素 G 可引起过敏性休克。⑥ 特异质反应：少数红细胞缺乏 G-6-PD 的特异体质患者使用伯氨喹后可以引起溶血性贫血或高铁血红蛋白血症。

2. 药理效应与剂量在一定范围内成比例，即剂量-效应关系，简称量效关系。在量效曲线上，随药物浓度或剂量的增加，效应强度也增加，直至达到药理效应的极限，称为最大效应，也称效能。效价强度是指在量效曲线上达到一定效应时所需的剂量（等效剂量）大小。

3. 量反应：最小有效量、效能、半数有效量、效价强度；质反应：半数有效量、半数致死量、治疗指数等。

4. 特异性作用机制：大多数药物的作用来自药物与机体生物大分子之间的相互作用，这种相互作用引起了机体生理、生化功能的改变。药物作用机制是研究药物如何与机体细胞结合而发挥作用的，其结合部位就是药物作用的靶点。药物作用靶点涉及受体、酶、离子通道、核酸、载体、免疫系统、基因等。非特异性作用机制：通过药物的理化性质改变细胞周围的理化条件而发挥药效，如抗酸药中和胃酸等。

5. ① G 蛋白偶联受体：如肾上腺素受体。② 配体门控离子通道受体：如 GABA 受体。③ 酪氨酸激酶受体：如胰岛素受体。④ 细胞内受体：如肾上腺皮质激素受体。

6. 竞争性拮抗药与激动药竞争同一受体而表现拮抗作用的药物。其特点是：① 与受体结合是可逆的。② 效应决定于两者的浓度和亲和力。③ 存在不同浓度竞争性拮抗药时，激动药的量效曲线平行右移，最大效应不变。

7. 非竞争性拮抗药与激动药不是通过竞争同一受体而表现拮抗作用的，其特点是：① 拮抗药与受体结合后能改变效应器的反应性。② 它不仅使激动药量效曲线右移，而且抑制最大效应。③ 能与受体发生不可逆结合的药物也能发生类似效应。

8. 受体调解方式有脱敏和增敏两种类型。① 受体脱敏是指长期使用一种激动药后，组织或细胞对激动药的敏感性和反应性下降的现象，这是产生耐受性的原因之一。② 受体增敏是与受体脱敏相反的一种现象，可因受体激动药水平降低或长期应用拮抗药而造成。如长期应用 β 受体拮抗药普萘洛尔突然停药可造成"反跳"现象。

9. ① 妨碍药物的吸收。② 与血浆蛋白竞争结合。③ 通过对肝药酶的诱导或抑制，影响药物的生物转化。④ 影响药物的排泄。

第四章　传出神经系统药理概论

【学习提纲】

传出神经系统由自主神经系统和运动神经系统组成,自主神经系统又分为交感神经和副交感神经两类。自主神经从中枢发出后,都要经过神经节更换神经元,所以有节前纤维和节后纤维之分。运动神经自中枢发出后,中途不更换神经元,直接到达骨骼肌。

若按释放的递质不同,传出神经又被分为胆碱能神经和去甲肾上腺素能神经两大类。

胆碱能神经包括全部交感神经和副交感神经的节前纤维、全部副交感神经的节后纤维、运动神经和极少数交感神经节后纤维。胆碱能神经的递质是乙酰胆碱。去甲肾上腺素能神经几乎包括全部交感神经节后纤维,其神经递质为去甲肾上腺素。

胆碱受体有毒蕈碱型胆碱受体(简称 M 受体)和烟碱型胆碱受体(简称 N 受体),去甲肾上腺素受体又有 α 受体和 β 受体两种亚型。

传出神经系统药物大多数可通过直接与胆碱受体或肾上腺素受体结合而发挥作用,结合后能激动受体的称为激动药;结合后不激动受体,相反却妨碍递质与受体结合的称为拮抗药。少数药物通过影响神经递质的合成、转化、转运和贮存而发挥作用。

【自测习题】

一、选择题

A 型题

1. 由神经末梢释放的去甲肾上腺素,其消除的主要途径是　　　　　　　　　　（　　）
   A. 被突触前膜和囊泡膜重新摄取　　B. 被儿茶酚氧位甲基转移酶(COMT)破坏
   C. 被胆碱酯酶破坏　　　　　　　　D. 被单胺氧化酶(MAO)破坏
   E. 进入血流

2. β_1 受体主要存在于以下哪种器官　　　　　　　　　　　　　　　（　　）
   A. 骨骼肌运动终板　　　B. 支气管黏膜　　　C. 胃肠道平滑肌
   D. 心脏　　　　　　　　E. 唾液腺

3. M 受体兴奋后可引起　　　　　　　　　　　　　　　　　　　　　（　　）
   A. 心脏兴奋　　　　　　B. 睫状肌松弛　　　C. 瞳孔散大
   D. 唾液腺分泌减少　　　E. 胃肠道平滑肌收缩

4. 去甲肾上腺素生物合成的限速酶是　　　　　　　　　　　　　　　（　　）
   A. 胆碱酯酶　　　　　　B. 单胺氧化酶　　　C. 酪氨酸羟化酶
   D. 多巴脱羧酶　　　　　E. 儿茶酚氧位甲基转移酶

5. 乙酰胆碱作用的消失主要是由于　　　　　　　　　　　　　　　　（　　）
   A. 突触前膜的重摄取　　B. 突触部位酶的水解　　C. 血液中酶的水解
   D. 胆碱受体失活　　　　E. 胆碱受体数量减少

X 型题

6. 传出神经系统药物的基本作用包括 （　　）

　　A. 激动神经递质受体　　　　B. 阻断神经递质受体　　　C. 抑制神经递质灭活

　　D. 影响神经递质转运　　　　E. 影响神经递质贮存

7. β_2 受体兴奋可引起的效应是 （　　）

　　A. 骨骼肌血管扩张　　　　　B. 胃肠道平滑肌松弛　　　C. 支气管平滑肌松弛

　　D. 冠状动脉舒张　　　　　　E. 瞳孔散大

8. N 受体激动时引起 （　　）

　　A. 副交感神经兴奋　　　　　B. 交感神经兴奋　　　　　C. 骨骼肌收缩

　　D. 血压急剧下降　　　　　　E. 递质释放减少

二、填空题

1. 去甲肾上腺素从神经末梢释放后作用消失的主要方式是通过_____，而乙酰胆碱作用消失主要通过_____。

2. 胆碱受体激动药可分为下列两类，即_____激动药、_____激动药。

3. M 受体兴奋可引起心脏_____，瞳孔_____，胃肠道平滑肌_____，腺体分泌_____。

三、问答题

1. 胆碱受体有哪几种亚型，主要分布何处？

2. 传出神经系统药物的作用方式有哪些？

【参考答案】

一、选择题

1. A　2. D　3. E　4. C　5. B　6. ABCDE　7. ACD　8. ABC

二、填空题

1. 神经末梢重摄取　乙酰胆碱酯酶水解

2. M 受体　N 受体

3. 抑制　缩小　痉挛　增加

三、问答题

1. 胆碱受体分为 M 和 N 两种亚型，各亚型又可再细分。M 受体主要分布于副交感神经节后纤维支配的效应器细胞膜。N 受体有两种亚型，在神经节细胞上的称为 N_N 受体，在骨骼肌细胞上的称为 N_M 受体。

2. 传出神经系统药物的作用方式主要有：① 作用于受体，激动或阻断受体。② 影响递质的合成、转运、转化和贮存，干扰递质的正常循环代谢途径。

第五章　胆碱能系统激动药和阻断药

【学习提纲】

乙酰胆碱是神经递质，对 M、N 受体的激动作用无选择性，由于作用范围很广，不良反应多,不具临床应用价值。

毛果芸香碱激动 M 受体,尤其对眼和腺体作用最明显。眼:可引起缩瞳、降低眼内压和调节痉挛等作用;腺体:可使汗腺、唾液腺分泌明显增加。临床主要用于治疗青光眼。

阿托品为典型的 M 受体阻断药,作用广泛,其中对腺体的作用最明显,内脏平滑肌和心脏次之,胃壁细胞敏感性较低。阿托品的药理作用为:抑制腺体分泌、松弛内脏平滑肌、散瞳、升高眼压、调节麻痹,较大剂量阻断窦房结 M_2 受体,使心率加快,较大剂量还可扩张皮肤血管、兴奋延髓呼吸中枢和大脑。临床上,阿托品用于解除内脏平滑肌痉挛、抑制腺体分泌、抗休克、抗心律失常、解救有机磷酸酯类中毒及眼科治疗。阿托品副作用较多,前列腺增生、青光眼、麻痹性肠梗阻等患者禁用。

东莨菪碱对中枢神经的作用较强,抑制呼吸道腺体分泌的作用比阿托品强,有中枢抗胆碱和防晕止吐的作用。

山莨菪碱具有较明显的外周抗胆碱作用,对平滑肌的解痉作用和心血管抑制作用与阿托品相似,有较强的改善微循环作用,主要用于治疗各种感染中毒性休克和内脏平滑肌绞痛。

新斯的明口服吸收少而不规则,进入体内后可抑制胆碱酯酶活性,导致受体部位乙酰胆碱蓄积,间接发挥拟胆碱作用。此外,新斯的明还能直接激动骨骼肌运动终板上 N_M 受体,因此其对骨骼肌作用较强。临床上,新斯的明用于重症肌无力、手术后腹气胀和尿潴留等。

有机磷酸酯类为难逆性胆碱酯酶抑制剂,可经呼吸道、消化道和皮肤吸收。进入人体后,可与胆碱酯酶牢固结合生成磷酰化胆碱酯酶,抑制其活性,从而引起体内乙酰胆碱大量蓄积,临床表现出 M 样症状、N 样症状和中枢症状等中毒症状。解救原则是:清除毒物、及早给予阿托品、使用胆碱酯酶复活剂。

常用的胆碱酯酶复活剂有氯解磷定和碘解磷定,其肟基结构与磷酰化胆碱酯酶的磷原子亲和力较强,将磷从磷酰化胆碱酯酶复合物中游离出来,使酶恢复活性,但对中毒过久的老化的磷酰化胆碱酯酶解毒效果差。故在治疗有机磷酸酯类中毒时,需及早、足量且反复使用胆碱酯酶复活剂。

骨骼肌松弛药又称肌松药,分为去极化型和非去极化型两类。去极化型肌松药以琥珀胆碱为代表,首先持续兴奋神经肌肉接头处的 N_M 受体,造成肌膜持续去极化,逐渐失去兴奋性,最终产生脱敏,失去兴奋性。非去极化型肌松药直接阻断 N_M 受体,使神经递质乙酰胆碱不能兴奋受体而发挥作用,以筒箭毒碱为代表。

【自测习题】

一、名词解释

1. 调节痉挛　2. 调节麻痹

二、选择题

A 型题

1. 能够治疗青光眼的药物是　　　　　　　　　　　　　　　　　　　　　（　　）

　　A. 阿托品　　B. 东莨菪碱　　C. 毛果芸香碱　　D. 新斯的明　　E. 去氧肾上腺素

2. 毛果芸香碱对眼的作用是　　　　　　　　　　　　　　　　　　　　　（　　）

　　A. 扩瞳、降低眼内压、调节麻痹　　　　　B. 缩瞳、降低眼内压、调节麻痹

　　C. 扩瞳、升高眼内压、调节痉挛　　　　　D. 缩瞳、升高眼内压、调节痉挛

　　E. 缩瞳、降低眼内压、调节痉挛

3. 新斯的明不用于下列哪一种情况　　　　　　　　　　　　　　　　（　　）

　　A. 阵发性室上性心动过速　　　　　　　B. 重症肌无力

　　C. 手术后肠胀气　　　　　　　　　　　D. 机械性肠梗阻和尿路梗阻

　　E. 对抗非除极化型肌松药过量时的毒性反应

4. 使用新斯的明后的效应不涉及下列哪一组织　　　　　　　　　　　（　　）

　　A. 骨骼肌　　　　　　　B. 中枢神经　　　　　　　C. 胃肠平滑肌

　　D. 膀胱平滑肌　　　　　E. 以上都不是

5. 毒扁豆碱的主要用途是　　　　　　　　　　　　　　　　　　　　（　　）

　　A. 青光眼　　　　　　　B. 重症肌无力　　　　　　C. 腹胀气

　　D. 尿潴留　　　　　　　E. 阵发性室上性心动过速

6. 下述关于有机磷酸酯类中毒的特点，哪一项是错误的　　　　　　　（　　）

　　A. 形成磷酰化胆碱酯酶，使胆碱酯酶失活

　　B. 敌百虫经皮肤大量吸收导致中毒，应立即用肥皂水清洗皮肤以消除毒物

　　C. 严重中毒时可出现 M、N 样症状及中枢症状

　　D. 应当及时抢救，以免使磷酰化胆碱酯酶"老化"

　　E. 抢救时应当合用阿托品和氯解磷定

7. 氯解磷定对何种组织作用最明显　　　　　　　　　　　　　　　　（　　）

　　A. 骨骼肌　　　　　　　B. 瞳孔　　　　　　　　　C. 腺体

　　D. 胃肠道　　　　　　　E. 以上答案均不正确

8. 治疗中、重度有机磷酸酯类中毒应当采用　　　　　　　　　　　　（　　）

　　A. 阿托品＋氯解磷定　　B. 阿托品＋新斯的明　　　C. 阿托品＋东莨菪碱

　　D. 阿托品　　　　　　　E. 氯解磷定

9. 阿托品对眼睛的作用是　　　　　　　　　　　　　　　　　　　　（　　）

　　A. 扩瞳，升高眼内压，视远物模糊　　　　B. 扩瞳，升高眼内压，视近物模糊

　　C. 扩瞳，降低眼内压，视近物模糊　　　　D. 扩瞳，降低眼内压，视远物模糊

　　E. 缩瞳，升高眼内压，视近物模糊

10. 下列关于阿托品的叙述，哪一项是错误的　　　　　　　　　　　（　　）

　　A. 可用于治疗过敏性休克　　　　　　　B. 可用于治疗感染性休克

　　C. 可用于治疗缓慢型心律失常　　　　　D. 可用于全身麻醉前给药

　　E. 可用于缓解内脏绞痛

11. 下述哪一类患者禁用阿托品　　　　　　　　　　　　　　　　　（　　）

　　A. 有机磷酸酯类中毒　　B. 窦性心动过缓　　　　　C. 胃肠绞痛

　　D. 前列腺肥大　　　　　E. 虹膜睫状体炎

12. 具有中枢抑制作用的 M 受体阻断药是　　　　　　　　　　　　　（　　）

　　A. 阿托品　　B. 东莨菪碱　　C. 山莨菪碱　　D. 溴丙胺太林　　E. 后马托品

13. 山莨菪碱的特点是　　　　　　　　　　　　　　　　　　　　　（　　）

A. 缩瞳作用强，可治疗青光眼

B. 镇静作用明显，可治疗晕动病

C. 扩血管痉挛的解痉作用明显，可治疗感染性休克

D. 中枢兴奋作用强，可用于全麻催醒

E. 抗平滑肌痉挛作用较弱，内脏绞痛不宜使用

14. 为防止琥珀胆碱过量引起呼吸肌麻痹，应准备好　　　　　　　　　　（　　）

　　A. 尼可刹米　　B. 阿托品　　　C. 新斯的明　　　D. 洛贝林　　　　E. 人工呼吸机

15. 下列关于琥珀胆碱的叙述哪一项是正确的　　　　　　　　　　　　　（　　）

　　A. 是一种非除极化型肌松药　　　　　　　B. 作用可维持 2h 以上

　　C. 可引起血钾升高　　　　　　　　　　　D. 过量可用新斯的明对抗

　　E. 可口服维持肌松作用

16. 下列关于筒箭毒碱的叙述哪一项是正确的　　　　　　　　　　　　　（　　）

　　A. 是一种除极化型肌松药　　　　　　　　B. 可促进运动神经末梢释放乙酰胆碱

　　C. 可引起血钾升高　　　　　　　　　　　D. 过量可用新斯的明对抗

　　E. 也可用于治疗支气管哮喘

17. 下列哪一种效应与阿托品阻断 M 受体无关　　　　　　　　　　　　（　　）

　　A. 松弛内脏平滑肌　　　B. 加快心率　　　　　　　C. 解除小血管痉挛

　　D. 抑制腺体分泌　　　　E. 升高眼压

18. 下列何药可引起心率加快、口干、散瞳和镇静作用　　　　　　　　　（　　）

　　A. 异丙肾上腺素　　　　B. 阿托品　　　　　　　　C. 东莨菪碱

　　D. 毛果芸香碱　　　　　E. 阿托品

X 型题

19. 毒扁豆碱是　　　　　　　　　　　　　　　　　　　　　　　　　（　　）

　　A. M 受体激动药　　　　B. N 受体激动药　　　　　C. 骨骼肌松弛药

　　D. 胆碱酯酶抑制剂　　　E. 治疗青光眼的药物之一

20. 可用于治疗青光眼的药物是　　　　　　　　　　　　　　　　　　（　　）

　　A. 毛果芸香碱　　　　　B. 去氧肾上腺素　　　　　C. 毒扁豆碱

　　D. 阿托品　　　　　　　E. 新斯的明

21. 新斯的明的体内过程特点是　　　　　　　　　　　　　　　　　　（　　）

　　A. 口服吸收少而不规则　　B. 生物利用度高　　　　C. 滴眼时不易透过角膜

　　D. 易透过血-脑屏障　　　E. 体内主要经儿茶酚氧位甲基转移酶（COMT）代谢

22. 下列哪些药物通过影响胆碱酯酶而发挥作用　　　　　　　　　　　（　　）

　　A. 乙酰胆碱　　B. 琥珀胆碱　　C. 新斯的明　　　D. 毒扁豆碱　　　E. 氯解磷定

23. 新斯的明禁用于　　　　　　　　　　　　　　　　　　　　　　　（　　）

　　A. 重症肌无力　　　　　B. 机械性肠梗阻　　　　　C. 阵发性室上性心动过速

　　D. 尿路梗阻　　　　　　E. 支气管哮喘

24. 有机磷酸酯类中毒的机制是　　　　　　　　　　　　　　　　　　（　　）

　　A. 形成磷酰化胆碱酯酶　　　　　　　　　B. 形成磷酰化单胺氧化酶

　　C. 促进乙酰胆碱释放　　　　　　　　　　D. 减少乙酰胆碱的分解

    E. 使去甲肾上腺素作用增强

25. 解救有机磷酸酯类中毒可用 （　　）

    A. 肾上腺素　　B. 阿托品　　　C. 阿司匹林　　D. 氯解磷定　　E. 碘解磷定

26. 阿托品的药理作用有 （　　）

    A. 抑制汗腺分泌　　　　　　　　　B. 减弱迷走神经兴奋的效应

    C. 大剂量有中枢抑制作用　　　　　D. 解除胃肠道平滑肌痉挛

    E. 缩小瞳孔

27. 阿托品可用于 （　　）

    A. 全身麻醉前给药　　　　　　　　B. 治疗阵发性室上性心动过速

    C. 治疗过敏性休克　　　　　　　　D. 治疗胃肠绞痛

    E. 治疗房室传导阻滞

28. 阿托品禁用于 （　　）

    A. 感染性休克　　　　B. 青光眼　　　　　　C. 虹膜睫状体炎

    D. 前列腺肥大　　　　E. 胃肠绞痛

29. 山莨菪碱可用于 （　　）

    A. 治疗感染性休克　　B. 治疗晕动病　　　　C. 眼底检查

    D. 治疗胃肠绞痛　　　E. 治疗青光眼

30. 东莨菪碱可用于治疗 （　　）

    A. 晕动病　　　　　　B. 震颤麻痹症　　　　C. 麻醉前给药

    D. 青光眼　　　　　　E. 尿路梗阻

31. 东莨菪碱用于麻醉前给药是因为 （　　）

    A. 抑制中枢神经系统的作用较强　　B. 无升高眼内压的作用

    C. 抑制支气管腺体的作用较强　　　D. 具有肌松作用

    E. 有镇静催眠作用

32. 防治晕动病的药物有 （　　）

    A. 东莨菪碱　　B. 氯丙嗪　　C. 苯海拉明　　D. 新斯的明　　E. 地西泮

33. 琥珀胆碱的特点有 （　　）

    A. 属于一种非除极化型肌松药　　　B. 产生肌松作用前先出现肌束震颤

    C. 被血浆中的假性胆碱酯酶迅速水解　　D. 可引起血钾增高

    E. 使用过量引起的呼吸肌麻痹可用新斯的明解救

34. 筒箭毒碱的特点有 （　　）

    A. 属于一种非除极化型肌松药　　　B. 属于一种除极化型肌松药

    C. 有神经节阻断作用　　　　　　　D. 可促进组胺释放

    E. 过量引起的呼吸肌麻痹可用新斯的明解救

35. 可增强筒箭毒碱的神经肌肉阻滞作用的药物是 （　　）

    A. 庆大霉素　　B. 链霉素　　C. 青霉素 G　　D. 红霉素　　E. 氯霉素

三、填空题

1. 毛果芸香碱滴眼后能引起_____、_____和_____的作用。

2. 新斯的明禁用于 _____ 或 _____ 等患者。

3. 中、重度有机磷酸酯类中毒,应采用 _____ 和 _____ 进行解救。

4. 常用的易逆性抗胆碱酯酶药有 _____ 和 _____ 。

5. 胆碱受体阻断药,按其对受体选择性不同,可分为 _____ 阻断药和 _____ 阻断药两大类。

6. 阿托品是 _____ 受体阻断药,对 _____ 、_____ 患者应禁用。

7. 山莨菪碱主要用于治疗 _____ 和 _____ 。

8. 骨骼肌松弛药可分为 _____ 型和 _____ 型,这两类药物过量引起呼吸肌麻痹均可用 _____ 来治疗。

9. 除极化型肌松药的代表药为 _____ ,非除极化型肌松药的代表药为 _____ ____ ,后一类药物过量引起呼吸肌麻痹可用 _____ 对抗。

10. 东莨菪碱主要用于麻醉前给药,其优点是 _____ 和 _____ 。

四、问答题

1. 分析有机磷酸酯类急性中毒的原理、临床表现及解救原则。

2. 有机磷酸酯类中、重度中毒时用哪些药物解救?试述它们的解毒机制。

3. 简述阿托品的药理作用。

4. 试述阿托品的临床应用。

5. 试述阿托品的不良反应及禁忌证。

6. 简述山莨菪碱的药理作用及临床应用。

【参考答案】

一、名词解释

1. 动眼神经兴奋,其末梢释放乙酰胆碱,或用拟胆碱药如毛果芸香碱时,它们可激动睫状肌环形纤维上的 M 受体,使睫状肌向瞳孔中心方向收缩,悬韧带松弛,晶状体变凸,屈光度增加,从而使远距离的物体不能成像在视网膜上,故视远物时模糊不清,只能视近物,称为调节痉挛。

2. 因使用 M 受体阻断药如阿托品等,使睫状肌松弛而退向外缘,悬韧带拉紧,晶状体处在扁平状态,屈光度降低,不能使近距离的物体清晰地成像在视网膜上,故视近物时模糊不清,只适合于看远物,称为调节麻痹。

二、选择题

1. C　2. E　3. D　4. B　5. A　6. B　7. A　8. A　9. B　10. A
11. D　12. B　13. C　14. E　15. C　16. D　17. C　18. C　19. DE　20. AC
21. AC　22. CDE　23. BDE　24. AD　25. BDE　26. ABD　27. ADE　28. BD
29. AD　30. ABC　31. ACE　32. AC　33. BCD　34. ACDE　35. AB

三、填空题

1. 缩瞳　降低眼内压　调节痉挛
2. 机械性肠梗阻　机械性泌尿道梗阻

3. 阿托品　氯解磷定

4. 新斯的明　毒扁豆碱

5. M 受体　N 受体

6. M　青光眼　前列腺肥大

7. 感染性休克　内脏平滑肌绞痛

8. 非除极化　除极化　人工呼吸机

9. 琥珀胆碱　筒箭毒碱　新斯的明

10. 明显抑制腺体分泌　中枢抑制作用

四、问答题

1. 有机磷酸酯类急性中毒的原理:该类化合物为难逆的乙酰胆碱酯酶(AchE)抑制剂,其分子中的磷原子以共价键与 AchE 的酯解部位丝氨酸上的羟基结合,生成难以水解的磷酰化 AchE,结果使 AchE 失去水解 Ach 的能力,导致 Ach 在体内大量堆积,引起一系列中毒症状。

临床表现:①M 样症状:缩瞳、流涎、口吐白沫、出汗、恶心、呕吐、腹痛、腹泻、呼吸困难、心率减慢、血压下降。②N 样症状:肌肉震颤、抽搐,严重者肌无力,甚至麻痹;心动过速,血压升高。③中枢神经系统症状:烦躁不安、失眠、震颤、谵妄、抽搐和昏迷,最后呼吸和循环衰竭,可造成死亡。轻度中毒者,以 M 样症状为主;中度中毒者,可同时出现 M 样和 N 样症状;严重中毒者,除 M 样和 N 样症状外,还可出现中枢症状。

治疗原则:①清除毒物:口服中毒者可用 2% $NaHCO_3$ 溶液或 1:5000 $KMnO_4$ 溶液彻底洗胃,也可用生理盐水或自来水。但敌百虫中毒者不能用碱性溶液洗胃,因在碱性条件下敌百虫可变成敌敌畏,毒性增大;而对硫磷中毒者忌用 $KMnO_4$ 洗胃,否则对硫磷可氧化成对氧磷而增加毒性。洗胃后注入硫酸镁导泻,对昏迷患者用硫酸钠代替。②对症治疗减轻中毒症状:除维护患者呼吸和循环功能外,要治疗因 Ach 蓄积所致的中毒症状,可用阿托品类抗胆碱药,中枢兴奋时可用镇静催眠药,若出现惊厥可用地西泮或水合氯醛。③给 AchE 复活药:恢复 AchE 的活性。

2. ①阿托品:能迅速解除有机磷酸酯类中毒时乙酰胆碱(Ach)大量存在而产生的 M 样症状,也能部分解除中枢神经系统症状,但对 N 样症状几无作用,且无复活胆碱酯酶(ChE)的作用。②胆碱酯酶复活药(氯解磷定):其分子中带正电荷的季铵氮与磷酰化 AchE 的阴离子部位以静电引力相吸引,进而氯解磷定分子上的肟基与磷酰化 AchE 的磷酰基形成共价键结合,产生磷酰化 AchE 和氯解磷定的复合物,后者进一步裂解成磷酰化氯解磷定,由尿排出,同时使 AchE 游离出来,恢复其酶的活性。氯解磷定还能与体内游离的有机磷酸酯类直接结合,形成无毒的磷酰化氯解磷定经肾排出,避免中毒过程继续发展。酶复活作用在神经肌肉接头处最为明显,所以可迅速消除肌束颤动,但胆碱酯酶复活药对中毒时体内已蓄积的 Ach 无直接对抗作用,不能明显缓解 M 样症状,故应与阿托品合用,以便及时控制症状。③阿托品要尽早、足量、反复地注射给药,直至 M 样症状缓解并出现轻度的阿托品化(如出现散瞳、颜面潮红、心率加快、口干和轻度的躁动不安等),并维持 8~12h。AchE 复活药要及早使用,若用药不及时,中毒酶即"老化",此时,即使应用 AchE 复活药,也不能使之复活,须待新的 AchE 合成,方能恢复水解 Ach 的能力。

3. ①抑制腺体分泌。②扩瞳,升高眼内压,调节麻痹。③松弛内脏平滑肌。④治疗剂量减慢心率,较大剂量增加心率,拮抗迷走神经过度兴奋所致的房室传导阻滞和心律失常。⑤治疗量时对血管和血压无明显影响,大剂量阿托品有解除小血管痉挛的作用,以皮肤血管扩张为主。⑥大剂量时兴奋中枢,出现焦虑不安、多言、谵妄;中毒剂量常致幻觉、定向障碍、运动失调和惊厥等,也可由兴奋转为抑制,出现昏迷和中枢麻痹,可致循环和呼吸衰竭。

4. ①解除平滑肌痉挛,用于缓解内脏绞痛和膀胱刺激症状。②抑制腺体分泌,用于麻醉前给药、盗汗和流涎。③眼科用于治疗虹膜睫状体炎、验光、眼底检查。④治疗缓慢型心律失常,如窦性心动过缓、房室传导阻滞。⑤抗休克,用于暴发性流脑、中毒性菌痢、中毒性肺炎等所致的感染性休克。⑥解救有机磷酸酯类中毒。

5. ①副反应:口干、乏汗、心率加快、视物模糊、排尿困难等。②中枢毒性:大剂量时可出现中枢兴奋,甚至谵妄、幻觉、惊厥;严重中毒时可由兴奋转为抑制,出现昏迷和呼吸麻痹等。③禁忌证:青光眼、前列腺肥大等。

6. 药理作用:山莨菪碱是 M 受体阻断药,能对抗乙酰胆碱所致的平滑肌痉挛和抑制心血管的作用,但比阿托品稍弱,也能解除小血管痉挛,改善微循环。但它的抑制唾液分泌和扩瞳作用仅为阿托品的 $1/20\sim1/10$,因不易穿透血-脑屏障,故中枢兴奋作用很小。临床应用:适用于感染性休克和内脏平滑肌绞痛。

第六章 作用于肾上腺素受体的药物

【学习提纲】

肾上腺素受体激动药能与肾上腺素受体结合,激动受体产生肾上腺素样作用。其基本结构是 β-苯乙胺,若苯环的 3、4 位碳上都有羟基时即含有儿茶酚结构。

肾上腺素受体激动药主要作用于心血管系统,通过激动 α 及(或)β 受体产生兴奋心脏及舒缩血管作用,从而影响血压的变化。

肾上腺素能激动 α 和 β 受体,产生兴奋心脏、舒缩血管、升高血压、松弛支气管平滑肌和促进机体代谢等作用,临床上是治疗过敏性休克的首选药。去甲肾上腺素主要激动 $α_1$、$α_2$ 受体,对 $β_1$ 受体也有较弱的兴奋作用,临床仅用于神经性休克的早期,间羟胺已代替去甲肾上腺素用于休克早期。异丙肾上腺素主要激动 $β_1$、$β_2$ 受体,多巴胺主要激动多巴胺受体,也能激动 α 和 $β_1$ 受体,主要用于感染性休克、心源性休克和出血性休克,但必须注意补充血容量,对于休克伴有心肌收缩力减弱及尿量减少者尤为适用。

肾上腺素受体阻断药与肾上腺素受体结合后,其本身并不激动或很少激动肾上腺素受体,却能阻断去甲肾上腺素能神经递质或拟交感药与受体结合,从而产生拮抗作用。根据所阻断的受体不同,可分为 α 受体阻断药与 β 受体阻断药。

α 受体阻断药根据作用时间的长短,又分为短效与长效两类,短效类的代表药为酚妥拉明。酚妥拉明具有舒张血管、降低血压以及拟胆碱作用,临床上主要用于治疗外周血管痉挛性疾病、抗休克和充血性心力衰竭。

β 受体阻断药能选择性地与 β 受体结合,从而拮抗神经递质和拟交感药对 β 受体的激动作用,根据药物对 β 受体作用的选择性,分为非选择性 β 受体阻断药、β₁ 受体阻断药和 α、β 受体阻断药。

　　β 受体阻断药的代表药为普萘洛尔,具有减慢心率、降低心肌收缩力、降低心肌耗氧量、降低血压、收缩支气管平滑肌和抑制肾素释放等作用,临床上可用于治疗心绞痛、心律失常、高血压和甲状腺功能亢进等。禁用于窦性心动过缓、重度房室传导阻滞和支气管哮喘患者。

【自测习题】

一、名词解释

肾上腺素升压作用的翻转

二、选择题

A 型题

1. 下列哪一药不是儿茶酚胺类药物　　　　　　　　　　　　　　　　　　　　（　　）
　　A. 去甲肾上腺素　　　　　　B. 多巴胺　　　　　　　　C. 麻黄碱
　　D. 肾上腺素　　　　　　　　E. 异丙肾上腺素

2. 静脉滴注去甲肾上腺素　　　　　　　　　　　　　　　　　　　　　　　　（　　）
　　A. 可以治疗急性肾功能衰竭　　　　　　B. 可以明显增加尿量
　　C. 可以选择性激动 β₂ 受体　　　　　　D. 可以选择性抑制 α₁ 受体
　　E. 时间过久,可以明显减少尿量、无尿或肾实质损伤

3. 治疗过敏性休克的首选药物是　　　　　　　　　　　　　　　　　　　　　（　　）
　　A. 糖皮质激素　　　　　　　B. 异丙嗪　　　　　　　　C. 去甲肾上腺素
　　D. 肾上腺素　　　　　　　　E. 阿托品

4. 肾上腺素升压作用可被下列哪一类药物所翻转　　　　　　　　　　　　　　（　　）
　　A. M 受体阻断药　　　　　　B. N 受体阻断药　　　　　C. β 受体阻断药
　　D. α 受体阻断药　　　　　　E. H₁ 受体阻断药

5. 肾上腺素不适用于以下哪一种情况　　　　　　　　　　　　　　　　　　　（　　）
　　A. 心脏骤停　　　　　　　　B. 充血性心力衰竭　　　　C. 局部止血
　　D. 过敏性休克　　　　　　　E. 支气管哮喘

6. 用于上消化道出血的首选药是　　　　　　　　　　　　　　　　　　　　　（　　）
　　A. 肾上腺素　　　　　　　　B. 异丙肾上腺素　　　　　C. 多巴胺
　　D. 去甲肾上腺素　　　　　　E. 麻黄碱

7. 多巴胺舒张肾与肠系膜血管主要由于　　　　　　　　　　　　　　　　　　（　　）
　　A. 兴奋 β 受体　　　　　　　B. 兴奋 H₁ 受体　　　　　C. 释放组胺
　　D. 阻断 α 受体　　　　　　　E. 兴奋多巴胺受体

8. 多巴胺主要用于治疗　　　　　　　　　　　　　　　　　　　　　　　　　（　　）
　　A. 伴有心排血量和尿量减少的休克患者　　B. 青霉素 G 引起的过敏性休克
　　C. 心源性哮喘　　　　　　　　　　　　　D. 支气管哮喘
　　E. 缓慢型心律失常

9. 异丙肾上腺素的特点是　　　　　　　　　　　　　　　　　　　　　　　　（　　）

　　A. 一种 β_1 受体选择性激动药　　　　　B. 一种 β_2 受体选择性激动药

　　C. 一种 β_1、β_2 受体激动药　　　　　D. 可减少心肌耗氧量

　　E. 可收缩骨骼肌血管

10. 使用过量最易引起心律失常的药物是　　　　　　　　　　　　　　（　　）

　　A. 肾上腺素　　　　　B. 异丙肾上腺素　　　　C. 多巴胺

　　D. 间羟胺　　　　　　E. 麻黄碱

11. 下列哪一药物是 α_1、α_2 受体阻断药　　　　　　　　　　　　（　　）

　　A. 去甲肾上腺素　　　　　B. 普萘洛尔　　　　　C. 阿替洛尔

　　D. 哌唑嗪　　　　　　　　E. 酚妥拉明

12. 外周血管痉挛性疾病可用哪种药物治疗　　　　　　　　　　　　　（　　）

　　A. 阿托品　　　　　　　　B. 山莨菪碱　　　　　C. 肾上腺素

　　D. 酚妥拉明　　　　　　　E. 普萘洛尔

13. 下列哪一项不是酚妥拉明的临床用途　　　　　　　　　　　　　　（　　）

　　A. 血栓闭塞性脉管炎　　　B. 休克　　　　　　　C. 充血性心力衰竭

　　D. 高血压　　　　　　　　E. 雷诺病

14. 普萘洛尔不具有下列哪一项作用　　　　　　　　　　　　　　　　（　　）

　　A. 扩张支气管平滑肌　　　B. 降低心肌耗氧量　　C. 减慢窦性心率

　　D. 延缓用胰岛素后血糖的恢复　E. 抑制肾素释放

15. 普萘洛尔可用于治疗　　　　　　　　　　　　　　　　　　　　　（　　）

　　A. 心绞痛　　　B. 心律失常　　C. 高血压　　D. 心肌梗死　　E. 以上都是

16. 既可阻断 α 受体又可阻断 β 受体的药物是　　　　　　　　　　（　　）

　　A. 拉贝洛尔　　B. 普萘洛尔　　C. 阿替洛尔　　D. 酚妥拉明　　E. 哌唑嗪

17. 下列哪个药物具有内在拟交感活性　　　　　　　　　　　　　　　（　　）

　　A. 拉贝洛尔　　B. 普萘洛尔　　C. 吲哚洛尔　　D. 美托洛尔　　E. 阿替洛尔

X 型题

18. 拟肾上腺素药可激动　　　　　　　　　　　　　　　　　　　　　（　　）

　　A. α 受体　　B. β 受体　　C. H_2 受体　　D. M 受体　　E. N 受体

19. 去甲肾上腺素可用于治疗　　　　　　　　　　　　　　　　　　　（　　）

　　A. 急性肾功能衰竭　　　　　B. 冠心病　　　　　C. 甲状腺功能亢进

　　D. 某些药物引起的低血压　　E. 上消化道大出血

20. 间羟胺有以下特点　　　　　　　　　　　　　　　　　　　　　　（　　）

　　A. 是一种 α 受体阻断药　　　　　B. 是一种 α 受体激动药

　　C. 升压作用较去甲肾上腺素弱而持久　　D. 不影响肾血流

　　E. 可用于各种休克早期

21. 肾上腺素的药理作用包括　　　　　　　　　　　　　　　　　　　（　　）

　　A. 增强心肌收缩力　　　B. 降低心肌耗氧量　　　C. 收缩骨骼肌血管

　　D. 扩张支气管平滑肌　　E. 升高血糖

22. 肾上腺素可用于　　　　　　　　　　　　　　　　　　　　　　　（　　）

　　A. 治疗支气管哮喘急性发作　　　　B. 局部止血

  C. 治疗感染性休克   D. 治疗麻醉中的心脏骤停

  E. 治疗由 α 受体阻断药引起的低血压

23. 肾上腺素禁用于以下哪些情况   （ ）

  A. 高血压病   B. 心脏骤停   C. 充血性心力衰竭

  D. 甲状腺功能亢进   E. 过敏性休克

24. 多巴胺的作用特点是   （ ）

  A. 激动心脏 β_1 受体,大剂量可加快心率   B. 激动血管 α 受体,大剂量可使血管收缩

  C. 作用于多巴胺受体,舒张肾血管   D. 易透过血-脑屏障作用于中枢

  E. 作用时间短暂

25. 多巴胺的临床用途有   （ ）

  A. 治疗伴心收缩力减弱的休克   B. 治疗支气管哮喘

  C. 与局麻药合用及局部止血   D. 预防心绞痛急性发作

  E. 与利尿药呋塞米合用治疗急性肾功能衰竭

26. 麻黄碱与肾上腺素比较,具有下列特点   （ ）

  A. 升压作用短暂   B. 可以口服给药

  C. 易产生耐受性   D. 中枢神经系统兴奋作用明显

  E. 兴奋 α 肾上腺素受体,对 β 受体无作用

27. 异丙肾上腺素具有下列哪些作用   （ ）

  A. 加强心肌收缩力   B. 加快心率   C. 提高心肌自律性

  D. 增加心排血量   E. 扩张心脏冠状动脉

28. 异丙肾上腺素的临床用途有   （ ）

  A. 治疗低血压   B. 治疗Ⅱ、Ⅲ度房室传导阻滞

  C. 治疗室上性阵发性心动过速   D. 治疗甲状腺功能亢进

  E. 抢救心室自身节律缓慢并发的心跳骤停

29. 有 α 受体阻断作用的药物是   （ ）

  A. 氯丙嗪   B. 普萘洛尔   C. 酚妥拉明   D. 间羟胺   E. 阿替洛尔

30. 酚妥拉明的适应证有   （ ）

  A. 外周血管痉挛性疾病   B. 外周阻力增高的休克   C. 支气管哮喘

  D. 心脏骤停   E. 嗜铬细胞瘤诊断及嗜铬细胞瘤引起的高血压危象

31. 能使"肾上腺素升压作用翻转"的药物是   （ ）

  A. 阿托品   B. 氯丙嗪   C. 异丙肾上腺素

  D. 酚妥拉明   E. 哌唑嗪

32. 普萘洛尔不具有下列哪些作用   （ ）

  A. 抑制心肌收缩   B. 促进房室传导   C. 松弛支气管平滑肌

  D. 降低心肌耗氧量   E. 减少心排血量

33. 普萘洛尔的适应证是   （ ）

  A. 原发性高血压   B. 心绞痛   C. 房室传导阻滞

  D. 窦性心动过速   E. 支气管哮喘

34. 应用 β 受体阻断药应注意   （ ）

　　A. 久用不可突然停药　　　B. 高血压患者禁用　　　C. 心脏传导阻滞者禁用

　　D. 支气管哮喘患者禁用　　　E. 心绞痛患者禁用

三、填空题

1. 肾上腺素应用于＿＿＿＿＿＿、＿＿＿＿＿＿、＿＿＿＿＿＿以及与局麻药配伍和局部止血等。

2. 去甲肾上腺素的主要不良反应为＿＿＿＿＿＿＿＿＿＿和＿＿＿＿＿＿＿＿＿＿＿。

3. 能直接作用于肾上腺素受体，并能促进肾上腺素神经末梢释放递质的拟肾上腺素药是＿＿＿＿＿＿，该药短期内反复使用可产生＿＿＿＿＿＿。

4. 心脏骤停时能使心脏复苏的药物有＿＿＿＿＿＿＿和＿＿＿＿＿＿＿。

5. 肾上腺素激动支气管平滑肌的＿＿＿＿受体，使支气管＿＿＿＿，当支气管处于＿＿＿＿时作用更明显；肾上腺素还能＿＿＿＿支气管黏膜血管，＿＿＿＿毛细血管通透性，减轻支气管黏膜＿＿＿＿，还能抑制肥大细胞释放＿＿＿＿等过敏性物质，以上作用均有利于缓解＿＿＿＿＿＿。

6. 酚妥拉明的临床应用有＿＿＿＿＿＿、＿＿＿＿＿＿、＿＿＿＿＿＿等。

7. 能阻断 β_1、β_2 受体的药物是＿＿＿＿＿＿，能选择性阻断 β_1 受体的药物是＿＿＿＿＿＿，兼具 α、β 受体阻断作用的药物是＿＿＿＿＿＿。

8. β 受体阻断药临床上可用于治疗＿＿＿＿、＿＿＿＿、＿＿＿＿和甲状腺功能亢进、青光眼等。

四、问答题

1. 简述肾上腺素的药理作用和临床应用。

2. 过敏性休克首选何药？并简述理由。

3. 简述酚妥拉明的药理作用及临床应用。

4. 试述 β 肾上腺素受体阻断药的药理作用、临床应用及禁忌证。

5. 糖尿病患者为何不宜将胰岛素与 β 受体阻断药合用？

【参考答案】

一、名词解释

肾上腺素是作用于 α 和 β 受体的拟肾上腺素药，若先给予 α 受体阻断药，再给予原来升压剂量的肾上腺素，由于抑制了肾上腺素的血管收缩效应，但不影响与血管舒张有关的 β 效应，结果使肾上腺素的升压作用翻转为降压。

二、选择题

1. C　2. E　3. D　4. D　5. B　6. D　7. E　8. A　9. C　10. A
11. E　12. D　13. D　14. A　15. E　16. A　17. C　18. AB　19. DE　20. BCE
21. ADE　22. ABD　23. ACD　24. ABCE　25. AE　26. BCD　27. ABCDE
28. BE　29. AC　30. ABE　31. BDE　32. BC　33. ABD　34. ACD

三、填空题

1. 心脏骤停　过敏性休克　支气管哮喘

2. 局部组织缺血坏死　急性肾功能衰竭

3. 麻黄碱　耐受性

4. 异丙肾上腺素　肾上腺素

5. β_2　扩张　痉挛　收缩　降低　水肿　组胺　支气管哮喘

6. 外周血管痉挛性疾病　抗休克　对抗去甲肾上腺素外漏

7. 普萘洛尔　阿替洛尔　拉贝洛尔

8. 心律失常　心绞痛　高血压

四、问答题

1. 药理作用：① 心脏：加强心肌收缩性，加速传导，加速心率，提高心肌的兴奋性。② 血管：主要作用于小动脉及毛细血管前括约肌，收缩皮肤黏膜、内脏血管（尤其是肾血管）；骨骼肌血管则舒张。③ 血压：引起收缩压升高，舒张压不变或降低；大剂量时收缩压和舒张压都升高。④ 支气管：舒张支气管平滑肌；抑制肥大细胞释放过敏性物质，如组胺等；收缩支气管黏膜血管，消除支气管黏膜水肿。⑤ 提高机体代谢。

临床应用：① 心脏骤停。② 过敏性疾病：过敏性休克，血管神经性水肿。③ 支气管哮喘的急性发作。④ 与局麻药配伍及局部止血。

2. 肾上腺素。因为过敏性休克时主要的病理变化是大量小血管床扩张和毛细血管通透性增加，引起全身血容量降低，血压下降，心率加快，心肌收缩力减弱。另外，支气管平滑肌痉挛和支气管黏膜水肿，引起呼吸困难等。病情发展迅猛，若不及时抢救，患者可在短时间内死于呼吸和循环衰竭。肾上腺素能明显收缩小动脉和毛细血管前括约肌，使毛细血管通透性降低，心肌收缩力增加，心率加快，心排血量增加，改善心功能；解除支气管平滑肌痉挛；稳定肥大细胞膜，抑制过敏物质的释放；兴奋 α 受体，使黏膜血管收缩，降低毛细血管通透性，缓解支气管黏膜水肿，从而迅速而有效地缓解过敏性休克的临床症状。

3. 药理作用：选择性阻断 α 受体，拮抗肾上腺素的 α 型作用，表现为血管扩张，外周阻力降低，血压下降，心率加快，心肌收缩力加强，心排血量增加等。其他有拟胆碱作用、组胺样作用。

临床应用：① 外周血管痉挛性疾病。② 去甲肾上腺素外漏时作局部浸润注射，缓解血管收缩作用。③ 嗜铬细胞瘤诊断与辅助治疗。④ 抗休克。⑤ 其他药物治疗无效的心肌梗死及充血性心力衰竭。

4. 药理作用：(1)β受体阻断作用：① 心血管系统：抑制心脏，增高外周血管阻力，但可降低高血压患者的血压；② 可诱导支气管平滑肌收缩；③ 延长用胰岛素后血糖恢复时间；④ 抑制肾素释放。(2)内在拟交感活性：部分药物有这一作用。(3)膜稳定作用：大剂量时可有。

临床应用：① 抗心律失常。② 治疗心绞痛和心肌梗死。③ 治疗高血压。④ 充血性心力衰竭。⑤ 治疗甲状腺功能亢进和甲状腺功能亢进危象、青光眼、偏头痛、肌震颤等。

禁忌证：① 严重左室心功能不全。② 窦性心动过缓和重度房室传导阻滞。③ 支气管哮喘。④ 其他：肝功能不良时慎用。

5. β受体阻断药虽然不影响胰岛素的降血糖作用，但能延缓用胰岛素后血糖水平的恢复，掩盖心悸等低血糖反应症状。因此，对于用胰岛素治疗的糖尿病患者，使用β受体阻断药后可产生低血糖反应且不易被察觉。

第七章　局部麻醉药

【学习提纲】

局部麻醉药(简称局麻药)按照化学结构不同常可分为酯类(如普鲁卡因和丁卡因)和酰胺类(如利多卡因和布比卡因)。局麻药的作用机制为进入神经细胞后在膜内侧阻断钠通道,抑制动作电位的发生和传导,从而发挥局麻作用。

临床常用的局部麻醉方法有表面麻醉、浸润麻醉、传导麻醉、蛛网膜下腔麻醉和硬膜外麻醉。影响局麻药作用的因素有神经纤维的粗细、用药局部 pH 值和血流量等。

临床常用的局麻药有普鲁卡因、利多卡因、丁卡因和布比卡因等。

普鲁卡因:脂溶性较低,穿透力弱,毒性较小,可产生过敏反应。临床用于除表面麻醉外的各种麻醉方法。为延长局麻时间,常加少量肾上腺素。

利多卡因:穿透力强,局麻作用及毒性均强于普鲁卡因,弥散广,常用于表面麻醉、浸润麻醉、传导麻醉与硬膜外麻醉。

丁卡因:局麻作用和毒性均比普鲁卡因强,临床用于除浸润麻醉以外的各种局部麻醉方法。

布比卡因:为酰胺类局麻药,局麻作用比利多卡因强,维持时间也较长。

【自测习题】

一、选择题

A 型题

1. 为延长局麻药的作用时间并减少吸收,宜采用的措施是　　　　　　　　　　(　　)
   A. 增加局麻药的用量　　　　　　　　B. 增加局麻药的浓度
   C. 加入少量的去甲肾上腺素　　　　　D. 加入少量肾上腺素
   E. 调节药物溶液的 pH 值至弱酸性

2. 蛛网膜下腔麻醉前注射麻黄碱的意义是　　　　　　　　　　　　　　　(　　)
   A. 可预防呼吸抑制　　　B. 可防止心律失常　　　C. 可预防血压下降
   D. 可延长局麻药作用时间　E. 可减少局麻药在给药部位的吸收

3. 普鲁卡因不宜用于哪种麻醉　　　　　　　　　　　　　　　　　　　(　　)
   A. 蛛网膜下腔麻醉　　　B. 浸润麻醉　　　　　　C. 传导麻醉
   D. 表面麻醉　　　　　　E. 硬膜外麻醉

4. 由于毒性大,一般不用于浸润麻醉的药物是　　　　　　　　　　　　　(　　)
   A. 丁卡因　　B. 利多卡因　　C. 普鲁卡因　　D. 布比卡因　　E. 可卡因

5. 用局麻药后首先被麻醉的是　　　　　　　　　　　　　　　　　　　(　　)
   A. 痛觉神经纤维　　　　B. 温觉神经纤维　　　　C. 触觉神经纤维
   D. 压觉神经纤维　　　　E. 运动神经纤维

6. 局麻药对神经纤维的作用是　　　　　　　　　　　　　　　　　　（　　）

　　A. 阻断钙离子内流　　　　B. 阻断钠离子内流　　　　C. 阻碍钾离子外流

　　D. 抑制乙酰胆碱释放　　　E. 降低静息膜电位

X 型题

7. 下列有关普鲁卡因的叙述,正确的是　　　　　　　　　　　　　　（　　）

　　A. 皮肤黏膜穿透力弱　　　B. 可引起过敏反应　　　　C. 不用于表面麻醉

　　D. 主要用作浸润麻醉　　　E. 与肾上腺素合用,可延长麻醉作用时间

8. 普鲁卡因可用于　　　　　　　　　　　　　　　　　　　　　　　（　　）

　　A. 浸润麻醉　　　　　　　　B. 表面麻醉　　　　　　　C. 传导麻醉

　　D. 蛛网膜下腔麻醉　　　　E. 硬脊膜外麻醉

9. 普鲁卡因溶液中常加少量肾上腺素的目的在于　　　　　　　　　　（　　）

　　A. 增强和延长局部麻醉作用　　　　　　B. 防止血压增高

　　C. 减少吸收作用　　　　　　　　　　　D. 防止局部组织坏死

　　E. 预防普鲁卡因在组织中的分解

10. 表面麻醉可采用　　　　　　　　　　　　　　　　　　　　　　　（　　）

　　A. 普鲁卡因　　B. 利多卡因　　C. 丁卡因　　　D. 布比卡因　　E. 肾上腺素

二、填空题

1. 常用的局部麻醉药有_____、_____和_____。

2. 局麻药作用时间最长的是_____,毒性最大的是_____。

3. 与普鲁卡因比较,利多卡因的特点是表面穿透力_____、弥散_____和维持时间_____。

三、问答题

1. 何谓局麻药的吸收反应?

【参考答案】

一、选择题

1. D　2. C　3. D　4. A　5. A　6. B　7. ABCDE　8. ACDE　9. AC　10. BCD

二、填空题

1. 普鲁卡因　利多卡因　丁卡因

2. 布比卡因　丁卡因

3. 强　广　长

三、问答题

1. 局麻药从给药部位吸收后或直接进入血液循环引起的全身作用叫局麻药的吸收反应,具体表现为:① 中枢神经系统反应:局麻药吸收后的中枢作用是先兴奋后抑制,先出现兴奋不安、惊厥,最后进入昏迷、呼吸衰竭状态。② 心血管系统反应:抑制心肌收缩性,使心率减慢、传导阻滞、血压下降,直至心搏停止;但中毒时常见呼吸先停止。

第八章 抗高血压药

【学习提纲】

高血压是以体循环动脉血压增高为主要表现的临床综合征。高血压的病理变化较复杂,与中枢神经系统、交感神经系统功能紊乱,肾素-血管紧张素-醛固酮系统(RAAS)活性增高或缓激肽-前列腺素系统活性降低等多因素有关。目前,抗高血压药物种类繁多,根据各种药物在血压调节中的主要部位和作用机制的不同,将其分为六大类:(1)利尿药,如氢氯噻嗪。(2)肾素-血管紧张素系统抑制剂:① 血管紧张素转化酶抑制剂,如卡托普利;② 血管紧张素Ⅱ受体阻断药,如氯沙坦。(3)钙通道阻滞剂,如硝苯地平。(4)肾上腺素受体阻断药:① β受体阻断药,如普萘洛尔;② α_1受体阻断药,如哌唑嗪;③ α受体和β受体阻断药,如拉贝洛尔。(5)交感神经抑制剂:① 中枢性降压药,如可乐定;② 神经节阻断药,如美卡拉明;③ 交感神经末梢抑制剂,如利血平。(6)血管扩张药:① 直接舒张血管药,如肼屈嗪;② 钾通道开放药,如米诺地尔;③ 其他血管舒张药,如酮色林。

氢氯噻嗪:用药初期通过排钠利尿,使血容量减少而降低血压;长期用药,可使血管平滑肌细胞内 Na^+ 减少,经 Na^+-Ca^{2+} 交换机制,使细胞内 Ca^{2+} 含量减少,血管平滑肌舒张。单独使用适用于轻度高血压,也可作为基础降压药,若与其他降压药合用,可治疗中度、重度高血压,尤其适用于伴有心力衰竭的高血压患者。不良反应主要为水、电解质代谢紊乱,高尿酸血症,血脂升高,糖耐量降低,肾素活性增高等。

卡托普利:通过抑制循环及局部组织中的血管紧张素转化酶和激肽酶,使血管紧张素Ⅱ生成减少,缓激肽的降解减少,从而使血管舒张,血压下降。降压时不伴有心率加快,还可防止和逆转高血压患者血管壁增厚和心肌细胞增生、肥大与重构,从而发挥靶器官的保护作用。适用于原发性和肾性高血压,尤其对高肾素型高血压疗效较好。主要不良反应为刺激性干咳、低血压、高血钾、血管神经性水肿等。

氯沙坦:主要通过阻断血管紧张素Ⅱ受体,拮抗血管紧张素Ⅱ收缩血管的作用,降低外周阻力,使血压下降。临床用途与卡托普利相似,但不引起干咳和血管神经性水肿。

硝苯地平:通过阻滞钙通道,抑制细胞外 Ca^{2+} 内流,松弛血管平滑肌,降低外周阻力,使血压下降。长期使用还可逆转或改善高血压所致的左心室肥厚。适用于治疗各型高血压。常见的不良反应为头痛、心悸、踝部水肿。建议使用缓释、长效制剂。

普萘洛尔:可通过多个环节产生降压作用,如阻断心脏 β_1 受体,抑制心肌收缩力;阻断肾脏 β_1 受体,抑制肾素分泌;阻断中枢的 β 受体,使外周交感活性下降;阻断外周突触前膜的 β_2 受体等。临床适用于各型高血压,尤其是伴有心绞痛、窦性心动过速或肾素活性升高者。

哌唑嗪:能选择性阻断血管壁上的 α_1 受体阻断药,扩张小动脉和小静脉血管,降低外周阻力,使血压下降。同时,还有一定的调血脂作用。适用于中度高血压及并发肾功能不良的高血压患者。部分患者首次给药后可出现"首剂效应"。

【自测习题】

一、选择题

A 型题

1. 长期应用利尿药引起的降血压作用机制是由于　　　　　　　　　　　　（　　）

    A. 钙离子拮抗作用　　　　　　　　　　B. 细胞外液和血容量减少

    C. 抑制肾素分泌　　　　　　　　　　　D. 抑制血管紧张素 I 转化酶活性

    E. 动脉壁细胞 Na^+ 减少,进而引起细胞内 Ca^{2+} 减少

2. 普萘洛尔治疗高血压的可能机制不包括以下哪一项　　　　　　　　　　（　　）

    A. 阻断心脏 β_1 受体,减少心排血量

    B. 阻断肾脏 β 受体,减少肾素分泌

    C. 阻断去甲肾上腺素能神经突触前 β_2 受体,减少去甲肾上腺素释放

    D. 阻断去甲肾上腺素能神经突触后 β_2 受体,扩张血管平滑肌

    E. 阻断中枢 β 受体,降低外周交感神经活性

3. 硝苯地平治疗高血压的特点之一是　　　　　　　　　　　　　　　　　（　　）

    A. 均衡舒张小静脉和小动脉血管　　　　B. 降压的同时可反射性加快心率

    C. 降压的同时伴有心排血量减少　　　　D. 可明显减少血浆肾素浓度

    E. 仅对轻度高血压有疗效

4. 卡托普利的抗高血压作用机制是　　　　　　　　　　　　　　　　　　（　　）

    A. 抑制肾素活性　　　　　　　　　　　B. 抑制血管紧张素 I 转化酶的活性

    C. 抑制 β-羟化酶的活性　　　　　　　D. 抑制血管紧张素 I 的生成

    E. 阻断血管紧张素 II 受体

5. 洛沙坦的主要作用是　　　　　　　　　　　　　　　　　　　　　　　（　　）

    A. 抑制 ACE　　　　　B. 阻滞钙通道　　　　　　C. 阻断 AT_1 受体

    D. 阻断 β 受体　　　E. 阻断钙离子通道

6. 哌唑嗪的特点之一是　　　　　　　　　　　　　　　　　　　　　　　（　　）

    A. 阻断去甲肾上腺素能神经突触前 α_2 受体,减少去甲肾上腺素释放

    B. 降压时明显增快心率

    C. 首次给药后部分患者可出现体位性低血压(首剂效应)

    D. 可明显减少血中的高密度脂蛋白(HDL)

    E. 口服后生物利用度很低,应当注射给药

7. 高血压伴有消化性溃疡的患者宜选用　　　　　　　　　　　　　　　　（　　）

    A. 卡托普利　　B. 氢氯噻嗪　　C. 利血平　　　D. 可乐定　　　E. 拉贝洛尔

8. 高血压伴有痛风及糖尿病的患者不宜选用　　　　　　　　　　　　　　（　　）

    A. 氢氯噻嗪　　B. 卡托普利　　C. 利血平　　　D. 可乐定　　　E. 硝苯地平

9. 降压时伴有心率加快、心排血量增加和肾素活性增高的药物是　　　　　（　　）

    A. 哌唑嗪　　　B. 卡托普利　　C. 普萘洛尔　　D. 可乐定　　　E. 硝苯地平

X 型题

10. 利尿药用于治疗高血压时 （ ）

    A. 可以单用治疗轻度高血压   B. 排钠利尿,使细胞外液和血容量减少

    C. 用噻嗪类利尿药为主   D. 可降低血浆肾素活性

    E. 使细胞内 Ca^{2+} 量减少,血管平滑肌对缩血管物质反应性降低

11. β 受体阻断药的降血压机制是 （ ）

    A. 使心排血量减少   B. 促使肾素分泌   C. 扩张外周血管

    D. 中枢性降压作用   E. 降压作用继发于 β 受体阻断作用

12. 硝苯地平的抗高血压作用特点有 （ ）

    A. 对血压正常者无明显降压作用   B. 心排血量增加

    C. 增高血浆肾素活性   D. 不能与 β 受体阻断药合用

    E. 反射性心率减慢,合用 β 受体阻断药可避免此反应

13. 卡托普利的降压机制是 （ ）

    A. 抑制血管紧张素 I 转化酶   B. 促进缓激肽的降解

    C. 阻断 β 受体   D. 作用于中枢咪唑啉受体

    E. 抑制循环及局部组织中 RAS 系统

14. 能引起体位性低血压的药物是 （ ）

    A. 哌唑嗪   B. 可乐定   C. 卡托普利   D. 氢氯噻嗪   E. 氯丙嗪

15. 长期应用噻嗪类利尿药可引起的不良反应是 （ ）

    A. 血浆中总胆固醇增加   B. 甘油三酯含量增加   C. 糖耐量降低

    D. 血钾浓度降低   E. 高尿酸血症及血浆肾素活性增加

二、填空题

1. 抗高血压药物中,硝苯地平属于＿＿＿＿＿＿＿药;哌唑嗪属于＿＿＿＿＿＿＿药;卡托普利属于＿＿＿＿＿＿＿剂。

2. 可乐定的降压作用机制主要是通过兴奋中枢＿＿＿＿＿＿受体和＿＿＿＿＿受体;卡托普利的降压作用则是通过抑制＿＿＿＿＿酶。

3. 高血压合并心力衰竭者应选用＿＿＿＿＿、＿＿＿＿＿、＿＿＿＿＿等。

4. 高血压伴糖尿病的患者不宜选用＿＿＿＿＿;高血压伴支气管哮喘的患者不宜选用＿＿＿＿＿;高血压合并消化性溃疡的患者不宜选用＿＿＿＿＿。

5. 50 岁以下高血压患者若同时合并窦性心动过速,选药时宜用＿＿＿＿＿降压;高血压患者同时伴有糖尿病或痛风者不宜用＿＿＿＿＿降压。

6. 卡托普利抗高血压的主要作用机制是抑制＿＿＿＿＿,使＿＿＿＿＿形成减少和＿＿＿＿＿分解减少。

7. 普萘洛尔的降压机制为:作用于中枢 β 受体改变外周交感神经活性,阻断突触前膜受体减少正反馈性肾上腺素释放,＿＿＿＿＿及＿＿＿＿＿。

三、问答题

1. 试述临床常用的抗高血压药的分类及作用机理,并列举各类的代表药。

2. 试述氢氯噻嗪的降压作用机制和在高血压治疗中的地位。

3. 与其他抗高血压药比较,血管紧张素转化酶抑制剂有哪些特点?

【参考答案】

一、选择题

1. E　2. D　3. B　4. B　5. C　6. C　7. D　8. A　9. E　10. ABCE
11. ADE　12. ABC　13. AE　14. AE　15. ABCDE

二、填空题

1. 钙拮抗　α_1受体阻断　血管紧张素Ⅰ转化酶抑制
2. I_1咪唑啉　α_2　血管紧张素Ⅰ转化
3. 利尿剂　血管扩张药　血管紧张素转化酶抑制剂
4. 噻嗪类利尿药　普萘洛尔　利血平
5. β受体阻断药　噻嗪类利尿药
6. 血管紧张素Ⅰ转化酶　血管紧张素Ⅱ　缓激肽
7. 降低心排血量　抑制肾素分泌

三、问答题

1. ①利尿药:如氢氯噻嗪,早期降压是由于减少血容量,后期是由于降低血钠水平,使血管壁对儿茶酚胺类物质的敏感性下降,血管扩张。②肾上腺素受体阻断药:β受体阻断药,如普萘洛尔,阻断心脏的β受体,使心排血量减少;抑制肾脏的β受体,减少肾素分泌,阻断中枢β受体,抑制中枢兴奋性神经元,减弱外周交感神经功能;阻断交感神经末梢突触前膜β受体,抑制其正反馈作用,减少NA释放。α受体阻断药,如哌唑嗪,能选择性阻断外周α_1受体,使血管扩张,血压下降。③钙拮抗药:硝苯地平,抑制钙离子内流,扩张冠脉和外周血管,同时抑制心肌收缩力,降低心肌耗氧量。④血管紧张素转化酶抑制剂:如卡托普利,通过抑制血管紧张素转化酶,使血管紧张素Ⅱ生成减少,还可使缓激肽分解减少,导致血管扩张,醛固酮生成减少,血压下降。

2. (1)机制:① 初期降压,是因为排钠利尿使血容量减少。② 长期应用后的降压,是因为小动脉壁细胞内钠离子减少,并通过Na^+-Ca^{2+}交换使细胞内Ca^{2+}减少,血管平滑肌舒张;血管平滑肌对缩血管物质反应性降低,诱导动脉壁产生扩血管物质如激肽、前列腺素等。(2)地位:为治疗高血压的基础药物,可单用于治疗轻度高血压,也可与其他抗高血压药合用治疗中、重度高血压。

3. ACEI的特点有:① 降压适用范围广,临床可用于各型高血压的治疗。② 降压时不伴有反射性心率加快和引起直立性低血压。③ 可防止和逆转高血压患者的血管壁增厚和心肌细胞增生肥大,发挥直接和间接心脏保护作用。④ 长期应用,不易引起电解质紊乱和脂质代谢障碍。⑤ 能降低肾血管阻力,增加肾血流量且不导致水钠潴留。⑥能改善高血压患者的生活质量,降低死亡率。⑦增加机体对胰岛素的敏感性。

第九章　抗心绞痛药

【学习提纲】

心绞痛是冠状动脉粥样硬化性心脏病(冠心病)的常见症状,其发病机制主要是心肌细胞氧的供需平衡失调,致使心肌暂时性缺血缺氧,继而无氧代谢产物蓄积,刺激心肌传入神经末梢至中枢后引发疼痛。

抗心绞痛药物通过降低心肌耗氧和增加冠脉供血供氧来恢复心肌血氧的供需平衡,临床常用的药物有三类:① 硝酸酯类及亚硝酸酯类,如硝酸甘油。② β受体阻断药,如普萘洛尔。③ 钙通道阻滞剂,如硝苯地平。

硝酸甘油:有明显的首过消除现象,不宜口服给药。其药理作用主要表现为:① 扩张静脉,减少回心血量;扩张动脉,降低外周阻力,从而减轻心脏的前、后负荷,降低心肌耗氧量。② 扩张冠脉血管以及侧支血管,增加心肌缺血区的供血供氧。其作用机制目前认为是进入体内后降解产生 NO,后者可激活鸟苷酸环化酶(GC),增加细胞内 cGMP 含量,从而使细胞内游离 Ca^{2+} 减少,使血管扩张。临床用于各型心绞痛,尤其对稳定型心绞痛疗效显著,为首选药。主要不良反应与扩血管作用有关,如头痛、颜面潮红、直立性低血压等。大剂量用药还可引起高铁血红蛋白症,连续使用可出现耐受性。

普萘洛尔:主要通过阻断心脏β受体抑制心肌收缩力、减慢心率、延长舒张期而降低心肌耗氧量,同时还能增加侧支循环,促进血液由非缺血区流经侧支血管流向缺血区。临床主要用于稳定型心绞痛的治疗,尤其适用于并发高血压或快速型心律失常的患者。禁用于变异型心绞痛患者。

硝苯地平:主要通过阻滞血管平滑肌和心肌细胞的钙通道,抑制 Ca^{2+} 内流,使心肌收缩力减弱,心率减慢,心肌耗氧量下降。同时可扩张冠脉血管和外周动脉,既可增加冠脉血流量,又能降低心脏后负荷和心肌耗氧量,改善心肌缺血区的供血与供氧。对变异型心绞痛的疗效最为显著。

【自测习题】

一、选择题

A 型题

1. 硝酸甘油没有下列哪一种作用　　　　　　　　　　　　　　　　　　(　)

　　A. 扩张容量血管　　　　　B. 减少回心血量　　　　　C. 增加心率

　　D. 增加心室壁肌张力　　　E. 降低心肌耗氧量

2. 硝酸甘油、β受体阻断药和钙拮抗药治疗心绞痛的共同作用是　　　　(　)

　　A. 抑制心肌收缩力　　　　B. 延长射血时间　　　　　C. 减慢心率

　　D. 降低心肌耗氧量　　　　E. 减少心室容积

3. 普萘洛尔与硝酸甘油合用治疗心绞痛,主要是由于两者　　　　　　　(　)

　A. 明显扩张冠状血管　　　　B. 明显减慢心率　　　　　C. 增加心室容量

　D. 降低心肌耗氧量方面有协同作用

　E. 抑制心肌收缩力,使耗氧量降低

4. 硝酸酯类药物舒张血管的作用机制是　　　　　　　　　　　　　　（　　）

　A. 产生 NO,激活鸟苷酸环化酶,使细胞内 cGMP 升高

　B. 产生 NO,激活腺苷酸环化酶,使细胞内 cAMP 升高

　C. 抑制磷酸二酯酶

　D. 激动血管平滑肌上的 β_2 受体,使血管扩张

　E. 作用于平滑肌细胞的钾通道,使其开放

5. 下列关于硝酸甘油的叙述哪项是错误的　　　　　　　　　　　　　（　　）

　A. 硝酸甘油皮肤给药,透皮吸收较好

　B. 硝酸甘油口服给药吸收良好

　C. 硝酸甘油使用后可致搏动性头痛及眼压升高

　D. 大剂量给药可引起高铁血红蛋白血症

　E. 硝酸甘油有抑制血小板聚集和黏附作用

6. 变异型心绞痛患者不宜选用　　　　　　　　　　　　　　　　　　（　　）

　A. 硝苯地平　　B. 地尔硫䓬　　C. 维拉帕米　　D. 普萘洛尔　　E. 硝酸甘油

7. 硝酸甘油治疗心绞痛的不利因素是　　　　　　　　　　　　　　　（　　）

　A. 室壁张力降低　　　　　B. 心室容积缩小　　　　　C. 外周阻力下降

　D. 心脏体积缩小　　　　　E. 心率加快

8. 普萘洛尔治疗心绞痛的不利因素是　　　　　　　　　　　　　　　（　　）

　A. 降低心肌收缩力,增大心室容积　　　B. 降低心肌耗氧量

　C. 改善缺血区血流供应　　　　　　　　D. 增加冠脉灌流时间

　E. 减慢心率,延长舒张期

X 型题

9. 可用于治疗心绞痛的药物有　　　　　　　　　　　　　　　　　　（　　）

　A. 普萘洛尔　　　　　　　B. 异丙肾上腺素　　　　　C. 硝苯地平

　D. 硝酸甘油　　　　　　　E. 氢氯噻嗪

10. β 受体阻断药抗心绞痛的特点是　　　　　　　　　　　　　　　（　　）

　A. 增加缺血区供血　　　　B. 增加冠脉灌流时间　　　C. 减慢心率

　D. 降低心肌耗氧量　　　　E. 久用停药时不良反应小

11. 硝酸甘油与普萘洛尔合用治疗心绞痛的结果是　　　　　　　　　（　　）

　A. 协同降低心肌耗氧量　　B. 消除反射性心率加快　　C. 增加左室容积

　D. 减少硝酸甘油用量　　　E. 血压可能明显下降

12. 硝酸甘油的不良反应包括　　　　　　　　　　　　　　　　　　（　　）

　A. 搏动性头痛　　　　　　B. 颜面皮肤潮红　　　　　C. 心率加快

　D. 直立性低血压　　　　　E. 快速耐受性

13. 钙拮抗药抗心绞痛的作用机制是　　　　　　　　　　　　　　　（　　）

　A. 减慢心率　　　　　　　B. 扩张动脉血管　　　　　C. 抑制心肌收缩力

D. 增加冠脉流量　　　　E. 增加室壁张力

二、填空题

1. 用于抗心绞痛的药物主要有＿＿＿＿＿＿＿、＿＿＿＿＿＿＿和＿＿＿＿＿＿＿三类。

2. 在治疗心绞痛时,若将普萘洛尔与硝酸酯类合用能＿＿＿＿＿＿＿,同时普萘洛尔可对抗硝酸酯类引起的＿＿＿＿＿＿＿和＿＿＿＿＿＿＿,硝酸酯类可抑制普萘洛尔所致的＿＿＿＿＿＿＿和＿＿＿＿＿＿＿。

三、问答题

1. 试述硝酸酯类与β受体阻断药治疗心绞痛的机制。

2. 分析硝酸甘油和普萘洛尔合用治疗心绞痛的优点及机制,并指出合用时注意事项。

3. 试述钙拮抗药的抗心绞痛作用机制。

【参考答案】

一、选择题

1. D　2. D　3. D　4. A　5. B　6. D　7. E　8. A　9. ACD　10. ABCD
11. ABDE　12. ABCDE　13. ABCD

二、填空题

1. 硝酸酯类　β受体阻断药　钙通道阻滞剂

2. 协同降低耗氧量　心率加快　心肌收缩力增强　心室容积增大　冠状动脉收缩

三、问答题

1. (1)硝酸酯类作用机制:① 松弛血管平滑肌,减轻心脏前后负荷,降低耗氧量;② 扩张冠状动脉,增加缺血区的血液灌注;③ 降低左心室充盈压,增加心内膜供血,改善左心室顺应性;④ 保护缺血的心肌细胞,减轻缺血损伤。⑤ 不利因素:血压降低可引起反射性心率加快。(2)β受体阻断药作用机制:① β受体阻断→心率减慢→心收缩力减弱→心肌耗氧量降低;② 改善心肌缺血部位的供血:耗氧量降低→血液流向阻力低的缺血区;心率减慢→心舒期延长→血供时间充分;③ 不利因素:心收缩力减弱→心室容积增大。

2. (1)两药合用优点:协同降低耗氧量。(2)机制:β受体阻断药普萘洛尔可取消硝酸甘油所致的反射性心率加快及其伴随的心肌耗氧量增加;硝酸甘油可缩小普萘洛尔所致的心室扩大,抵消因室壁张力增高引起的心肌耗氧量增加。硝酸甘油还可扩张冠状动脉,抵消普萘洛尔因收缩冠状动脉所致的供氧量减少。(3)合用时注意事项:两药都有降压作用,合用时可导致降压作用过强,可能引起冠状动脉灌注不足。

3. (1)使心肌收缩力减弱,心率减慢,血管舒张,血压下降,减轻心脏负荷,降低心肌耗氧量。(2)扩张冠状血管,解除冠状动脉痉挛,增加冠状动脉血流量,改善缺血区的供血和供氧。(3)保护缺血的心肌细胞,防止心肌缺血时细胞内 Ca^{2+} 超负荷引起的 ATP 合成障碍。(4)抑制血小板聚集,防止动脉硬化斑块的破裂。

第十章 抗心力衰竭药

【学习提纲】

慢性心功能不全是由各种原因引起的最终导致心脏泵血功能下降，不能有效地将静脉回流的血液充分排出，以满足机体代谢所需的临床综合征，主要表现为动脉供血不足和静脉淤血现象，因常伴有显著的静脉系统充血状态，故亦称充血性心力衰竭。

目前，临床上治疗慢性心功能不全的药物主要有以下几类：① 强心苷类；② 非强心苷类正性肌力药；③ 作用于 β 受体的药物；④ 减负荷药，包括肾素-血管紧张素系统抑制剂、利尿药和血管舒张药。它们可通过加强心肌收缩力而增加心脏的排血或通过降低心脏前、后负荷而改善心脏功能，从而减轻或消除动脉供血不足和静脉淤血等症状。

强心苷类：常用药物有洋地黄毒苷、地高辛、毛花苷丙、毒毛花苷 K 等，它们的药理作用基本相似，仅因脂溶性不同而表现为体内过程的差异。强心苷类药物的主要作用是加强心肌收缩力，减慢心率，减慢房室传导，其正性肌力的作用机制目前认为主要是通过抑制心肌细胞膜上的 Na^+-K^+-ATP 酶，使 Na^+-K^+ 转运受阻，细胞内 Na^+ 增多，促使 Na^+-Ca^{2+} 双向交换机制增加，终使心肌内 Ca^{2+} 含量增多，从而使心肌收缩力加强。临床上主要用于治疗充血性心力衰竭，亦可治疗某些心律失常，如心房纤颤、心房扑动、阵发性室上性心动过速等。强心苷类药物安全范围小，易致中毒，中毒症状表现为胃肠道反应、中枢神经系统症状和各型心律失常，后者最为严重。补钾、选用利多卡因或苯妥英钠（快速型室性心律失常）、阿托品（缓慢型心律失常）、地高辛抗体 Fab 片段等是治疗强心苷类药物中毒的常用药物。

氨力农：通过抑制磷酸二酯酶，减少 cAMP 的降解，增加心肌和血管平滑肌内 cAMP 含量而分别产生正性肌力和舒张血管的作用。临床短期静脉给药可用于严重的充血性心力衰竭患者。同类药物还有米力农，其作用强于氨力农，且不良反应较少。

卡托普利：为血管紧张素 I 转化酶抑制剂，可抑制 Ang I 转化为 Ang II，从而减弱 Ang II 的血管收缩和促进醛固酮分泌的作用，并能抑制心肌和血管重构。此外，卡托普利还可抑制缓激肽的降解，使血中缓激肽含量增加，促进 NO 和 PGI_2 的生成，扩张血管，降低心脏前、后负荷。

氯沙坦：为血管紧张素 II 受体拮抗药，通过直接阻断 Ang II 与其受体的结合，发挥舒张血管、抑制醛固酮分泌、降低心脏负荷等作用。而且，由于其不影响缓激肽的降解，故没有卡托普利引起的刺激性干咳等症状。

氢氯噻嗪：排钠利尿，降低血容量。长期用药可使血管张力减弱，从而降低心脏前、后负荷，改善心功能。

【自测习题】

一、选择题

A 型题

1. 强心苷的适应证不包括下述哪一类 （　　）

A. 充血性心力衰竭　　　　B. 室性心动过速　　　　C. 阵发性室上性心动过速

D. 心房颤动　　　　　　　E. 心房扑动

2. 强心苷降低心房纤颤患者心室率的原因是 （　　）

A. 降低心室肌自律性　　　B. 改善心肌缺血状态　　　C. 降低心房自律性

D. 增加房室结传导　　　　E. 抑制房室传导

3. 强心苷中毒时出现室性心动过速，可选用 （　　）

A. 胺碘酮　　　　　　　　B. 苯妥英钠　　　　　　　C. 异丙肾上腺素

D. 奎尼丁　　　　　　　　E. 阿托品

4. 以下哪一项不属于血管扩张药治疗充血性心力衰竭的机制 （　　）

A. 舒张静脉,减少回心血量,降低心脏前负荷

B. 降低左心室舒张末压,进而缓解肺充血

C. 舒张小动脉,降低外周阻力,进而降低心脏后负荷

D. 增加心排血量,增加动脉供血

E. 直接抑制 Na^+-K^+-ATP 酶活性,增强迷走神经活性

5. 强心苷治疗心力衰竭的最主要作用是 （　　）

A. 正性肌力作用　　　　　B. 负性频率作用　　　　　C. 降低心房自律性

D. 缩短有效不应期　　　　E. 加快心房与心室肌的传导

6. 强心苷对下列何种疾病所致的心力衰竭疗效最好 （　　）

A. 甲亢　　　　　　　　　B. 严重贫血　　　　　　　C. 高血压

D. 维生素 B_1 缺乏　　　　E. 肺心病

7. 地高辛最常见、最早出现的心脏毒性反应是 （　　）

A. 阵发性室上性心动过速　B. 房室传导阻滞　　　　　C. 室性期前收缩

D. 室性心动过速　　　　　E. 心室颤动

8. 用于治疗充血性心力衰竭的磷酸二酯酶抑制剂是 （　　）

A. 维拉帕米　　B. 米力农　　　C. 卡托普利　　　D. 酚妥拉明　　　E. 哌唑嗪

9. 主要扩张静脉,降低心脏前负荷而用于治疗心力衰竭的药物是 （　　）

A. 肼屈嗪　　　B. 硝普钠　　　C. 硝酸甘油　　　D. 卡托普利　　　E. 哌唑嗪

10. 强心苷中毒引起的房室传导阻滞可选用 （　　）

A. 氯化钾　　　B. 地高辛抗体　C. 利多卡因　　　D. 氨茶碱　　　E. 异丙肾上腺素

X 型题

11. 可考虑用于治疗充血性心力衰竭的药物有 （　　）

A. 地高辛　　　　　　　　B. 氢氯噻嗪　　　　　　　C. 卡托普利

D. β 受体阻断药　　　　　E. β 受体激动药

12. 地高辛对心脏的作用有 （　　）

A. 增强心肌收缩力　　　　　　　　B. 延长房室结传导

C. 使衰竭心脏体积缩小　　　　　　D. 对衰竭心脏有正性频率作用

E. 缩短心房有效不应期

13. 地高辛临床应用于治疗 （　　）

A. 慢性充血性心力衰竭　　　　B. 心房纤颤　　　　C. 阵发性室上性心动过速

　　　　D. 阵发性室性心动过速　　　E. 心房扑动

14. 强心苷用于治疗心力衰竭是因为可以　　　　　　　　　　　　　（　　）

　　　　A. 增加心排血量　　　　　　B. 增加肾血流量　　　　　　C. 缩小已扩大的心脏

　　　　D. 增加回心血量　　　　　　E. 降低中心静脉压

15. 急性左心衰竭引起的心源性哮喘可用　　　　　　　　　　　　　（　　）

　　　　A. 异丙肾上腺素　　　　　　B. 毒毛花苷 K　　　　　　C. 氨茶碱

　　　　D. 吗啡　　　　　　　　　　E. 普萘洛尔

16. 诱发强心苷心脏毒性的因素有　　　　　　　　　　　　　　　（　　）

　　　　A. 低血钾　　　　　　　　　B. 低血镁　　　　　　　　C. 地高辛抗体 Fab 片段

　　　　D. 苯妥英钠　　　　　　　　E. 心肌缺氧

17. 强心苷中毒时的停药指征是　　　　　　　　　　　　　　　　（　　）

　　　　A. 便秘　　　　　　　　　　B. 剧烈呕吐　　　　　　　C. 色视

　　　　D. 室性期前收缩　　　　　　E. 窦性心动过缓（60 次/min 以下）

18. 非强心苷正性肌力药有　　　　　　　　　　　　　　　　　　（　　）

　　　　A. 米力农　　　B. 多巴酚丁胺　C. 普萘洛尔　　D. 维拉帕米　　E. 氢氯噻嗪

二、填空题

1. 治疗充血性心力衰竭可选用的药物有_____、_____

_____、_____、_____（选不同类型的药物）。

2. 强心苷过量引起的毒性反应可以表现在_____、_____和

_____三个方面。

3. 强心苷中毒的治疗,对轻度过速型心律失常可用_____,对于重度过速型心律失

常宜用_____,对房室传导阻滞可用_____治疗。

4. 强心苷在临床上可用于治疗_____、_____和_____

____等心律失常。

5. 强心苷治疗心房纤维性颤动的机制在于兴奋_____和减慢_____,从而使____

_____减慢。

三、问答题

1. 试述强心苷增强心肌收缩力的特点。

2. 目前用于治疗充血性心力衰竭的药物有哪几类? 其代表药有哪几种?

3. 试述强心苷治疗心房纤维性颤动的效果及原理。

4. 强心苷引起心脏毒性反应有哪些临床表现? 一旦出现心脏毒性反应应如何治疗?

【参考答案】

一、选择题

1. B　　2. E　　3. B　　4. E　　5. A　　6. C　　7. C　　8. B　　9. C　　10. B

11. ABCDE　12. ABCE　13. ABCE　14. ABCDE　15. BCD　16. ABE

17. BCDE　18. AB

二、填空题

1. 强心苷（地高辛）　血管紧张素Ⅰ转化酶抑制剂（卡托普利）　利尿药（氢氯噻嗪）β肾上腺素受体阻断药（卡维地洛）

2. 心脏反应　胃肠道反应　中枢神经系统反应

3. 氯化钾　苯妥英钠　阿托品

4. 心房颤动　心房扑动　阵发性室上性心动过速

5. 迷走神经　房室传导　心室率

三、问答题

1. (1)强心苷加快心肌纤维缩短速度，使心肌收缩敏捷，因此舒张期相对延长。(2)增加心排血量：强心苷对正常人和充血性心力衰竭(CHF)患者的心脏都有正性肌力作用，但只增加CHF患者的心排血量。这是因为强心苷对正常人还有收缩血管提高外周阻力的作用，因此限制了心排血量的增加；在CHF患者，强心苷通过反射作用降低交感神经活性，减弱血管收缩作用，故增加心排血量。(3)强心苷增强心肌收缩力可引起心肌耗氧量相对降低，反射性降低交感神经活性，组织血流量增加，从而改善CHF患者的症状。

2. (1)强心苷类：地高辛。(2)肾素-血管紧张素-醛固酮系统抑制剂：① 血管紧张素Ⅰ转化酶抑制剂：卡托普利；② 血管紧张素Ⅱ受体（AT₁）拮抗药：氯沙坦。(3)利尿药：氢氯噻嗪。(4)β受体阻断药：美托洛尔。(5)其他：① 扩血管药：硝普钠；② 钙通道阻滞剂：氨氯地平；③ 非苷类正性肌力药：米力农。

3. 房颤时，心房的过多冲动可能下传到心室，引起心室频率过快，妨碍心排血，导致严重循环障碍。强心苷的治疗目的不在于停止房颤，而是通过抑制房室传导，使较多冲动不能通过房室结下达心室，从而保护心室免受来自心房过多冲动的影响，减少心室频率。因此，用药后，多数患者的房颤并未停止，但循环障碍得以纠正。

4. (1)心脏毒性反应：① 室性期前收缩；② 室上性或室性心动过速；③ 房室传导阻滞（Ⅰ、Ⅱ、Ⅲ度）；④ 窦性心动过缓等。(2)治疗：快速型心律失常可用钾盐、苯妥英钠及利多卡因治疗；缓慢型心律失常可选用阿托品、异丙肾上腺素治疗；还可采用地高辛抗体Fab片段治疗。

第十一章　抗心律失常药

【学习提纲】

心律失常的发生可归为心肌兴奋冲动形成的异常和冲动传导的异常，前者主要表现为自律性增加和后除极现象，后者主要是形成折返。

抗心律失常药可通过抑制4相舒张期自动除极速度、提高阈电位、加大最大舒张电位负值、减少后除极和触发活动等方式降低自律性，也可通过加快或减慢传导、延长动作电位时程(APD)和有效不应期(ERP)、使邻近不均一的心肌细胞的有效不应期趋于均一化，从而终止或取消折返激动，发挥抗心律失常作用。

抗心律失常药的分类：根据作用机制的不同，可分为四大类，即Ⅰ类：钠通道阻滞剂，其中根据钠通道阻滞的程度不同，又可分为三个亚类：ⅠA类，适度阻滞钠通道，代表药为奎尼丁；ⅠB类，轻度阻滞钠通道，代表药为利多卡因；ⅠC类，重度阻滞钠通道，代表药为普罗帕酮。Ⅱ类，β受体阻断药，代表药为普萘洛尔。Ⅲ类，延长动作电位时程药，又称复极抑制剂，代表药为胺碘酮。Ⅳ类，钙通道阻滞剂，代表药为维拉帕米。

奎尼丁：抑制心肌细胞膜 Na^+、Ca^{2+} 内流和 K^+ 外流，抑制动作电位 0 相上升速度，降低普肯耶纤维、窦房结、房室结、心房肌和心室肌的自律性，减慢传导，延长 APD 和 ERP，且以延长 ERP 更为显著。属于广谱抗心律失常药，可用于治疗各种快速型心律失常，如心房颤动、心房扑动、室上性心动过速等。不良反应较多且严重，如金鸡纳反应、低血压、心动过缓或停搏，严重者可发生奎尼丁晕厥。

利多卡因：可抑制 Na^+ 内流，促进 K^+ 外流，降低普肯耶纤维的自律性，改善传导，缩短 APD 和 ERP，但缩短 APD 更为显著，故相对延长 ERP。临床主要用于治疗各种室性心动过速。

普罗帕酮：明显抑制 Na^+ 内流，降低普肯耶纤维和心肌细胞的 0 相除极速度和幅度，减慢传导，延长 APD 和 ERP；提高心肌细胞阈电位，降低自律性，另有较弱的 β 受体阻滞和钙通道阻滞作用。属于广谱抗心律失常药，可用于治疗各种快速型心律失常。不良反应有胃肠道刺激、窦性心动过缓、房室传导阻滞等。

普萘洛尔：阻断窦房结 β 受体，防止交感活动对 4 相除极和异位起搏的影响，降低自律性。在较大剂量时，抑制 0 相 Na^+ 内流，抑制房室结和普肯耶纤维，减慢传导速度，并延长 ERP，主要用于治疗室上性心动过速。

胺碘酮：阻滞钾、钠、钙通道，还可阻断 β 受体，从而降低窦房结和普肯耶纤维自律性，减慢房室结和普肯耶纤维的传导速度，显著延长心房和普肯耶纤维的 APD 和 ERP，为广谱抗心律失常药。不良反应较多且严重，如心功能不全、心律失常、肺纤维化、眼角膜微粒沉淀及甲状腺功能紊乱等。

维拉帕米：阻滞心肌细胞膜上的钙通道，使钙内流受阻，从而降低窦房结和房室结的自律性，减慢房室结传导，延长慢反应细胞的 ERP，主要用于室上性心律失常。不良反应表现为心脏抑制，因而不宜与 β 受体阻断药合用。

【自测习题】

一、选择题

A 型题

1. 抗心律失常药的基本电生理作用不包括　　　　　　　　　　　　　　　　　（　　）
    A. 降低自律性　　　　　　　　　　　B. 增加后除极与触发活动
    C. 延长复极时间　　　　　　　　　　D. 改变膜反应性而改变传导性
    E. 改变 ERP 和 APD 而减少折返激动
2. 利多卡因可用于治疗　　　　　　　　　　　　　　　　　　　　　　　　　（　　）
    A. 癫痫大发作　　　　　　B. 心力衰竭　　　　　　C. 高血压
    D. 室性心动过速　　　　　E. 阵发性室上性心动过速
3. 利多卡因治疗哪一种心律失常效果最好　　　　　　　　　　　　　　　　　（　　）

　　A. 心房扑动　　　　　　　B. 阵发性室上性心动过速　C. 室性心动过速

　　D. 窦性心动过缓　　　　　E. 房室传导阻滞

4. 对急性心肌梗死引起的室性心动过速首选　　　　　　　　　　　（　　）

　　A. 奎尼丁　　　B. 维拉帕米　　C. 普萘洛尔　　D. 利多卡因　　E. 胺碘酮

5. 下述哪一种药物可以治疗交感神经兴奋所致的心动过速　　　　　（　　）

　　A. 利多卡因　　B. 苯妥英钠　　C. 普鲁卡因胺　D. 普萘洛尔　　E. 奎尼丁

6. 继发于甲状腺功能亢进的心律失常,应选用哪一种药物治疗　　　（　　）

　　A. 维拉帕米　　B. 普萘洛尔　　C. 地高辛　　　D. 利多卡因　　E. 美西律

7. 胺碘酮是一种　　　　　　　　　　　　　　　　　　　　　　　（　　）

　　A. 钠通道阻滞剂　　　　　　B. 促钾外流药　　　　　　C. β受体阻断药

　　D. 钙通道阻滞剂　　　　　　E. 选择性延长复极的药物

8. 能够抑制心肌后除极所致触发活动的药物是　　　　　　　　　　（　　）

　　A. 地高辛　　　B. 肾上腺素　　C. 阿托品　　　D. 硝苯地平　　E. 维拉帕米

9. 用于治疗阵发性室上性心动过速的最佳药物是　　　　　　　　　（　　）

　　A. 奎尼丁　　　B. 苯妥英钠　　C. 维拉帕米　　D. 普鲁卡因胺　E. 利多卡因

X 型题

10. 不同的抗心律失常药消除心脏折返激动的可能方式是　　　　　（　　）

　　A. 缩短 APD ＞ 缩短 ERP　　　　　B. 延长 ERP ＞ 延长 APD

　　C. 增加膜反应性　　　　D. 降低膜反应性　　　　E. 复极的均一化

11. 奎尼丁的特点有　　　　　　　　　　　　　　　　　　　　　（　　）

　　A. 可适度阻滞钠通道　　　　　　B. 可提高普肯耶纤维自律性

　　C. 可延长不应期　　　　　　　　D. 仅用于治疗心房纤颤

　　E. 使用不当,可致心律失常

12. 利多卡因对心脏的作用是　　　　　　　　　　　　　　　　　（　　）

　　A. 降低窦房结自律性　　　　B. 抑制 Na^+ 内流　　　　C. 促进 K^+ 外流

　　D. 主要对普肯耶纤维有作用　　　　E. 延长心室肌的动作电位时间

13. 胺碘酮的作用有　　　　　　　　　　　　　　　　　　　　　（　　）

　　A. 阻断心肌细胞膜钾通道　　　　B. 开放心肌细胞膜钾通道

　　C. 阻断心肌细胞膜钠通道　　　　D. 阻断心肌细胞膜钙通道

　　E. 以上都不是

14. 对心房扑动和心房纤颤患者,下述哪些药物可用于控制其心室率　（　　）

　　A. 地高辛　　　B. 硝苯地平　　C. 普萘洛尔　　D. 利多卡因　　E. 苯妥英钠

15. 治疗心房纤颤,可选用的药物有　　　　　　　　　　　　　　　（　　）

　　A. 地高辛　　　B. 胺碘酮　　　C. 利多卡因　　D. 普萘洛尔　　E. 奎尼丁

16. 治疗强心苷引起快速型心律失常宜选用　　　　　　　　　　　（　　）

　　A. 山莨菪碱　　B. 利多卡因　　C. 氯化钾　　　D. 酚妥拉明　　E. 苯妥英钠

17. 治疗缓慢型心律失常可选用　　　　　　　　　　　　　　　　（　　）

　　A. 普萘洛尔　　B. 毒毛花苷 K　　C. 奎尼丁　　　D. 阿托品　　　E. 异丙肾上腺素

18. 硝苯地平有以下方面的临床应用　　　　　　　　　　　　　　（　　）

　　A. 治疗心绞痛　　　　　B. 治疗轻、中度高血压　　C. 治疗肥厚性心肌病

　　D. 预防偏头痛　　　　　E. 治疗阵发性室性心动过速作为首选

19. 剂量过大可能造成心律失常的药物有　　　　　　　　　　　　　　　（　　）

　　A. 肾上腺素　　B. 异丙肾上腺素　　C. 奎尼丁　　D. 利多卡因　　E. 胺碘酮

20. 下述哪些药物可引起全身红斑狼疮样综合征　　　　　　　　　　　（　　）

　　A. 利多卡因　　B. 普鲁卡因胺　　C. 奎尼丁　　D. 肼屈嗪　　　E. 氯丙嗪

二、填空题

1. 根据电生理效应及作用机制,治疗快速型心律失常药可分为＿＿＿＿＿＿＿＿、

＿＿＿＿＿＿＿＿＿＿＿、＿＿＿＿＿＿＿＿＿和＿＿＿＿＿＿＿＿＿四大类。

2. Ⅰ类抗心律失常药中 A、B、C 三个亚类的代表药分别是＿＿＿＿＿＿、＿＿＿＿＿、

＿＿＿＿＿。

3. 心房纤颤可用＿＿＿＿＿＿恢复和维持窦性心率;急性心肌梗死引起的严重室性心动过

速可用＿＿＿＿＿＿治疗。

4. 窦性心动过速宜选用＿＿＿＿＿＿治疗;强心苷中毒引起的缓慢型心律失常宜选用

＿＿＿＿＿＿治疗。

5. 早后除极发生在完全复极之前的＿＿＿＿相或＿＿＿＿相中,主要由＿＿＿＿增多所

引起;迟后除极多发生在完全复极的＿＿＿＿相中,是细胞内＿＿＿＿过多,诱发＿＿＿＿短

暂内流所致。

三、问答题

1. 简述抗心律失常药对心脏基本作用机制。

2. 抗心律失常药降低心肌细胞自律性的机制是什么?

3. 试述抗快速型抗心律失常药物的分类,并写出每类的代表性药物。

【参考答案】

一、选择题

1. B　　2. D　　3. C　　4. D　　5. D　　6. B　　7. E　　8. E　　9. C　　10. ABCDE

11. ACE　12. BCD　13. ACD　14. AC　15. ABDE　16. BCE　17. DE　18. ABC

19. ABCDE　20. BD

二、填空题

1. 钠通道阻滞剂　β肾上腺素受体阻断药　延长动作电位时程药　钙通道阻滞剂

2. 奎尼丁　利多卡因　普罗帕酮

3. 奎尼丁　利多卡因

4. 普萘洛尔　阿托品

5. 2　3　Ca^{2+} 内流　4　Ca^{2+}　Na^+

三、问答题

1. ①降低自律性:抑制快反应细胞 4 相 Na^+ 内流,或抑制慢反应细胞 4 相 Ca^{2+} 内流,或促进 K^+ 外流。②减少后除极与触发活动:抑制 Ca^{2+} 及 Na^+ 内流。③改变膜反应性而改变传

导性,增强或减弱膜反应性都有利于取消折返激动。④延长不应期,可终止及防止折返的发生。

2. ①抑制快反应细胞 4 相 Na^+ 内流,降低 4 相斜率。②抑制慢反应细胞 Ca^{2+} 内流。③增大最大舒张电位绝对值,使其远离阈电位。④提高阈电位。⑤延长 APD。

3. ①Ⅰ类:钠通道阻滞剂,又分为:ⅠA 类:适度阻滞钠通道,代表药为奎尼丁;ⅠB 类:轻度阻滞钠通道,代表药为利多卡因;ⅠC 类:明显阻滞钠通道,代表药为普罗帕酮。②Ⅱ类:β 肾上腺素受体阻断药,代表药为普萘洛尔。③Ⅲ类:选择性延长复极的药物,代表药为胺碘酮。④Ⅳ类:钙通道阻滞剂,代表药为维拉帕米。

第十二章　调血脂药与抗动脉粥样硬化药

【学习提纲】

动脉粥样硬化(AS)是冠心病、心肌梗死等疾病的主要病理基础。AS 的病因尚未完全阐明,目前认为与血脂紊乱、血管内皮损伤、血小板聚集、血黏度增加、自由基增加等有关。常用的药物有:① 调血脂药,如羟甲基戊二酰辅酶 A(HMG-CoA)还原酶抑制剂,胆汁螯合剂、苯氧酸类和烟酸等;② 抗氧化药,如维生素 E;③ 多烯脂肪酸类;④ 黏多糖和多糖类(动脉内皮保护药)。

HMG-CoA 还原酶抑制剂:如洛伐他汀,主要通过抑制肝脏合成 TC 的限速酶——HMG-CoA 还原酶活性,使肝内 TC 合成减少,从而引起肝脏 LDL 受体表达增强,促使血浆中大量 LDL 转运入肝,降低血浆 LDL、TC、TG 含量。主要用于各型原发性和继发性高胆固醇血症。不良反应较轻。

胆汁螯合剂:主要有考来烯胺、考来替泊等,口服不易吸收,在肠道可与胆汁酸结合形成络合物,随粪便排出,从而中断胆汁酸的肝肠循环。促使肝脏 TC 向胆汁酸转化,进而降低 LDL 和 TC 浓度。主要用于Ⅱa 型高脂蛋白血症。对纯合子家族性高胆固醇血症无效。多见胃肠道反应。

苯氧酸类:如苯扎贝特,口服后可显著降低血浆 TC、VLDL 含量和升高 HDL,并有抗血小板聚集,降低血黏度等作用。临床主要用于以 VLDL 升高为主的高 TG 血症,对Ⅲ型高脂蛋白血症和混合型高脂蛋白血症也有较好的疗效。

烟酸:可通过抑制肝 TG 的产生和 VLDL 的分泌而降低血浆 VLDL、TG、LDL、TC 浓度,同时升高 HDL 水平。烟酸为广谱降血脂药,除Ⅰ型外的各型高脂血症均有效。

抗氧化药:如普罗布考,能降低血浆 TC 和 LDL 水平,同时具有较强的抗氧化作用,可降低血浆氧自由基浓度,阻断脂质过氧化,减少脂质过氧化物的产生及其引起的单核细胞黏附和迁移。主要与其他调血脂药合用治疗高胆固醇血症。

【自测习题】

一、选择题

A 型题

1. HMGCoA 还原酶抑制剂的主要作用是　　　　　　　　　　　　　　　　　　　　(　　)

A. 降低血浆 LDL-C 水平　B. 抑制凝血酶　　　C. 降低血浆 HDL 水平

D. 降低血浆 TC 水平　　E. 降低血浆 TG 水平

2. 血浆中哪种脂蛋白增高可降低动脉粥样硬化的形成　　　　　　　　（　　）

A. 高密度脂蛋白（HDL）　B. 乳糜微粒（CM）　　C. 低密度脂蛋白（LDL）

D. 中间密度脂蛋白（IDL）　E. 极低密度脂蛋白（VLDL）

3. 治疗杂合子家族性高胆固醇血症应选用　　　　　　　　　　　　　（　　）

A. 考来替泊　B. 苯扎贝特　C. 洛伐他丁　D. 普罗布考　E. 硫酸软骨素 A

4. 下列何药属于广谱调血脂药　　　　　　　　　　　　　　　　　　（　　）

A. 考来替泊　B. 苯扎贝特　　C. 洛伐他丁　D. 普罗布考　E. 烟酸

5. 能中断胆汁酸肝肠循环的药物是　　　　　　　　　　　　　　　　（　　）

A. 考来烯胺　B. 苯扎贝特　C. 洛伐他丁　D. 普罗布考　E. 烟酸

X 型题

6. 洛伐他汀的药理作用包括　　　　　　　　　　　　　　　　　　　（　　）

A. 抑制 HMG-CoA 还原酶　　　　　　B. 降低血浆 HDL-C 水平

C. 降低血浆 LDL-C 水平　　　　　　　D. 降低血浆 TC 水平

E. 抑制血管平滑肌增殖,防止动脉粥样硬化的发生和发展

7. 他汀类药物的降血脂特点是　　　　　　　　　　　　　　　　　　（　　）

A. 抑制 HMG-CoA 还原酶的活性　B. 肝脏胆固醇合成明显减少

C. VLDL 合成减少　　　　　　　　D. 血浆 LDL-C 水平降低

E. HDL-C 轻度升高

8. 烟酸的主要不良反应包括　　　　　　　　　　　　　　　　　　　（　　）

A. 皮肤潮红、瘙痒　　　　B. 胃肠道刺激症状　　　C. 血糖升高

D. 尿酸增加　　　　　　　E. 高氯性酸血症

二、填空题

1. 他汀类抗动脉粥样硬化药物对_____和_____的疗效较为显著。

2. 能降低甘油三酯的抗动脉粥样硬化药物有_____、_____和_____等。

三、问答题

1. 试述药物抗动脉粥样硬化作用的机制。

2. 考来烯胺是如何发挥降血脂作用的?

【参考答案】

一、选择题

1. A　2. A　3. C　4. E　5. A　6. ABCE　7. ABCDE　8. ABCD

二、填空题

1. 杂合子家族性高胆固醇血症　原发性高胆固醇血症

2. 他汀类　苯氧酸类　烟酸

三、问答题

1. ① 防止血管损伤;② 抑制血小板聚集;③ 抑制 HMG-CoA 还原酶的活性,降低血浆 LDL、TC、TG 含量;④ 增加 HDL-C 水平;⑤ 在肠道可与胆汁酸结合形成络合物,随粪便排出,从而中断胆汁酸的肝肠循环;⑥抗氧化,降低血浆氧自由基浓度,清除自由基。

2. 口服后在胃肠道不易吸收,在肠道与胆汁酸形成络合物随粪便排出,故阻断胆汁酸重吸收,中断其肝肠循环。由于胆汁酸减少,激活了胆固醇向胆汁酸转化的限速酶(7-α-羟化酶),促进胆固醇转变为胆汁酸。随着肝胆固醇的减少,代偿性肝细胞表面 LDL 受体增多,促进血浆中 LDL 向肝脏转移,致使血浆 LDL-C 和 TC 水平下降。

第十三章　利尿药

【学习提纲】

利尿药是一类直接作用于肾脏,促进水和电解质从体内排出,增加尿量的药物。临床上用于各种原因引起的水肿,也用于高血压、充血性心力衰竭等非水肿性疾病的治疗。利尿药按其作用部位和强弱分为三类:① 高效利尿药,如呋塞米;② 中效利尿药,如氢氯噻嗪;③ 弱效利尿药,如螺内酯。

呋塞米:作用于髓袢升支粗段,能特异性地抑制 Na^+-K^+-$2Cl^-$ 共同转运系统,抑制 NaCl 重吸收,既影响尿液的稀释过程,又影响尿液的浓缩过程,利尿作用迅速而强大。用于治疗各型严重水肿,预防急性肾功能衰竭以及加速毒物的排泄。不良反应较多且严重,主要表现为水和电解质紊乱,如低血钾、低血钠、低氯性碱中毒等,还可引起耳毒性和高尿酸血症。

氢氯噻嗪:为噻嗪类中效利尿药,主要作用于远曲小管始端,抑制 Na^+、Cl^- 同向转运系统,减少 NaCl 和水的重吸收。用于轻、中度水肿、高血压及尿崩症的治疗。可引起低血钠、低血钾、高尿酸血症、高脂血症和高血糖。

螺内酯:化学结构与醛固酮相似,可竞争性地与醛固酮受体结合,拮抗醛固酮的排钾保钠作用。临床主要用于醛固酮增多的水肿患者,如肝硬化腹水、充血性心力衰竭和肾病综合征。不良反应主要表现为高血钾和性激素样反应。

阿米洛利和氨苯蝶啶:两药均能阻断远曲小管末端和集合管腔膜上的 Na^+ 通道,减少 Na^+ 的重吸收,抑制 K^+-Na^+ 交换,使 Na^+ 和水排出增加而产生弱的利尿作用。可引起血钾升高。

【自测习题】

一、选择题

A 型题

1. 呋塞米没有下列哪一项作用　　　　　　　　　　　　　　　　　　　(　　)

　　A. 利尿作用强而且迅速　　　　　　　　B. 提高血浆尿酸浓度

　　C. 对左心衰竭肺水肿患者有效

　　D. 抑制髓袢升支粗段髓质部和皮质部对 NaCl 的再吸收

E. 抑制近曲小管 Na^+、K^+ 重吸收

2. 下列哪一种药物与呋塞米合用可增强耳毒性　　　　　　　　（　　）

　　A. 链霉素　　　B. 四环素　　　C. 氯霉素　　　D. 氨苄西林　　　E. 头孢他啶

3. 氢氯噻嗪的作用部位是　　　　　　　　　　　　　　　　　　（　　）

　　A. 近曲小管　　　　　　　B. 髓袢升支粗段髓质部　　　C. 远曲小管始端

　　D. 肾小球　　　　　　　　E. 集合管

4. 伴有糖尿病的水肿患者,不宜选用哪一种利尿药　　　　　　　（　　）

　　A. 呋塞米　　　B. 氢氯噻嗪　　C. 氨苯蝶啶　　D. 螺内酯　　　E. 乙酰唑胺

5. 螺内酯的利尿特点之一是　　　　　　　　　　　　　　　　　（　　）

　　A. 利尿作用快而强　　　　　　　B. 作用部位在近曲小管

　　C. 可明显降低血钾水平　　　　　D. 作用部位主要在远曲小管远端和集合管

　　E. 作用部位在髓袢升支粗段髓质部

6. 竞争拮抗醛固酮作用而利尿的药物是　　　　　　　　　　　　（　　）

　　A. 呋塞米　　　B. 螺内酯　　　C. 甘露醇　　　D. 氢氯噻嗪　　E. 普萘洛尔

7. 治疗醛固酮增多的水肿患者,最合理的联合用药是　　　　　　（　　）

　　A. 呋塞米+依他尼酸　　　B. 氢氯噻嗪+氨苯蝶啶　　　C. 氨苯蝶啶+螺内酯

　　D. 呋塞米+氢氯噻嗪　　　E. 氢氯噻嗪+螺内酯

8. 治疗脑水肿最宜应用　　　　　　　　　　　　　　　　　　　（　　）

　　A. 呋塞米　　　B. 螺内酯　　　C. 甘露醇　　　D. 氢氯噻嗪　　E. 普萘洛尔

X 型题

9. 呋塞米可使尿中　　　　　　　　　　　　　　　　　　　　　（　　）

　　A. 排钾增多　　B. 排钠增多　　C. 排氯增多　　D. 排钙增多　　E. 排尿酸增多

10. 关于氢氯噻嗪,下述哪些叙述是正确的　　　　　　　　　　　（　　）

　　A. 能抑制远曲小管始端对 Na^+ 和 Cl^- 的重吸收

　　B. 具有降压作用　　　　　　　　C. 可治疗急性肾功能衰竭

　　D. 可引起高血糖、高脂血症　　　E. 可用于治疗尿崩症

11. 氢氯噻嗪可引起　　　　　　　　　　　　　　　　　　　　　（　　）

　　A. 听力损害　　B. 血尿素氮增高　　C. 低血钾　　D. 高血糖　　E. 高尿酸血症

12. 具有留钾作用的利尿药是　　　　　　　　　　　　　　　　　（　　）

　　A. 氢氯噻嗪　　B. 布美他尼　　C. 呋塞米　　　D. 氨苯蝶啶　　E. 螺内酯

13. 不宜与氨基苷类抗生素合用的利尿药是　　　　　　　　　　　（　　）

　　A. 呋塞米　　　B. 氨苯蝶啶　　C. 氢氯噻嗪　　D. 螺内酯　　　E. 布美他尼

14. 甘露醇可用于　　　　　　　　　　　　　　　　　　　　　　（　　）

　　A. 脑水肿　　　　　　　　B. 青光眼手术前　　　　　　　C. 并发肺水肿的心力衰竭

　　D. 预防急性肾功能衰竭　　E. 尿崩症

二、填空题

1. 强效利尿药呋塞米的作用部位在_____,中效利尿药氢氯噻嗪的作用部位在_____,弱效利尿药螺内酯的作用部位在_____。

2. 常用高效利尿药有＿＿＿＿＿＿＿＿，中效利尿药常用＿＿＿＿＿＿＿＿＿，弱效利尿药有＿＿＿＿＿＿＿＿等。

3. 噻嗪类利尿药除用于消除水肿外，尚可用于治疗＿＿＿＿＿＿＿和＿＿＿＿＿＿＿。

三、问答题

1. 简述呋塞米的利尿作用机制、临床应用及不良反应。

2. 简述氢氯噻嗪的临床应用及不良反应。

【参考答案】

一、选择题

1. E　2. A　3. C　4. B　5. D　6. B　7. E　8. C　9. ABCD　10. ABDE
11. BCDE　12. DE　13. AE　14. ABD

二、填空题

1. 髓袢升支粗段髓质部和皮质部　远曲小管近端　远曲小管及集合管
2. 呋塞米　氢氯噻嗪　螺内酯
3. 高血压　尿崩症

三、问答题

1. 利尿作用机制：抑制肾小管髓袢升支粗段髓质部与皮质部氯化钠的再吸收，因而干扰其稀释机制与浓缩机制，排出大量近于等渗的尿液。

临床应用：① 治疗各种水肿，包括心、肝、肾水肿，特别是其他利尿药无效的严重水肿；② 急性肺水肿与脑水肿；③ 预防肾功能衰竭与治疗急性肾功能衰竭早期（少尿期）；④ 加速毒物排泄，对某些药物中毒起辅助治疗作用；⑤ 充血性心力衰竭。

不良反应：① 水与电解质紊乱，如低血容量、低血钾、低血钠、低氯性碱血症等；② 耳毒性，表现为耳鸣、听力减退或暂时性耳聋；③ 高尿酸血症；④ 胃肠道反应，如恶心、呕吐、胃肠出血等。

2. 临床应用：① 轻、中度水肿；② 充血性心力衰竭；③ 高血压；④ 尿崩症。

不良反应：① 电解质紊乱，如低血钾等；② 代谢变化，导致高血糖和高脂血症；③ 高尿酸血症等。

第十四章　中枢神经系统药理概论

【学习提纲】

中枢神经系统的递质主要有乙酰胆碱、去甲肾上腺素、多巴胺、5-羟色胺、谷氨酸、γ-氨基丁酸、神经肽等。

乙酰胆碱是最早被鉴定的中枢神经递质，在脊髓前角发出的运动神经、脑干网状上行激活系统、边缘系统和大脑皮质等均有分布，与运动、学习记忆、警觉及内脏活动等生理功能有关。在中枢神经系统，胆碱能神经元集中分布于基底前脑、纹状体、脑干和脊髓的运动神经元。目前认为,阿尔茨海默病与中枢胆碱能神经功能障碍有关,可用胆碱能增强药治疗。帕金森病则与纹状体多巴胺和乙酰胆碱两种递质的失衡有关,可用抗胆碱药治疗。

去甲肾上腺素能神经元主要分布于脑桥及延髓的网状结构,可能与睡眠-觉醒、注意力、学习记忆、体温降低、摄食行为、镇痛、心血管调节和情绪状态等多种神经精神功能有关。脑内去甲肾上腺素系统异常与抑郁症、焦虑症(特别是吗啡戒断时严重的焦虑症状)、注意力缺乏、多动症,以及阿片戒断症状等密切相关。

中枢多巴胺能神经元集中分布于黑质-纹状体通路、中脑-皮质通路、中脑-边缘通路和下丘脑的结节-漏斗系统。震颤麻痹、精神分裂症、抑郁症、药物依赖性等精神性疾病分别与上述通路的多巴胺能神经功能异常有关。

脑内 5-羟色胺能神经元集中分布于脑干的中缝核群以及低位脑干网质区。中枢神经系统 5-羟色胺功能异常可能与厌食、紧张、偏头痛、抑郁症、精神分裂、癫痫、帕金森病、阿尔茨海默病等多种神经精神疾病有关。

γ-氨基丁酸(GABA)是中枢主要的抑制性递质,GABA 能神经功能不足与惊厥、癫痫、帕金森病等有关,提高中枢神经 GABA 含量可产生抗焦虑、催眠、抗惊厥、中枢性肌肉松弛和全身麻醉等作用。

【自测习题】

一、填空题

1. 在中枢神经系统,胆碱能神经元集中分布于＿＿＿＿＿＿、＿＿＿＿＿＿和＿＿＿＿＿＿＿＿＿＿＿＿＿＿＿＿＿＿＿＿等区域。

2. γ-氨基丁酸为中枢主要的＿＿＿＿＿＿神经递质,增强 GABA 能神经功能可产生＿＿＿＿＿＿、＿＿＿＿＿＿和＿＿＿＿等作用。

3. 中枢神经系统的递质主要有＿＿＿＿＿＿、＿＿＿＿＿＿、＿＿＿＿和＿＿＿＿等。

二、问答题

1. 中枢多巴胺能神经元主要存在于哪些部位? 若出现异常可能会产生哪些疾病?

【参考答案】

一、填空题

1. 基底前脑　纹状体　脑干和脊髓的运动神经元
2. 抑制性　抗焦虑　催眠　抗惊厥
3. 乙酰胆碱　去甲肾上腺素　多巴胺　5-羟色胺

二、问答题

1. 中枢多巴胺(DA)能神经元集中分布于黑质-纹状体通路、中脑-皮质通路、中脑-边缘通路和下丘脑的结节-漏斗系统。黑质-纹状体通路的 DA 能神经元变性可能产生帕金森病、震颤麻痹;中脑-皮质通路和中脑-边缘通路的 DA 能神经元异常可能发生精神分裂症、抑郁症、药物依赖性等精神性疾病;下丘脑的结节-漏斗系统的 DA 能神经元异常可引起下丘脑和垂体前叶某些激素的分泌异常。

第十五章　全身麻醉药

【学习提纲】

全身麻醉药是一类能抑制中枢神经系统功能的药物,使意识、感觉和反射暂时消失,骨骼肌松弛,主要用于外科手术前麻醉。全身麻醉药分为吸入性麻醉药和静脉麻醉药。

吸入性全麻药是一类挥发性液体或气体,吸收后发生由浅入深的麻醉。常用药物有恩氟烷、异氟烷、七氟烷、地氟烷及氧化亚氮等。

静脉麻醉药经静脉注射后到达脑内即产生麻醉,起效快,诱导期不明显。主要药物有硫喷妥钠,其脂溶性高,起效快,维持时间短,镇痛效果差,肌松弛不完全,主要用于诱导麻醉、基础麻醉等。氯胺酮阻断谷氨酸 NMDA 受体,可阻断痛觉传导,同时又兴奋脑干及边缘系统,有分离麻醉现象,对心血管具有明显的兴奋作用,主要用于体表小手术。

临床手术时往往采取联合用药的方式即复合麻醉,以达到更好的效果,主要有麻醉前给药、基础麻醉、诱导麻醉、低温麻醉、控制性降压和神经安定镇痛术等。

【自测习题】

一、选择题

A 型题

1. 具有分离麻醉现象的全麻药是 （　　）

　　A. 氯胺酮　　　　B. 硫喷妥钠　　　C. 氧化亚氮　　　D. 地氟烷　　　　E. 依托咪酯

2. 以下哪些情况适宜用硫喷妥钠麻醉 （　　）

　　A. 肝功能损害患者　　　　B. 支气管哮喘患者　　　　C. 喉头痉挛患者

　　D. 作为麻醉前给药　　　　E. 短时小手术麻醉

3. 应用硫喷妥钠静脉麻醉的最大缺点是 （　　）

　　A. 麻醉深度不够　　　　　B. 兴奋期长　　　　　　　C. 易引起缺氧

　　D. 易产生呼吸抑制　　　　E. 易引起心律失常

4. 关于氧化亚氮的叙述错误的是 （　　）

　　A. 麻醉效能很低　　　　　B. 对肝肾毒性小　　　　　C. 镇痛作用较差

　　D. 诱导期短　　　　　　　E. 停药后苏醒较快

X 型题

5. 麻醉前给予不同药物有以下目的 （　　）

　　A. 提高麻醉镇痛效果　　　B. 减少麻醉药用量　　　　C. 防止吸入性肺炎

　　D. 镇静消除紧张情绪　　　E. 达到满意的肌松效果

6. 硫喷妥钠静脉麻醉的特点有 （　　）

　　A. 肌松效果好　　　　　　B. 镇痛作用弱　　　　　　C. 麻醉作用迅速无兴奋期

　　D. 对呼吸有明显抑制作用　E. 易诱发喉头和支气管痉挛

7. 常用的复合麻醉方法是 （　　）

　　A. 麻醉前给药　　B. 合用肌松药　　C. 基础麻醉　　D. 诱导麻醉　　E. 低温麻醉

二、问答题

1. 何谓分离麻醉和复合麻醉？

2. 什么是麻醉前给药、基础麻醉和诱导麻醉？可选择哪些药物？

【参考答案】

一、选择题

1. A　2. E　3. D　4. C　5. ABCDE　6. BCDE　7. ABCDE

二、问答题

1. 氯胺酮可抑制丘脑和新皮质系统，选择性阻断痛觉冲动的传导，同时又能兴奋脑干及边缘系统，使用过程中可引起意识模糊，短时记忆缺失，痛觉完全消失，梦幻和肌张力增加等，这种意识和感觉的分离状态称为分离麻醉。

复合麻醉是指同时或先后应用两种以上的麻醉药物或其他辅助药物，减轻患者的紧张情绪及克服全麻药的诱导期长和骨骼肌松弛不完全等缺点。

2. 麻醉前给药是指患者进入手术室前应用药物，以缓解紧张情绪或减轻因吸入全麻药所致的支气管腺体分泌增加，保持呼吸道通畅，可选择苯巴比妥、地西泮、东莨菪碱、阿托品及阿片类镇痛药等。基础麻醉是指对于过度紧张或不合作患者进入手术室前先用大剂量催眠药，使患者进入深睡状态，或肌注硫喷妥钠，使患者进入浅麻醉状态，进手术室后再用吸入性全麻药。诱导麻醉是指用诱导期短的硫喷妥钠或氧化亚氮，使患者迅速进入外科麻醉期，避免诱导期长的不良反应，最后改用其他药物维持麻醉。

第十六章　镇静催眠药

【学习提纲】

镇静催眠药是一类中枢神经系统抑制剂，该类药物按化学结构分为苯二氮䓬类、巴比妥类和其他镇静催眠药。

苯二氮䓬类(BZ)口服吸收快而完全，主要经肝药酶代谢，代谢产物有活性。该类药物具有抗焦虑、镇静催眠、抗惊厥、抗癫痫和中枢性肌肉松弛等药理作用，临床主要用于焦虑症、失眠症、癫痫及惊厥的治疗。其中，地西泮是目前治疗癫痫持续状态的首选药。另外，由于该类药物具有对快波睡眠影响小、治疗指数高、安全范围大、不影响其他药物的代谢、不易产生耐受性和依赖性以及后遗效应较小等优点，在治疗失眠症方面已取代巴比妥类药物。

苯二氮䓬类药物的作用机制与脑内 $GABA_A$ 受体有关，BZ 与 $GABA_A$ 受体结合后，易化 $GABA_A$ 受体，促进 GABA 诱导的 Cl^- 内流，增加 GABA 控制的 Cl^- 通道的开放频率，从而加强 GABA 对神经系统的抑制效应。

BZ 的不良反应主要有眩晕、困倦、头昏、乏力和精细运动不协调等后遗效应，大剂量可致共济失调、昏迷和呼吸抑制。长期服用该类药物可产生耐受性和依赖性。氟马西尼可拮抗 BZ 的过量中毒。

巴比妥类药物是一类弱酸性药物,按作用维持时间可分为长效、中效、短效和超短效。巴比妥类药物的体内过程与其脂溶性密切有关,脂溶性高的药物如硫喷妥钠,静脉注射后立即起效;脂溶性低的药物如苯巴比妥进入脑组织较慢,故起效慢。主要经肝代谢的巴比妥类如戊巴比妥和硫喷妥钠,作用时间短;部分经肝代谢和肾排泄的巴比妥类如苯巴比妥,经肾排泄时部分可被肾小管重吸收,故作用时间长。

巴比妥类药物随剂量由小到大,依次表现为镇静、催眠、抗惊厥和麻醉等中枢抑制作用。由于该类药物可缩短快波睡眠,引起非生理性睡眠,并诱导肝药酶活性,易产生耐受性和依赖性等,已不作为镇静催眠药常规使用,可用于抗惊厥、抗癫痫、静脉麻醉和麻醉前给药。该类药物的作用机制主要通过激动 $GABA_A$ 受体,增加 Cl^- 内流,在无 GABA 时也能直接增加 Cl^- 内流,可以延长 Cl^- 通道的开放时间而增加 Cl^- 内流。

巴比妥类药物的不良反应有困倦、头昏、嗜睡等后遗效应,中等剂量可轻度抑制呼吸中枢。长期应用易产生耐受性和依赖性。急性中毒可采用催吐、洗胃、导泻和呼吸兴奋药等方式抢救,并碱化血液和尿液,促进药物排泄。

水合氯醛常用其 10% 口服液。该药在肝脏还原为中枢抑制作用更强的三氯乙醇,作用温和,不缩短快波睡眠时相。可用于顽固性失眠或对其他催眠药效果不佳者。大剂量抗惊厥,可用于子痫、破伤风和小儿高热等惊厥。对胃肠道有刺激性,消化性溃疡患者禁用。

【自测习题】

一、选择题

A 型题

1. 地西泮不具有下列哪一项作用　　　　　　　　　　　　　　　　　　　　　　　（　　）

　　A. 镇静、催眠作用　　　　　　B. 抗抑郁作用　　　　　　　C. 抗惊厥、抗癫痫作用

　　D. 抗焦虑作用　　　　　　　　E. 中枢性肌肉松弛作用

2. 地西泮抗焦虑的主要部位是　　　　　　　　　　　　　　　　　　　　　　　　（　　）

　　A. 中脑网状结构　　B. 纹状体　　　C. 下丘脑　　　D. 边缘系统　　　E. 大脑皮质

3. 与苯巴比妥比较,地西泮治疗失眠的优点是　　　　　　　　　　　　　　　　　（　　）

　　A. 易诱导入睡　　　　　　　　　　　B. 使睡眠持续时间延长

　　C. 停药后反跳性多梦现象少见　　　　D. 缩短快波睡眠时相

　　E. 缩短慢波睡眠时相

4. 下列有关地西泮的叙述,哪项是不正确的　　　　　　　　　　　　　　　　　　（　　）

　　A. 口服比肌注吸收迅速　　　　　　　B. 较大剂量可引起全身麻醉

　　C. 可用于治疗癫痫持续状态　　　　　D. 口服治疗量对呼吸及循环影响小

　　E. 代谢产物有活性

5. 苯巴比妥过量中毒,为了促进其排泄,应采取下列何种措施　　　　　　　　　　（　　）

　　A. 碱化尿液,使解离度增大,增加肾小管重吸收

　　B. 碱化尿液,使解离度减小,增加肾小管重吸收

  C. 碱化尿液,使解离度增大,减小肾小管重吸收

  D. 酸化尿液,使解离度增大,减小肾小管重吸收

  E. 酸化尿液,使解离度减小,增加肾小管重吸收

6. 下列有关水合氯醛的叙述,哪一项是正确的   ( )

  A. 不刺激胃黏膜   B. 缩短快波睡眠时相

  C. 可转化为作用更强的三氯乙醇   D. 无抗惊厥作用

  E. 仅用于口服

7. 水合氯醛不用于   ( )

  A. 溃疡病伴焦虑不安   B. 小儿高热惊厥   C. 顽固性失眠

  D. 破伤风惊厥   E. 子痫患者的烦躁、惊厥

8. 氟马西尼可以拮抗下列何药的作用   ( )

  A. 丙咪嗪   B. 地西泮   C. 水合氯醛   D. 苯巴比妥   E. 硫喷妥钠

X 型题

9. 通过影响 GABA 而引起中枢抑制作用的药物有   ( )

  A. 吗啡   B. 阿普唑仑   C. 苯巴比妥   D. 氯丙嗪   E. 地西泮

10. 地西泮的特点有   ( )

  A. 对精神分裂症无效   B. 可用作全身麻醉前给药

  C. 明显缩短快动眼睡眠时间   D. 有中枢性骨骼肌松弛作用

  E. 可以治疗癫痫持续状态

11. 地西泮可用于治疗   ( )

  A. 重症肌无力   B. 失眠   C. 癫痫持续状态

  D. 呼吸抑制   E. 惊厥

12. 巴比妥类药物的特点有   ( )

  A. 随剂量增加,出现镇静、催眠、抗惊厥、麻醉作用

  B. 可用于治疗癫痫   C. 容易产生依赖性

  D. 抑制呼吸中枢的作用轻微   E. 可诱导肝药酶

二、填空题

1. 地西泮的作用机制是在中枢神经与_____受体结合后,进而促进_____受体与配体结合而激活,继而使_____离子通道开放。

2. 地西泮主要促进中枢神经递质_____的神经效应,小于镇静剂量时即有良好的_____作用,久用可发生 _____。

3. 地西泮的药理作用包括_____、_____、_____及抗惊厥抗癫痫作用。

三、问答题

1. 简述地西泮的作用机制、药理作用及临床应用。

2. 在镇静催眠方面,地西泮取代巴比妥类药的主要理由是什么?

【参考答案】

一、选择题

1. B 2. D 3. C 4. B 5. C 6. C 7. A 8. B 9. BCE 10. ABDE 11. BCE 12. ABCE

二、填空题

1. 苯二氮䓬 GABA 氯
2. GABA 抗焦虑 依赖性
3. 抗焦虑 镇静催眠 中枢性肌肉松弛

三、问答题

1. 作用机制:地西泮能增强中枢抑制性神经递质 GABA 的神经传递功能和突触抑制效应。地西泮与其受体结合后,进而促进 GABA 与 $GABA_A$ 受体结合,从而使 Cl^- 通道开放的频率增加,使更多的 Cl^- 内流,产生中枢抑制效应。

药理作用和临床用途:① 抗焦虑作用:可用于治疗焦虑症。② 镇静催眠作用:可用于镇静、催眠和麻醉前给药。③ 抗惊厥、抗癫痫作用:可用于小儿高热惊厥及药物中毒性惊厥;静脉注射本药是治疗癫痫持续状态的首选措施。④ 中枢性肌肉松弛作用:可用以缓解多种由中枢神经病变引起的肌张力增强或由局部病变所致的肌肉痉挛(如腰肌劳损)。

2. ① 对快动眼睡眠时相无明显抑制,停药后反跳现象较轻,故减少噩梦发生;② 治疗指数高,对呼吸影响小,不引起麻醉,安全范围大;③ 对肝药酶几无诱导作用,不影响其他药物的代谢;④ 依赖性、后遗效应较轻。

第十七章 抗癫痫药与抗惊厥药

【学习提纲】

癫痫是一组以大脑神经元异常放电引起的短暂中枢神经系统功能失常为特征的慢性脑部疾病,抗癫痫药物通过阻滞病灶的异常放电或放电的扩散而发挥作用,常用的抗癫痫药物有苯妥英钠、苯巴比妥、卡马西平、丙戊酸钠和乙琥胺等。

苯妥英钠:口服吸收慢且不规则,需连服数日才开始出现疗效。具有抗癫痫、抗心律失常和抗外周神经痛等作用,临床上是治疗强直阵挛性发作的首选药,但对失神性发作无效,还可治疗强心苷过量中毒所致室性心律失常。苯妥英钠对细胞膜有稳定作用,可抑制 Na^+ 和 Ca^{2+} 内流,从而稳定膜电位,阻止癫痫病灶异常放电的扩散而达到治疗作用。苯妥英钠的不良反应较多,可引起牙龈增生、小脑功能失调,还可致血液及造血系统反应。

苯巴比妥:起效快,为强直阵挛性发作的首选药之一,对复杂部分性发作也有效,可抑制病灶异常放电的扩散。

卡马西平:主要抑制神经细胞膜对 Na^+ 的通透性,发挥膜稳定作用,对复杂部分性发作是首选药,还有抗外周神经痛的作用,疗效优于苯妥英钠。

丙戊酸钠：为广谱抗癫痫药，可抑制 Na^+ 通道，提高脑内 GABA 含量。对失神性发作疗效最好，强于乙琥胺，但由于有肝脏毒性，一般不做首选。对强直阵挛性发作和精神运动性发作也有较好的疗效。

乙琥胺：仅对失神性发作有效，是首选药，其作用机制与选择性阻滞丘脑神经元 T 型 Ca^{2+} 通道有关。

常用的抗惊厥药除巴比妥类、地西泮、水合氯醛外，还有硫酸镁。

不同给药途径硫酸镁具有不同的药理作用。口服发挥导泻、利胆作用，注射给药有抗惊厥作用，可特异性地拮抗 Ca^{2+} 结合部位，抑制 Ach 释放，可被 Ca^{2+} 拮抗。主要用于缓解子痫和破伤风引起的惊厥。高浓度对心肌有抑制作用并直接舒张血管平滑肌，可用于治疗高血压危象和高血压脑病。过量可引起呼吸抑制，腱反射消失，心肌抑制，血压骤降而死亡，可缓慢静注氯化钙或葡萄糖酸钙对抗之。

【自测习题】

一、选择题

A 型题

1. 苯妥英钠抗癫痫作用的主要原理是　　　　　　　　　　　　　　　　　　（　　）

　　A. 与减少 K^+ 内流，稳定细胞膜有关　　　　B. 与减少 Na^+、Ca^{2+} 内流，稳定细胞膜有关

　　C. 抑制脊髓神经元　　　　　　　　　　　　　D. 具有肌肉松弛作用

　　E. 对中枢神经系统有普遍抑制作用

2. 治疗癫痫小发作的首选药物是　　　　　　　　　　　　　　　　　　　　（　　）

　　A. 乙琥胺　　　B. 苯妥英钠　　　C. 氯硝西泮　　　D. 苯巴比妥　　　E. 地西泮

3. 治疗癫痫持续状态的首选药物是　　　　　　　　　　　　　　　　　　　（　　）

　　A. 硫喷妥钠　　　B. 苯妥英钠　　　C. 地西泮　　　D. 异戊巴比妥　E. 硫酸镁

4. 不用于抗惊厥的药物是　　　　　　　　　　　　　　　　　　　　　　　（　　）

　　A. 水合氯醛　　　B. 地西泮　　　C. 苯巴比妥　　　D. 氯丙嗪　　　E. 硫酸镁

5. 能有效治疗癫痫强直阵挛性发作而又无镇静催眠作用的首选药物是　　　　（　　）

　　A. 苯妥英钠　　　B. 地西泮　　　C. 苯巴比妥　　　D. 乙琥胺　　　E. 扑米酮

X 型题

6. 苯妥英钠的临床应用是　　　　　　　　　　　　　　　　　　　　　　　（　　）

　　A. 抗癫痫　　　　　　　　B. 镇静、催眠　　　　　　　C. 抗小儿高热引起的惊厥

　　D. 抗心律失常　　　　　　E. 治疗外周神经痛

7. 防治癫痫大发作的有效药物是　　　　　　　　　　　　　　　　　　　　（　　）

　　A. 水合氯醛　　　B. 苯妥英钠　　　C. 苯巴比妥　　　D. 丙戊酸钠　　　E. 乙琥胺

8. 治疗惊厥有效的药物有　　　　　　　　　　　　　　　　　　　　　　　（　　）

　　A. 地西泮　　　B. 水合氯醛　　　C. 苯巴比妥　　　D. 氨茶碱　　　E. 硫酸镁

9. 治疗癫痫有效的药物有　　　　　　　　　　　　　　　　　　　　　　　（　　）

　　A. 卡马西平　　　B. 氯丙嗪　　　C. 苯巴比妥　　　D. 丙戊酸钠　　　E. 苯海拉明

10. 在抗癫痫药中，与增强 GABA 功能有关的药物有　　　　　　　　　　　（　　）

　　A. 苯妥英钠　B. 苯巴比妥　　C. 乙琥胺　　　D. 丙戊酸钠　　E. 地西泮

11. 苯妥英钠的不良反应有　　　　　　　　　　　　　　　　　　　　　（　　）

　　A. 胃肠道刺激　　　　　　B. 眼球震颤和共济失调　　C. 再生障碍性贫血

　　D. 过敏反应　　　　　　　E. 若静脉注射过快，可致心律失常

二、填空题

1. 用于治疗癫痫大发作首选_____，小发作首选_____，癫痫持续状态首选_____。

2. 苯妥英钠的主要用途是治疗_____、_____和_____。

3. 硫酸镁口服可用于导泻和_____，而注射给药可用于治疗_____和高血压危象。

4. 常用的抗惊厥药有_____、_____、_____、_____等（各种类别填写一个药名）。

三、问答题

1. 简述苯妥英钠的药理作用机制及其主要用途。

2. 简述苯妥英钠的体内药动学特点以及不良反应。

【**参考答案**】

一、选择题

1. B　2. A　3. C　4. D　5. A　6. ADE　7. BCD　8. ABCE　9. ACD

10. ABDE　11. ABCDE

二、填空题

1. 苯妥英钠　乙琥胺　地西泮

2. 癫痫强直阵挛性发作　心律失常　外周神经痛

3. 利胆　子痫、破伤风等引起的惊厥

4. 地西泮　苯巴比妥　水合氯醛　硫酸镁

三、问答题

1. 药理作用机制：主要作用机制是在治疗量时即阻滞 Na^+ 通道，减少 Na^+ 内流，所以对细胞膜有稳定作用，降低其兴奋性，还抑制神经元的快灭活型 Ca^{2+} 通道，较高浓度时能抑制 K^+ 外流以及抑制神经末梢对 GABA 的摄取。

主要用途：① 抗癫痫，是治疗大发作和局限性发作的首选药，但对小发作无效。② 治疗外周神经痛，使疼痛减轻，发作次数减少。③ 抗心律失常，主要用于室性心律失常及强心苷类药物中毒所致的心律失常。

2. 体内药动学特点：口服吸收慢而不规则，不同制剂的生物利用度显著不同，且有明显的个体差异。多数在肝内质网中代谢为无活性的对羟基苯基衍生物，少数以原形由尿排出。消除速率与血浆浓度有密切关系，低浓度时按一级动力学消除；高浓度时，则按零级动力学消除，血药浓度可明显升高，容易出现毒性反应。

不良反应：① 胃肠道刺激；② 神经症状，如眩晕、共济失调、精神错乱甚至昏迷；③ 牙龈增生；④ 叶酸吸收及代谢障碍，甚至发生巨幼细胞性贫血；⑤ 其他不良反应，如过敏等。

第十八章　抗精神病药

【学习提纲】

抗精神病药主要用于精神分裂症及其他精神失常的躁狂症状,该类药物的药理作用与影响中枢多巴胺通路的 DA 功能有关。

吩噻嗪类:代表药物为氯丙嗪。氯丙嗪的药理作用主要包括中枢神经系统、自主神经系统和内分泌系统等三方面。中枢神经系统方面具有抗精神病、镇吐、降温、加强中枢抑制剂等作用;自主神经系统方面可阻断外周 α 受体和 M 受体,引起瞳孔缩小、血管扩张、直立性低血压、口干、视物模糊等;内分泌系统方面通过阻断结节-漏斗通路的多巴胺受体,使催乳素抑制因子、卵泡刺激素和生长激素等分泌减少,导致催乳素分泌增加,月经紊乱等副作用。临床上主要用于治疗各型精神分裂症、躁狂症、多种药物和疾病引起的呕吐以及人工冬眠等。

氯丙嗪的不良反应主要为锥体外系反应,表现为药源性帕金森综合征、静坐不能、急性肌张力障碍和迟发型运动障碍。前三种症状在减量或停药后可以消失,也可用中枢抗胆碱药如苯海索缓解,但不能用左旋多巴。迟发型运动障碍应用中枢抗胆碱药无效。直立性低血压可用去甲肾上腺素或麻黄碱升压。

吩噻嗪类药物还有奋乃静、氟奋乃静和三氟拉嗪等,基本作用与氯丙嗪相似,特点是抗精神病作用强,锥体外系反应也强,而镇静作用弱。

硫杂蒽类:氯普噻吨(泰尔登)抗精神分裂症、抗幻觉和抗妄想作用较氯丙嗪弱,抗 M 受体作用也弱,但镇静作用强,另外还有较弱的抗抑郁作用。

丁酰苯类:抗精神病作用、镇吐作用均较强,而镇静、降压和抗胆碱作用较弱。临床上治疗以兴奋躁动、幻觉妄想为主的精神分裂症、躁狂症等。锥体外系反应发生率较高。

二苯氧氮平类:氯氮平主要的优点是抗精神病作用强而锥体外系反应很少,临床上可用于慢性精神分裂症及其他抗精神病药物无效的难治性病例,但可引起严重的粒细胞缺乏症。

苯酰胺类:舒必利对急慢性精神分裂症均有较好疗效,也可用于治疗抑郁症。镇吐作用很强,可用于止吐。锥体外系反应轻微。

二苯丁哌啶类:五氟利多为口服长效抗精神病药,抗精神病作用强,亦有镇吐作用。尤其适用于慢性精神分裂症患者维持与巩固疗效。副作用主要是锥体外系反应。

抗抑郁症药目前常用的有以下几类:

1. 三环类抗抑郁症药:以丙咪嗪为代表,可抑制中枢神经突触前膜对 5-羟色胺及去甲肾上腺素的再摄取,起效较慢,用于各型抑郁症的治疗。不良反应包括抗 M 胆碱作用、中枢神经系统和心血管系统的副作用等。

2. 四环类抗抑郁症药:马普替林系第二代抗抑郁症药,为选择性 NA 摄取抑制剂,具有广谱、起效快和副作用少等优点,用于各型抑郁症,尤其是老年性抑郁症患者。

3. 单胺氧化酶抑制剂:包括苯乙肼、异卡波肼等,治疗抑郁症有效,但毒性较大。

4. 选择性 5-羟色胺再摄取抑制剂:疗效与三环类抗抑郁症药相似,副作用少。舍曲林抑制 5-HT 再摄取,从而使突触间隙中 5-HT 含量升高而发挥抗抑郁作用。氟西汀对 5-HT 再摄取的抑制作用比对 NA 强 200 倍,适用于老年和儿童的抑郁症患者。

5. 5-羟色胺及去甲肾上腺素再摄取抑制剂:文法拉辛主要通过阻断 5-HT 和 NA 的再摄取而发挥作用,对 5-HT 再摄取的抑制作用弱于选择性 5-羟色胺再摄取抑制剂,尚可以减少 cAMP 的释放,引起 β 受体的快速下调。对各种抑郁症均有较好疗效。

抗躁狂症药:代表药为碳酸锂,能抑制脑内 NA 和 DA 释放并增加神经元再摄取,使突触间隙 NA 下降,并使第二信使 cAMP 下降,产生抗躁狂作用。临床主要用于治疗躁狂症以及精神分裂症的兴奋躁动状态。安全范围较窄,不良反应较多。

【自测习题】

一、选择题

A 型题

1. 氯丙嗪的抗精神病作用主要是通过 （　）

    A. 激动 D_2 受体　　　　　B. 阻断 D_2 受体　　　　　C. 激动 M 受体

    D. 阻断 M 受体　　　　　E. 激动 α 受体

2. 氯丙嗪可治疗 （　）

    A. 抑郁症　　B. 晕动病呕吐　C. 癫痫大发作　D. 焦虑症　　E. 精神分裂症

3. 下列哪一药物可引起锥体外系反应 （　）

    A. 氯丙嗪　　B. 新斯的明　　C. 山莨菪碱　　D. 琥珀胆碱　　E. 吲哚美辛

4. 氯丙嗪引起的锥体外系反应不包括下列哪一项 （　）

    A. 体位性低血压　　　　B. 肌强直及运动增加　　　　C. 急性肌张力障碍

    D. 静坐不能　　　　　　E. 帕金森综合征

5. 氯丙嗪一般不发生以下哪一种不良反应 （　）

    A. 体位性低血压　　　　B. 严重呕吐　　　　　C. 内分泌系统紊乱

    D. 急性肌张力障碍　　　E. 帕金森综合征

6. 氯丙嗪翻转肾上腺素升压作用是由于该药能 （　）

    A. 兴奋 M 受体　　　　　B. 兴奋 β 受体　　　　C. 阻断多巴胺受体

    D. 阻断 β 受体　　　　　E. 阻断 α 受体

7. 具有抗抑郁作用的抗精神病药是 （　）

    A. 氯丙嗪　　B. 奋乃静　　C. 氯普噻吨　D. 三氟拉嗪　E. 氟奋乃静

8. 抗抑郁药是 （　）

    A. 苯巴比妥　B. 苯妥英钠　C. 咖啡因　　D. 丙米嗪　　E. 普萘洛尔

9. 氯丙嗪用于人工冬眠治疗严重感染性休克的目的是 （　）

    A. 抑制细菌的生长繁殖

    B. 中和细菌内毒素

    C. 提高机体对缺氧的耐受力,并降低对病理性刺激的反应

    D. 提高单核吞噬细胞系统的吞噬功能

    E. 升高血压,改善微循环

10. 有关氯丙嗪对体温的影响,下列叙述错误的是　　　　　　　　　　　（　　）

    A. 对体温调节的影响与周围环境有关　　B. 抑制体温调节中枢

    C. 在高温环境中使体温升高　　　　　　D. 在低温环境中使体温降低

    E. 只能使发热患者体温降低

X 型题

11. 氯丙嗪的药理作用有　　　　　　　　　　　　　　　　　　　　　　（　　）

    A. 阻断中枢 β 受体　　　　B. 阻断中枢 D_2 受体　　　C. 抑制体温调节中枢

    D. 抗抑郁症　　　　　　　E. 抗精神分裂症

12. 氯丙嗪的临床应用是　　　　　　　　　　　　　　　　　　　　　　（　　）

    A. 药物引起的剧烈呕吐　　B. 晕动病引起的剧烈呕吐　C. 精神分裂症

    D. 癫痫　　　　　　　　　E. 低血压

13. 氯丙嗪的抗精神病作用是由于　　　　　　　　　　　　　　　　　　（　　）

    A. 阻断中脑-边缘系统通路中 D_2 受体　　B. 阻断中脑-皮质通路中的 D_2 受体

    C. 阻断黑质-纹状体通路中的 D_2 受体　　D. 阻断结节-漏斗通路中的 D_2 受体

    E. 阻断催吐化学感受区

14. 氯丙嗪的不良反应有　　　　　　　　　　　　　　　　　　　　　　（　　）

    A. 引起呕吐　　　　　　　B. 内分泌系统紊乱　　　　C. 体位性低血压

    D. 锥体外系反应　　　　　E. 易成瘾

15. 可引起锥体外系症状的药物是　　　　　　　　　　　　　　　　　　（　　）

    A. 地西泮　　　B. 奋乃静　　　C. 东莨菪碱　　　D. 氯丙嗪　　　E. 氟哌啶醇

二、填空题

1. 氯丙嗪的主要用途有＿＿＿＿＿＿＿＿、＿＿＿＿＿＿＿＿、＿＿＿＿＿＿＿＿。

2. 氯丙嗪发挥抗精神病作用,可能通过阻断＿＿＿＿＿＿和＿＿＿＿＿＿系统中的 D_2 受体所致。

3. 氯丙嗪对锥体外系的作用是阻断了＿＿＿＿＿＿通路中的＿＿＿＿＿＿受体。

4. 氯丙嗪有强大的镇吐作用,这是因为其小剂量能＿＿＿＿＿＿＿＿＿＿＿＿＿,大剂量能＿＿＿＿＿＿＿＿＿＿＿＿。

5. 氯丙嗪对体温调节的影响是通过抑制＿＿＿＿＿＿＿＿＿＿＿＿＿,从而使机体体温随环境温度的变化而变化,临床上配合物理降温可用于＿＿＿＿＿＿＿＿＿＿＿＿。

6. 氟西汀主要用于治疗＿＿＿＿＿＿,碳酸锂对＿＿＿＿＿＿有显著疗效。

三、问答题

1. 试述氯丙嗪的药理作用。

2. 试述氯丙嗪的临床应用及不良反应。

3. 氯丙嗪的降温作用与阿司匹林的解热作用有何不同?

【参考答案】

一、选择题

1. B　2. E　3. A　4. A　5. B　6. E　7. C　8. D　9. C　10. E

11. BCE 12. AC 13. AB 14. BCD 15. BDE

二、填空题

1. 精神分裂症 呕吐和顽固性呃逆 低温麻醉与人工冬眠
2. 中脑-边缘 中脑-皮层
3. 黑质-纹状体 多巴胺 D_2
4. 抑制催吐化学感受区 直接抑制呕吐中枢
5. 体温调节中枢 低温麻醉或人工冬眠
6. 抑郁症 躁狂症

三、问答题

1. (1)中枢神经作用:① 抗精神病,对各种精神分裂症、躁狂症有效;② 镇吐,但对晕动病呕吐无效;③ 对体温的调节作用,配合物理降温可使体温降低;④ 引起锥体外系反应。(2)自主神经作用:可阻断 α 受体及 M 受体。(3)内分泌作用:影响某些内分泌激素的分泌。

2. (1)临床应用:① 治疗精神病,对急、慢性精神分裂症均有效,但无根治作用;② 治疗各种器质性精神病和症状性精神病的幻觉、妄想症状;③ 止吐,但对晕动病所致呕吐无效;④ 低温麻醉或人工冬眠;⑤ 治疗呃逆。(2)不良反应:① 一般不良反应,包括嗜睡、口干等中枢及自主神经系统的副反应及体位性低血压等;② 锥体外系反应,表现为帕金森综合征、急性肌张力障碍、静坐不能及迟发性运动障碍或迟发性多动症;③ 过敏反应。

3. (1)作用:氯丙嗪配合物理降温,不仅可使升高的体温降到正常,也可使正常体温降到正常以下;且因体温调节失灵,患者的体温会随着环境温度的变化而变化。阿司匹林只能使升高的体温降到正常,且患者的体温不会随着环境温度的变化而变化。(2)作用机制:氯丙嗪抑制下丘脑体温调节中枢,使其调节功能减弱,不能随外界温度变化而调节体温;阿司匹林抑制中枢前列腺素合成酶,抑制 PG 合成,使体温调节中枢的体温定点恢复正常,使散热增加而解热。(3)临床应用:氯丙嗪用于低温麻醉、人工冬眠;阿司匹林用于感冒发热。

第十九章　镇痛药

【学习提纲】

镇痛药是一类主要作用于中枢神经系统,选择性减轻或消除疼痛以及疼痛引起的精神紧张和烦躁不安等情绪反应,但不影响意识及其他感觉的药物。因多数药物反复应用可成瘾,又称麻醉性镇痛药或成瘾性镇痛药。镇痛药主要包括阿片生物碱类镇痛药、人工合成镇痛药和其他镇痛药,前两类中的多数药物属于麻醉药品管理范围。

吗啡口服生物利用度低,常注射给药。其镇痛作用强大,对各种疼痛均有效,并可消除因疼痛引起的焦虑、紧张等不良情绪,产生镇静和欣快感。吗啡还具有镇咳、催吐、缩瞳和抑制呼吸等中枢作用。吗啡可兴奋胃肠道、胆道、支气管、子宫等平滑肌,扩张外周血管,引起直立性低血压。临床上主要用于急性锐痛和心源性哮喘。反复使用易产生躯体依赖性。禁用于分娩止痛、支气管哮喘以及颅脑损伤导致颅内压增高的患者。

可待因:镇痛作用较吗啡弱,抑制呼吸同吗啡,镇咳明显,为中枢性镇咳药。可致便秘。

哌替啶:为人工合成的阿片受体激动药,镇痛、镇静、抑制呼吸、兴奋平滑肌等作用与吗啡相似但较弱。临床用于各种剧烈疼痛,也用于心源性哮喘的辅助治疗。与氯丙嗪、异丙嗪组成人工冬眠合剂。

美沙酮:镇痛效力同吗啡,持续时间较长,耐受性和依赖性发生较慢,停药后戒断症状较轻,广泛用于麻醉性镇痛药成瘾者的脱毒治疗,禁用于分娩止痛。

喷他佐辛:主要激动 κ、σ 受体,对 μ 受体表现为部分激动作用(即对 μ 受体具有较弱的阻断作用),镇痛与呼吸抑制、镇静作用比吗啡弱,较高剂量甚至出现中枢兴奋作用;对肠道作用弱,对妊娠末期子宫平滑肌无明显影响,不影响产程;兴奋括约肌作用较弱,胆道内压力升高不明显。不易产生躯体依赖性,与吗啡同用时可对抗吗啡的药理作用,同时可促进成瘾者戒断症状的出现,未列入麻醉药品管理范围。

罗通定:镇痛效果比哌替啶弱,较解热镇痛抗炎药强,主要用于头痛、月经痛等慢性持续性钝痛。不易出现躯体依赖性,未列入麻醉药品管理范围。

【自测习题】

一、选择题

A 型题

1. 吗啡不具有以下哪一项作用 （　　）

    A. 镇痛　　　　B. 镇吐　　　　C. 镇咳　　　　D. 抑制呼吸　　　E. 扩张血管

2. 以下关于吗啡的叙述,哪一项是正确的 （　　）

    A. 仅对急性锐痛有效

    B. 对支气管哮喘和心源性哮喘均有效

    C. 用于伴有头痛和颅内压增高的颅外伤患者

    D. 急性中毒时可用纳洛酮解救

    E. 急性中毒可用阿托品解救

3. 阿片受体激动药应当严格控制应用,其主要理由是容易引起 （　　）

    A. 成瘾性　　B. 耐受性　　　C. 便秘　　　　D. 体位性低血压　　E. 胆绞痛

4. 下列哪一项不属于吗啡的禁忌证 （　　）

    A. 诊断未明的急腹症　　　B. 临产妇女分娩　　　　C. 严重肝功能损害

    D. 心源性哮喘　　　　E. 颅内压增高

5. 胆绞痛患者适宜的镇痛药物治疗是 （　　）

    A. 单用阿托品　　　　B. 单用阿司匹林　　　　C. 合用阿托品和哌替啶

    D. 合用阿托品和肌松药　　E. 以上都不是

6. 广泛用于吗啡或海洛因成瘾者脱毒治疗的药物是 （　　）

    A. 罗通定　　B. 哌替啶　　　C. 芬太尼　　　D. 美沙酮　　　E. 曲马多

7. 与吗啡依赖性有关的作用部位是 （　　）

    A. 导水管周围灰质　　　B. 中脑边缘叶　　　　C. 蓝斑核

    D. 孤束核　　　　E. 脊髓胶质区

8. 对 μ 受体有拮抗作用的镇痛药是 （ ）

    A. 喷他佐辛   B. 哌替啶   C. 芬太尼   D. 美沙酮   E. 曲马多

9. 不属于哌替啶适应证的是 （ ）

    A. 术后镇痛   B. 人工冬眠   C. 心源性哮喘   D. 麻醉前给药   E. 支气管哮喘

X 型题

10. 在人体,吗啡激动阿片受体后可发挥以下哪些作用 （ ）

    A. 抑制呼吸中枢   B. 镇痛作用   C. 腹泻

    D. 欣快感   E. 缩瞳

11. 吗啡对消化道的作用是 （ ）

    A. 提高胃肠道平滑肌的张力   B. 抑制消化腺的分泌

    C. 升高胆囊内压   D. 加速胃排空

    E. 促进肠道蠕动

12. 吗啡可用于治疗 （ ）

    A. 关节炎的慢性疼痛   B. 晚期肿瘤引起的剧烈疼痛

    C. 外伤引起的剧烈疼痛   D. 咳嗽伴多痰

    E. 支气管哮喘

13. 吗啡能治疗心源性哮喘,其作用机制为 （ ）

    A. 有镇静作用,消除紧张情绪   B. 抑制呼吸中枢,缓解短促呼吸

    C. 扩张外周血管,减轻心脏负担   D. 扩张支气管,增加通气量

    E. 对心脏有正性肌力作用

14. 吗啡急性中毒的临床表现是 （ ）

    A. 昏迷   B. 瞳孔呈针尖样   C. 呼吸高度抑制

    D. 血压下降   E. 腹泻

15. 吗啡禁用于 （ ）

    A. 肺心病   B. 颅脑损伤   C. 支气管哮喘

    D. 心源性哮喘   E. 分娩止痛

16. 哌替啶的临床应用是 （ ）

    A. 支气管哮喘   B. 麻醉前给药   C. 人工冬眠

    D. 各种剧烈疼痛   E. 各种剧烈咳嗽

17. 下列哪些药物长期应用过程中突然停药时可能发生戒断症状 （ ）

    A. 阿司匹林   B. 地西泮   C. 吗啡   D. 氯丙嗪   E. 哌替啶

18. 罗通定的作用特点是 （ ）

    A. 镇痛作用比哌替啶弱,比阿司匹林强 B. 对慢性持续性钝痛的效果较好

    C. 有较强的抗炎作用   D. 有解热作用

    E. 无成瘾性

二、填空题

1. 吗啡的临床应用有_____、_____和_____。

2. 吗啡可用于_____哮喘的治疗,但禁用于_____哮喘。

3. 哌替啶用于治疗＿＿＿＿＿＿、＿＿＿＿＿＿＿、＿＿＿＿＿＿＿、＿＿＿＿＿＿。

4. 可用于治疗心源性哮喘的药物包括(每类选一个)＿＿＿＿＿＿＿、＿＿＿＿＿＿、
＿＿＿＿＿＿和吸氧。

5. 对慢性持续性钝痛效果较好的镇痛药是＿＿＿＿＿＿＿，与镇痛药哌替啶比较，它的
主要优点为＿＿＿＿＿＿。

6. 吗啡急性中毒的主要表现是＿＿＿＿＿＿＿、＿＿＿＿＿＿＿、＿＿＿＿＿＿＿；其
特效解救药是＿＿＿＿。

7. 对吗啡过量引起的呼吸抑制疗效较好的中枢兴奋药是＿＿＿＿＿＿。

三、问答题

1. 吗啡的药理作用和临床应用有哪些？

2. 简述静脉注射吗啡治疗心源性哮喘的原理。

3. 吗啡急性中毒特征是什么？如何解救？长期应用可致什么不良后果？

【参考答案】

一、选择题

1. B　2. D　3. A　4. D　5. C　6. D　7. C　8. A　9. E　10. ABDE
11. ABC　12. BC　13. ABC　14. ABCD　15. ABCE　16. BCD　17. BCE
18. ABE

二、填空题

1. 急性锐痛　心源性哮喘　腹泻

2. 心源性　支气管

3. 镇痛　人工冬眠　麻醉前给药　心源性哮喘

4. 吗啡　氨茶碱　强心苷

5. 罗通定　不具有成瘾性

6. 昏迷　深度呼吸抑制　瞳孔极度缩小　纳洛酮

7. 尼可刹米

三、问答题

1. 药理作用：① 中枢神经系统：镇痛、镇静，抑制呼吸，镇咳以及缩瞳等作用；② 平滑肌：止泻、致便秘，胆内压增高，尿潴留；③ 心血管系统：扩张血管，增高颅内压；④ 其他：对免疫系统有抑制作用。

临床应用：① 镇痛，用于各种剧烈疼痛；② 心源性哮喘，有良好的辅助治疗效果；③ 止泻，用于急、慢性消耗性腹泻。

2. (1)吗啡能扩张血管降低外周阻力，减轻心脏负荷。

(2)吗啡的中枢镇静作用有利于消除患者的焦虑恐惧情绪，也有利于减轻心脏负荷。

(3)吗啡降低呼吸中枢对 CO_2 的敏感性，使急促浅表的呼吸得以缓解。

3. (1)吗啡急性中毒症状：昏迷、瞳孔极度缩小(严重缺氧时则瞳孔扩大)、高度呼吸抑制、常伴有血压降低甚至休克，呼吸麻痹是致死的主要原因。

（2）解救：① 人工呼吸、给氧；② 应用阿片受体阻断药纳洛酮。

（3）长期应用吗啡的不良后果：引起成瘾（即引起精神依赖性和躯体依赖性）。

第二十章　治疗神经退行性疾病药物

【学习提纲】

帕金森病又称震颤麻痹，是一种慢性进行性运动障碍，临床主要症状为静止性震颤、肌僵直、运动迟缓等，严重者伴记忆障碍和痴呆等，其发病机制与缺乏中枢神经递质多巴胺有关。常用治疗药物分为拟多巴胺类药物和中枢性抗胆碱药。

左旋多巴：以原形进入脑内，转变为 DA，补充黑质-纹状体中 DA 的不足，并使 DA 和 Ach 的浓度趋于平衡，才能发挥疗效。但是，绝大部分的左旋多巴在外周组织就代谢生成 DA，使其疗效下降而不良反应增加。同时配伍使用多巴胺脱羧酶抑制剂（卡比多巴和苄丝肼），可减少外周 DA 的生成，增加疗效，降低不良反应。左旋多巴临床治疗帕金森病和帕金森综合征，长期服用可延长患者寿命，但对阻断 DA 受体的抗精神病药引起的锥体外系不良反应无效；还可治疗肝性脑病。

金刚烷胺：主要促进纹状体中多巴胺能神经元释放多巴胺；抑制 DA 再摄取；直接激动多巴胺受体和较弱的抗胆碱作用。疗效不如左旋多巴，但优于胆碱受体阻断药。起效快，作用时间短。

苯海索：主要抑制黑质-纹状体通路中 Ach 的作用，对帕金森病的震颤和僵直有效，但是对动作迟缓无效。疗效不如左旋多巴，临床上主要用于早期轻症患者、不能使用左旋多巴或 DA 受体激动药的患者、抗精神病药所致帕金森综合征。

老年痴呆患者后期主要为中枢一些部位胆碱能功能不足，故胆碱能增强药是目前主要的治疗药物。

多奈哌齐：为第二代中枢胆碱酯酶抑制剂，可改善老年痴呆患者的认知功能，延缓病情发展。与同类药他克林相比，其肝脏毒性和外周抗胆碱副作用较弱。

石杉碱甲：系我国首创的可逆性高选择性胆碱酯酶抑制剂，兼具抗氧化应激和抗细胞凋亡作用，保护神经细胞。临床用于老年性记忆功能减退及各型老年痴呆症患者，可显著改善记忆功能和认知功能。

加兰他敏：为竞争性胆碱酯酶抑制剂，对中枢神经系统 AchE 的抑制作用比血中丁酰胆碱酯酶强 50 倍。治疗轻、中度老年痴呆患者，疗效类似他克林，但无肝毒性。

【自测习题】

一、选择题

A 型题

1. 左旋多巴治疗帕金森病的机制是　　　　　　　　　　　　　　　　　　　　（　　）

　　A. 激动中枢 M 受体　　　　　　　　　　B. 补充纹状体中 DA 的不足

C. 减少 NA 的再摄取　　　　　　　　D. 抑制脑内 DA 的分解

E. 阻断 DA 受体

2. 用左旋多巴治疗帕金森病时,应与下列何药合用　　　　　　　　（　　）

A. 维生素 B₆　B. 利血平　　　C. 氯丙嗪　　　D. 卡比多巴　　E. 多巴胺

3. 卡比多巴与左旋多巴合用的理由是　　　　　　　　　　　　　　（　　）

A. 加速左旋多巴的胃肠吸收　　　　　B. 减慢左旋多巴由肾脏排泄

C. 抑制左旋多巴的再摄取　　　　　　D. 抑制多巴胺的再摄取

E. 使进入中枢神经系统的左旋多巴增加

4. 苯海索治疗帕金森病的作用机制是　　　　　　　　　　　　　　（　　）

A. 促进多巴胺释放　　　　　　　　　B. 激动 D₂ 受体

C. 抑制儿茶酚氧位甲基转移酶　　　　D. 阻断中枢 M 受体

E. 抑制多巴脱羧酶

5. 下列哪种药能缓解氯丙嗪引起的帕金森综合征　　　　　　　　　（　　）

A. 苯海索　　　B. 金刚烷胺　　C. 左旋多巴　　D. 溴隐亭　　　E. 卡比多巴

X 型题

6. 可用于治疗帕金森病的药物有　　　　　　　　　　　　　　　　（　　）

A. 哌替啶　　　B. 左旋多巴　　C. 苯海索　　　D. 地西泮　　　E. 溴隐亭

7. 左旋多巴治疗帕金森病的不良反应包括　　　　　　　　　　　　（　　）

A. 恶心、呕吐等胃肠道刺激　　　　　B. 心动过速、心绞痛和心律失常

C. 直立性低血压　　　　　　　　　　D. 严重的肝毒性

E. 运动障碍

8. 治疗阿尔茨海默病的同时不具有明显肝毒性的药物是　　　　　　（　　）

A. 左旋多巴　　B. 他克林　　　C. 加兰他敏　　D. 溴隐亭　　　E. 多奈哌齐

二、填空题

1. 抗帕金森病药的分类包括_____和_____,两类药物的代表药分别是_____和_____。

2. 左旋多巴的早期不良反应包括_____和_____,长期不良反应主要有_____、_____和_____。

三、问答题

1. 左旋多巴的不良反应有哪些?

2. 试述左旋多巴与卡比多巴合用的药理学基础。

【参考答案】

一、选择题

1. B　2. D　3. E　4. D　5. A　6. BCE　7. ABCE　8. CE

二、填空题

1. 拟多巴胺类药　中枢 M 受体阻断药　左旋多巴　苯海索

2. 胃肠道反应 心血管反应 精神症状 运动障碍 "开-关"现象

三、问答题

1. 不良反应分为早期反应和长期反应。早期反应包括胃肠道反应和心血管反应；长期反应包括精神症状、运动障碍和"开-关"现象。

2. 左旋多巴通过在脑内转变为多巴胺，补充纹状体内 DA 的不足，从而发挥治疗帕金森病的效果。但是，绝大部分的左旋多巴在外周组织被多巴脱羧酶代谢，仅有极少量的药物进入中枢。若同时合用多巴脱羧酶抑制剂卡比多巴，可抑制左旋多巴在外周组织代谢生成 DA，减少后者诱发的不良反应；同时，可使血中左旋多巴更多地进入脑内，从而增强左旋多巴的疗效。

第二十一章 其他具有中枢作用的药物

【学习提纲】

中枢兴奋药是一类兴奋中枢神经系统并提高其功能活动的药物，主要分为两类：① 主要兴奋大脑皮层的药物，如咖啡因、茶碱、哌甲酯等；② 主要兴奋延髓呼吸中枢的药物，如尼可刹米、洛贝林、二甲弗林等。

咖啡因：小剂量可选择性兴奋大脑皮层，较大剂量直接兴奋延髓呼吸中枢和血管运动中枢。临床主要用于解除中枢抑制状态，与解热镇痛药配伍治疗一般性头痛、感冒，与麦角胺配伍治疗偏头痛。其治疗量不良反应较少而轻，剂量过大时可致惊厥。

哌甲酯：治疗量可兴奋大脑皮层和皮层下中枢，较大剂量兴奋呼吸中枢，作用机制与促进脑内 NA 和 DA 的释放，以及抑制它们的再摄取有关。临床主要用于治疗儿童多动综合征、小儿遗尿症及中枢抑制剂过量中毒。

尼可刹米：可直接兴奋呼吸中枢，亦可通过刺激颈动脉体和主动脉体化学感受器，反射性兴奋呼吸中枢；作用温和，持续时间短。临床用于各种原因所致的中枢性呼吸衰竭。

洛贝林：通过刺激颈动脉体和主动脉体化学感受器，反射性兴奋呼吸中枢，作用持续时间短，安全范围大，很少引起惊厥。临床用于新生儿窒息、小儿感染性疾病引起的呼吸衰竭及一氧化碳中毒等。

二甲弗林：直接兴奋呼吸中枢，作用较尼可刹米强，过量易引起惊厥，对肺性脑病有较好的促苏醒作用。

【自测习题】

一、选择题

A 型题

1. 中枢兴奋药主要用于 （ ）

    A. 呼吸肌麻痹所致呼吸抑制   B. 中枢性呼吸抑制

    C. 低血压状态   D. 支气管哮喘所致呼吸困难

    E. 惊厥后所致呼吸抑制

2. 吗啡过量所致的呼吸抑制,宜选择的药物是 （　）
　　A. 尼可刹米　　B. 吡拉西坦　　C. 甲氯芬酯　　D. 哌甲酯　　E. 二甲弗林
3. 常用于新生儿窒息的药物是 （　）
　　A. 咖啡因　　　B. 尼可刹米　　C. 山梗菜碱　　D. 哌甲酯　　E. 二甲弗林

X 型题

4. 中枢兴奋药的作用特点是 （　）
　　A. 作用时间短,需反复用药　　　　B. 适用于各型呼吸衰竭
　　C. 选择性不高,安全范围较窄　　　D. 只作为次要的辅助治疗
　　E. 剂量过大可引起惊厥
5. 咖啡因的药理作用是 （　）
　　A. 小剂量兴奋大脑皮层,使思维敏捷　　B. 较大剂量可直接兴奋延髓呼吸中枢
　　C. 中毒量兴奋脊髓　　　　　　　　　　D. 兴奋心脏,扩张冠状动脉
　　E. 舒张支气管平滑肌

二、填空题

1. 通过刺激颈动脉体和主动脉体化学感受器,反射性兴奋呼吸中枢的药物是_____
____;既可反射性又可直接兴奋呼吸中枢的药物是_____。
2. 咖啡因与_____配伍治疗偏头痛,与_____配伍治疗一般性头痛、感冒。

三、问答题

1. 如何合理使用呼吸中枢兴奋药?

【参考答案】

一、选择题

1. B　2. A　3. C　4. ACDE　5. ABCDE

二、填空题

1. 洛贝林　尼可刹米
2. 麦角胺　解热镇痛抗炎药

三、问答题

1. 把握呼吸中枢兴奋药的前提条件,即气道通畅及呼吸肌结构和功能基本正常;中枢性呼吸抑制在应用呼吸兴奋药的同时应采取综合措施,如对因治疗、人工呼吸、吸氧等;按药物适应证选药,如新生儿窒息、一氧化碳中毒首选山梗菜碱,中枢抑制剂中毒首选尼可刹米等;需多次用药时宜交替使用几种呼吸兴奋药,严格掌握药物剂量及用药间隔,防止发生惊厥。

第二十二章　解热镇痛抗炎药、抗风湿病药与抗通风药

【学习提纲】

解热镇痛抗炎药是一类具有解热、镇痛作用,绝大多数还兼有抗炎和抗风湿作用的药

物,它们的化学结构与甾体类激素不同,又称为非甾体类抗炎药。该类药物的共同作用机制是抑制花生四烯酸代谢过程中的环氧合酶(COX),使前列腺素合成减少。

阿司匹林:除了具有解热、镇痛、抗炎抗风湿作用外,还可防止血栓形成。后者的作用机制是小剂量的阿司匹林能不可逆地抑制血小板的 COX,从而使血栓素 A_2(TXA_2)不能合成,从而抑制血小板聚集,防止血栓形成。临床用途为感冒发热,肌肉痛、关节痛、神经痛等各种慢性持续性钝痛,风湿性和类风湿关节炎等,小剂量还可治疗缺血性心脏病和心肌梗死。不良反应较多,表现为胃肠道刺激、凝血障碍、水杨酸反应、变态反应、瑞-夷综合征等。

对乙酰氨基酚:解热镇痛作用同阿司匹林,几乎没有抗炎抗风湿作用,长期大剂量服用可致肾毒性与肝毒性。

吲哚美辛:是最强的 COX 抑制剂之一,其抗炎及镇痛作用强于阿司匹林,对急性风湿性及类风湿关节炎的治疗效果与保泰松相似。除抑制 COX 外,还可抑制磷脂酶 A 和磷脂酶 C。但毒性较大。

布洛芬:解热、镇痛和抗炎作用强,主要用于风湿性和类风湿关节炎,也可用于一般性解热、镇痛。主要特点是疗效与阿司匹林相似,而严重的不良反应发生率明显低于阿司匹林、吲哚美辛等药物。

吡罗昔康:作用迅速而持久,具有很强的解热、镇痛、抗炎和抗痛风作用。临床用于风湿性和类风湿关节炎,疗效与阿司匹林和吲哚美辛相似。大剂量易致消化性溃疡和出血。

【自测习题】

一、选择题

A 型题

1. 阿司匹林的用途不包括下列哪一项 （　）
   A. 预防脑血栓形成　　　　B. 治疗感冒引起的头痛　　C. 治疗风湿性关节炎
   D. 用于低温麻醉　　　　　E. 缓解牙痛

2. 小剂量阿司匹林预防血栓形成的机制是 （　）
   A. 抑制环氧合酶,减少 TXA_2 的形成　　B. 抑制凝血酶的形成
   C. 直接抑制血小板的聚集　　　　　　　D. 对抗维生素 K 的作用
   E. 激活血浆中抗凝血酶Ⅲ

3. 阿司匹林的不良反应不包括 （　）
   A. 胃肠道反应　　B. 凝血障碍　　C. 成瘾性　　D. 过敏反应　　E. 水杨酸反应

4. 下列药物中哪一种药物对风湿性关节炎几无疗效 （　）
   A. 阿司匹林　　B. 舒林酸　　C. 对乙酰氨基酚　　D. 吲哚美辛　　E. 布洛芬

5. 解热镇痛抗炎药的解热作用机制是 （　）
   A. 抑制缓激肽的生成　　　　　　B. 抑制内热原的释放
   C. 使中枢前列腺素合成减少　　　D. 使外周前列腺素合成减少
   E. 以上均不是

6. 下列关于阿司匹林的叙述,正确的是 （　）
   A. 抗炎作用弱　　　　　　　　　B. 只降低过高体温,不影响正常体温

C. 大剂量可预防血栓形成　　　　　　D. 解热作用强，但无抗炎作用

E. 以上均不是

7. 胃溃疡患者同时患有风湿性关节炎时，可选用　　　　　　　　　（　　）

A. 阿司匹林　　　　　　B. 吲哚美辛　　　　　　C. 对乙酰氨基酚

D. 吲哚美辛　　　　　　E. 布洛芬

8. 长期、大剂量使用阿司匹林易引起胃出血，其主要原因是　　　　（　　）

A. 减少 TXA_2 的形成　　B. 抑制维生素 K 的形成　　C. 抑制凝血酶原生成

D. 抑制血小板聚集　　　　E. 刺激胃黏膜并抑制胃黏膜 PG 的生成

9. 能够预防阿司匹林诱发凝血障碍的药物是　　　　　　　　　　（　　）

A. 维生素 A　　B. 维生素 B_6　　C. 维生素 C　　D. 维生素 E　　E. 维生素 K

X 型题

10. 为减轻阿司匹林的胃肠道反应，可采取　　　　　　　　　　　（　　）

A. 餐后服药　　　　　　B. 餐前服药　　　　　　C. 同服抗酸药

D. 合用哌替啶　　　　　E. 合用米索前列醇

11. 小剂量阿司匹林预防血栓形成的机制是　　　　　　　　　　　（　　）

A. 抑制环氧合酶，减少血栓素 A_2 的形成　　B. 抑制凝血酶的形成

C. 激活血浆中抗凝血酶Ⅲ　　　　　　D. 抑制血小板的聚集及抗血栓形成

E. 对抗维生素 K 的作用

12. 下列哪些药不属于解热镇痛抗炎药　　　　　　　　　　　　（　　）

A. 对乙酰氨基酚　　B. 吲哚美辛　　C. 地西泮　　D. 布洛芬　　E. 苯妥英钠

13. 阿司匹林解热作用的特点是　　　　　　　　　　　　　　　（　　）

A. 直接作用于体温调节中枢　　　　　B. 直接对抗 cAMP 引起的发热

C. 直接对抗前列腺素引起的发热　　　D. 抑制中枢前列腺素合成

E. 对内热原引起的发热有解热作用

14. 阿司匹林解热作用的特点是　　　　　　　　　　　　　　　（　　）

A. 作用部位在外周　　　　　　　　　B. 通过抑制前列腺素合成而起效

C. 主要增加散热反应　　　　　　　　D. 对正常体温者无降温作用

E. 如配合物理降温，可使正常体温下降

15. 阿司匹林的不良反应有　　　　　　　　　　　　　　　　　（　　）

A. 诱发胃、十二指肠溃疡出血　　B. 粒细胞减少　　　　C. 诱发哮喘

D. 高铁血红蛋白血症　　　　　　E. 凝血障碍

二、填空题

1. 阿司匹林是常用的解热镇痛药，还能＿＿＿＿＿＿＿＿＿，其不良反应有＿＿＿＿＿＿
＿＿＿＿、＿＿＿＿＿、过敏反应、水杨酸反应、瑞-夷综合征等。

2. 解热镇痛药的解热作用部位在＿＿＿＿＿＿＿＿＿，通过抑制＿＿＿＿＿＿而发挥
解热作用。

三、问答题

1. 试述解热镇痛药与阿片类镇痛药在作用、用途及不良反应上的区别。

2．阿司匹林用于血栓栓塞性疾病时应如何选用剂量？其作用机制是什么？

3．试述阿司匹林的不良反应及处理对策。

【参考答案】

一、选择题

1. D　2. A　3. C　4. C　5. C　6. B　7. E　8. E　9. E　10. ACE
11. AD　12. CE　13. DE　14. BCD　15. ACE

二、填空题

1．影响血栓形成　胃肠道反应　凝血障碍

2．下丘脑体温调节中枢　中枢 PG 合成

三、问答题

1.

	解热镇痛药	阿片类镇痛药
作用	抑制前列腺素合成起效；对慢性钝痛有效,对剧烈疼痛或内脏绞痛无效	兴奋阿片受体起效；对各种疼痛均有效
用途	头痛、牙痛、神经痛、肌肉或关节痛、痛经等	用于其他药物无效的急性锐痛,晚期肿瘤的剧烈疼痛
不良反应	胃肠道反应等,但无成瘾性	有成瘾性

2．应选用小剂量。作用机制：血栓素 A_2（TXA_2）是强大的血小板释放 ADP 及血小板聚集的诱导剂,阿司匹林能抑制 PG 合成酶活性,减少血小板中 TXA_2 的形成,从而抗血小板聚集及抗血栓形成。但在高浓度时,阿司匹林能抑制血管壁中的 PG 合成酶,减少前列环素（PGI_2）合成,PGI_2 是 TXA_2 的生理对抗剂,其合成减少能促进血栓形成。因为血小板中 PG 合成酶对阿司匹林的敏感性远较血管中 PG 合成酶高,故在预防血栓形成时应采用小剂量阿司匹林。

3．（1）胃肠道反应：餐后服药或同服止酸药可减轻胃肠道反应,合用前列腺素衍生物可减少溃疡的发生率。（2）加重出血倾向：服用维生素 K 预防,术前一周停药,禁用于严重肝病、血友病、孕产妇。（3）水杨酸反应：严重者静滴碳酸氢钠。（4）过敏反应：抗组胺药和糖皮质激素治疗,哮喘患者禁用。（5）瑞-夷综合征：病毒感染患儿不宜,用对乙酰氨基酚代替。

第二十三章　组胺受体阻断药

【学习提纲】

组胺是广泛存在于人体组织的一种自体活性物质,它主要以无活性的复合物形式贮存于肥大细胞和嗜碱性粒细胞中。组胺通过与相应的组胺受体结合而发挥其生理效应,如支气管、胃肠、子宫等平滑肌收缩,小动脉和毛细血管扩张,胃酸分泌增加等。

目前,临床常用的组胺受体阻断药有 H_1 受体阻断药和 H_2 受体阻断药。

H_1 受体阻断药可拮抗组胺引起的胃肠道、支气管和子宫平滑肌的收缩,也可部分对抗组胺引起的血管扩张、血压下降、毛细血管通透性增加等作用,对 H_2 受体兴奋所致的胃酸分泌则无影响。临床主要用于治疗因组胺释放所致的皮肤、黏膜过敏性疾病,常用药物有苯海拉明、异丙嗪、氯苯那敏、阿司咪唑、氯雷他定和西替利嗪等。

H_2 受体阻断药通过阻断 H_2 受体,抑制组胺引起的胃酸分泌,临床用于治疗消化性溃疡。常用的有西咪替丁、雷尼替丁、法莫替丁等。

【自测习题】

一、选择题

A 型题

1. 下列哪一个药物不是 H_1 受体阻断药　　　　　　　　　　　　　　　　　　(　　)

　　A. 苯海拉明　　B. 异丙嗪　　　C. 氯苯那敏　　D. 西咪替丁　　E. 阿司咪唑

2. 对皮肤黏膜过敏性疾病(如荨麻疹)疗效较好的口服药是　　　　　　　　　(　　)

　　A. 肾上腺素　　B. 氯苯那敏　　C. 地西泮　　　D. 氯化钙　　　E. 法莫替丁

3. 西咪替丁或法莫替丁可治疗　　　　　　　　　　　　　　　　　　　　　(　　)

　　A. 皮肤黏膜过敏性疾病　　B. 晕动病　　　　　　　C. 支气管哮喘

　　D. 溃疡病　　　　　　　　E. 失眠

4. 下列哪种药物的中枢镇静作用最强　　　　　　　　　　　　　　　　　　(　　)

　　A. 阿司咪唑　　B. 氯苯那敏　　C. 苯海拉明　　D. 特非那定　　E. 西替利嗪

5. 西咪替丁与华法林合用可能出现　　　　　　　　　　　　　　　　　　　(　　)

　　A. 容易出血　　　　　　　　　　　　B. 胃酸分泌减少较单用明显

　　C. 无抗凝作用　　　　　　　　　　　D. 先出血后凝血

　　E. 血小板聚集明显增强

X 型题

6. H_1 受体阻断药包括　　　　　　　　　　　　　　　　　　　　　　　　(　　)

　　A. 苯海拉明　　B. 异丙嗪　　　C. 西咪替丁　　D. 阿司咪唑　　E. 氯苯那敏

7. H_1 受体阻断药的作用有　　　　　　　　　　　　　　　　　　　　　　(　　)

　　A. 镇静作用　　　　　　　　　　　　B. 催眠作用

　　C. 对抗组胺引起的皮肤小血管扩张　　D. 对抗组胺引起的胃酸分泌

　　E. 部分药物有抗胆碱作用

8. H_2 受体阻断药包括　　　　　　　　　　　　　　　　　　　　　　　　(　　)

　　A. 西咪替丁　　B. 氯苯那敏　　C. 法莫替丁　　D. 雷尼替丁　　E. 苯海拉明

二、填空题

1. H_1 受体阻断药的主要临床用途有＿＿＿＿＿＿＿、＿＿＿＿＿＿＿＿＿；其最多见的不良反应为＿＿＿＿＿＿＿＿＿＿。

2. 抗组胺药物中,第一代 H_1 受体阻断药主要有＿＿＿＿等,主要特点是＿＿＿＿和＿＿＿＿等。

3. 第二代 H_1 受体阻断药主要有_____、_____等，其特点是_____、_____、_____等。

4. 防治晕动病的有效药物有_____和_____（每类列举 1 个）。

三、问答题

1. 简述苯海拉明的药理作用及临床应用。

【参考答案】

一、选择题

1. D　2. B　3. D　4. C　5. A　6. ABDE　7. ABCE　8. ACD

二、填空题

1. 皮肤黏膜变态反应疾病　防晕止吐　镇静嗜睡
2. 苯海拉明　对中枢活性强　受体特异性差
3. 西替利嗪　氯雷他定　长效　无嗜睡　抗胆碱作用很弱
4. 苯海拉明　东莨菪碱

三、问答题

1. 苯海拉明为 H_1 受体阻断药，药理作用有：① 抗外周组胺 H_1 受体效应，可用于治疗皮肤黏膜过敏；② 中枢作用，引起中枢抑制作用，用于镇静、抗晕动病、镇吐；③ 其他，抗胆碱作用、局部麻醉和奎尼丁样作用。

第二十四章　影响其他自体活性物质的药物

【学习提纲】

自体活性物质是一大类由体内多种组织产生，作用于局部或附近的靶器官，产生特定的生理或病理作用的内源性活性物质。除第二十三章涉及的组胺外，自体活性物质还包括 5-羟色胺、前列腺素、白三烯、一氧化氮、腺苷、激肽类、血管紧张素等。

前列腺素（PG）：前列腺素的作用非常复杂，对血管平滑肌而言，$PGF_{2\alpha}$ 能收缩血管，尤其是静脉血管，PGE_2 和 PGI_2 则可松弛小动脉；多数前列腺素类物质可收缩胃肠道平滑肌，松弛支气管平滑肌，但 PGD_2 和 $PGF_{2\alpha}$ 则收缩支气管平滑肌。前列腺素可诱导体温升高，参与炎症和免疫反应。

白三烯：包括 LTA_4、LTB_4、LTC_4、LTD_4 和 LTE_4 等，后三者又称为半胱氨酸白三烯（Cys-LTs），为体内重要的炎症介质。LTs 可引起支气管强烈的收缩，促进呼吸道黏液的分泌，导致黏膜水肿；可收缩冠状动脉、肺和肠系膜血管；LTs 还是引起变态反应的重要介质，增加血管内皮细胞的通透性，促进炎症细胞向炎症部位游走聚集，从而参与炎症反应。

激肽：是一类强的扩血管肽，包括缓激肽、胰激肽和甲二磺酰赖氨酰缓激肽。激肽通过作用于激肽受体而发挥作用。激肽能使心、肾、肠、骨骼肌和肝内动脉血管扩张，提高毛细血管通透性;可引起呼吸道、子宫和胃肠等内脏平滑肌收缩;组织损伤可迅速产生激肽,导致炎症反应的红、肿、热、痛等症状。抑肽酶为激肽释放酶抑制剂,使激肽原不能形成激肽,也能抑制胰蛋白酶、糜蛋白酶等蛋白水解酶。用于治疗急性胰腺炎、中毒性休克等血浆激肽过高症。卡托普利等抑制激肽酶Ⅱ,减少缓激肽的降解,增强缓激肽的作用。

腺苷:腺苷在细胞内外均由腺苷酸裂解生成,通过作用于腺苷受体,产生复杂的生物效应,如收缩肾入球小动脉,降低肾血流量;抑制脂肪分解,抑制兴奋性递质的释放和细胞除极化,降低细胞的兴奋性;抑制胰岛素和胰高血糖素的释放;降低体温,降低自律性,减慢心率,还可参与炎症反应和免疫调节,参与缺血预适应等。

一氧化氮(NO):广泛存在于机体组织器官,由血管内皮细胞产生并释放。NO增加细胞内 cGMP 含量,舒张血管平滑肌;抑制血小板黏附于内皮细胞,抑制单核细胞、中性粒细胞黏附;抑制动脉粥样硬化形成。NO 还可激活 COX-2,刺激炎症性前列腺素的产生,扩张血管,增加血管通透性,促进水肿等急性炎症反应。

【自测习题】

一、填空题

1. 一氧化氮可_____细胞内 cGMP 含量,_____血管平滑肌。
2. 白三烯可引起支气管平滑肌_____,_____支气管黏液分泌,_____冠状动脉,LTs 是引起_____反应和_____反应的重要介质。
3. 米索前列醇可_____胃酸分泌,治疗_____。

二、问答题

1. 简述激肽的作用以及影响激肽释放酶-激肽系统药物的作用和用途。

【参考答案】

一、填空题

1. 增加　舒张
2. 收缩　增加　收缩　变态　炎症
3. 抑制　胃和十二指肠溃疡

二、问答题

1. 激肽是一类强的扩血管肽,包括缓激肽、胰激肽和甲二磺酰赖氨酰缓激肽。激肽通过作用于激肽受体而发挥作用。激肽能使心、肾、肠、骨骼肌和肝内动脉血管扩张,提高毛细血管通透性;可引起呼吸道、子宫和胃肠等内脏平滑肌收缩;组织损伤可迅速产生激肽,导致炎症反应的红、肿、热、痛等症状。抑肽酶为激肽释放酶抑制剂,使激肽原不能形成激肽,也能抑制胰蛋白酶、糜蛋白酶等蛋白水解酶。用于治疗急性胰腺炎、中毒性休克等血浆激肽过高症。卡托普利等抑制激肽酶Ⅱ,减少缓激肽的降解,增强缓激肽的作用,可治疗高血压、慢性心功能不全等。

第二十五章 呼吸系统药物

【学习提纲】

平喘药按作用机制分为三大类、七小类:① 支气管平滑肌松弛药,包括 β 肾上腺素受体激动药、茶碱类和 M 受体拮抗药;② 抗炎平喘药,包括糖皮质激素和抗白三烯药;③ 抗过敏平喘药,包括过敏介质阻释剂和 H_1 受体阻断药。

沙丁胺醇:选择性兴奋支气管平滑肌 $β_2$ 受体,使支气管平滑肌舒张,对心脏 $β_1$ 受体的兴奋作用较弱,故与肾上腺素等非选择性 β 受体激动药相比,其对心脏的不良反应较轻。

氨茶碱:能抑制磷酸二酯酶,使细胞内 cAMP 蓄积,还能阻断腺苷受体,促进儿茶酚胺类物质的释放,使支气管平滑肌松弛,对急、慢性哮喘均有疗效。安全范围较小,可兴奋心脏和中枢神经系统。

异丙托溴铵:选择性阻断支气管平滑肌的 M 受体,使支气管松弛。常吸入给药,主要用于支气管哮喘和喘息性支气管炎。不良反应较少。

糖皮质激素:常用药物有倍氯米松、布地奈德等,目前仍然是最有效的重症哮喘或哮喘持续状态的治疗药物。全身给药副作用较多,吸入给药疗效好且不良反应小。

色甘酸钠:目前认为其平喘机制主要是通过稳定肥大细胞膜,抑制过敏物质的释放,对支气管平滑肌无直接松弛作用,起效缓慢。目前主要用于预防变态反应或运动引起的速发型或迟发型哮喘。

祛痰药:包括恶心性祛痰药(如氯化铵)、黏痰溶解药(如乙酰半胱氨酸)和黏痰稀释剂(如羧甲司坦)等。

镇咳药:包括中枢性镇咳药(如可待因)和外周性镇咳药(如苯佐那酯)。

【自测习题】

一、选择题

A 型题

1. 沙丁胺醇的特点不包括以下哪一项　　　　　　　　　　　　　　　　　　　　　( )

　　A. 对 $β_2$ 受体的选择性比异丙肾上腺素高　　B. 心脏反应比异丙肾上腺素轻微

　　C. 可收缩支气管黏膜血管　　　　　　　　　　D. 用于治疗支气管哮喘

　　E. 可气雾吸入给药

2. 以下关于氨茶碱的叙述,哪一项是错误的　　　　　　　　　　　　　　　　　　( )

　　A. 可兴奋心脏　　　　　　　　　　　　　　　B. 可松弛支气管和其他平滑肌

　　C. 可兴奋中枢　　　　　　　　　　　　　　　D. 为控制急性哮喘应快速静脉注射

　　E. 碱性强,口服易引起胃肠道反应

3. 不能控制哮喘急性发作的药物是　　　　　　　　　　　　　　　　　　　　　　( )

　　A. 肾上腺素　　　　　　　B. 色甘酸钠　　　　　　　C. 异丙肾上腺素

D. 氨茶碱　　　　　　　　E. 沙丁胺醇

4. 色甘酸钠预防哮喘发作的机制为　　　　　　　　　　　　　　（　　）

A. 直接对抗组胺等过敏介质　　　　B. 具有较强的抗炎作用

C. 稳定肥大细胞膜,阻止其释放过敏介质　　D. 扩张支气管

E. 抑制磷酸二酯酶

5. 下述关于色甘酸钠的描述中,哪一项是错误的　　　　　　　　（　　）

A. 无松弛支气管平滑肌的作用

B. 能直接对抗组胺、白三烯等过敏介质的作用

C. 能抑制肺肥大细胞对各种刺激所致脱颗粒的作用

D. 口服吸收仅 1%

E. 用于支气管哮喘的预防性治疗

6. 倍氯米松治疗支气管哮喘的主要机制是　　　　　　　　　　　（　　）

A. 提高中枢神经系统兴奋性　　　B. 激动支气管平滑肌上的 β_2 受体

C. 抗炎、抗过敏作用　　　　　　D. 激活腺苷酸环化酶

E. 阻断 M 胆碱受体

7. 氯化铵祛痰作用原理是　　　　　　　　　　　　　　　　　　（　　）

A. 直接刺激呼吸道黏膜,使呼吸道分泌物增多,痰液稀释而易于咳出。

B. 口服后刺激胃黏膜,反射地增加呼吸道分泌,痰液稀释而易于咳出

C. 使痰中黏性成分分解,痰液黏性降低而易于咳出

D. 有抗菌、抗炎作用,使痰量减少

E. 以上都不是

8. 无镇痛、成瘾和便秘的中枢性镇咳药是　　　　　　　　　　　（　　）

A. 苯佐那酯　B. 色甘酸钠　C. 特布他林　D. 右美沙芬　E. 可待因

X 型题

9. 平喘药包括　　　　　　　　　　　　　　　　　　　　　　　（　　）

A. 沙丁胺醇　B. 肾上腺素　C. 阿托品　　D. 氨茶碱　　E. 色甘酸钠

10. β_2 受体激动药的平喘作用特点是　　　　　　　　　　　　　（　　）

A. 口服有效,作用持久　　　　　　B. 疗效与异丙肾上腺素相当

C. 不会引起手指震颤副作用　　　　D. 对心脏的不良反应比异丙肾上腺素轻

E. 无耐受性

11. 控制支气管哮喘急性严重发作的症状,可选用　　　　　　　　（　　）

A. 氨茶碱静脉注射　　　B. 色甘酸钠吸入　　　　C. 肾上腺素皮下注射

D. 沙丁胺醇气雾吸入　　E. 泼尼松口服

12. 氨茶碱可用于　　　　　　　　　　　　　　　　　　　　　　（　　）

A. 口服预防哮喘发作　　　　　　B. 静脉注射治疗高血压危象

C. 静脉注射治疗哮喘急性发作　　D. 静脉注射治疗心绞痛

E. 静脉注射治疗哮喘持续状态

13. 氨茶碱静注过快,易引起的严重不良反应为　　　　　　　　　（　　）

A. 心律失常　B. 水钠潴留　C. 血压骤降　D. 惊厥　　E. 过敏性休克

14. 糖皮质激素倍氯米松治疗支气管哮喘的特点有　　　　　　　　（　　）

    A. 治疗作用与抗炎效应有关　　　　　B. 治疗作用与直接扩张支气管平滑肌有关

    C. 可以吸入给药　　　　　　　　D. 可用于急性哮喘发作的抢救

    E. 长期吸入可引起口腔霉菌感染

15. 支气管哮喘患者禁用　　　　　　　　　　　　　　　　　　　（　　）

    A. 氨茶碱　　　B. 新斯的明　　　C. 沙丁胺醇　　　D. 普萘洛尔　　　E. 吗啡

16. 可待因是一种　　　　　　　　　　　　　　　　　　　　　　（　　）

    A. 平喘药　　　B. 镇咳药　　　C. 镇痛药　　　D. 镇吐药　　　E. 祛痰药

17. 可待因的特点有　　　　　　　　　　　　　　　　　　　　　（　　）

    A. 对咳嗽中枢的抑制作用比吗啡强　　　　B. 主要用于刺激性干咳

    C. 主要用于多痰的咳嗽　　　　　　　D. 镇咳剂量时即可明显抑制呼吸

    E. 应当控制使用

18. 有祛痰作用的药物有　　　　　　　　　　　　　　　　　　　（　　）

    A. 可待因　　　B. 氯化铵　　　C. 氨茶碱　　　D. 乙酰半胱氨酸　　　E. 阿托品

二、填空题

1. 临床上主要用于预防支气管哮喘发作的抗过敏平喘药有＿＿＿＿＿＿＿、＿＿＿＿＿＿
＿＿＿＿＿＿＿＿等。

2. 选择性 β_2 受体激动药有＿＿＿＿等，与非选择性 β 受体激动药相比，其优点有＿＿＿
＿＿＿＿＿＿＿＿和＿＿＿＿＿＿＿＿＿＿＿＿等。

3. 常用于扩张气道平滑肌的平喘药有三类，各类代表药分别为＿＿＿＿＿＿、＿＿＿＿
＿＿＿、＿＿＿＿＿＿。

三、问答题

1. 平喘药可分为哪几大类？每类列举一个代表药。

2. 沙丁胺醇与异丙肾上腺素比较，在治疗哮喘时有什么优点？

【参考答案】

一、选择题

1. C　2. D　3. B　4. C　5. B　6. C　7. B　8. D　9. ABDE　10. ABD
11. ACD　12. ACE　13. ACD　14. ACDE　15. BDE　16. BC　17. BE　18. BD

二、填空题

1. 色甘酸钠　酮替芬

2. 沙丁胺醇　心血管反应小　作用持久或可以口服

3. 沙丁胺醇　氨茶碱　异丙托溴铵

三、问答题

1. 平喘药按作用机制分为三大类、七小类：① 支气管平滑肌松弛药，包括 β 肾上腺素受体激动药〔如肾上腺素（非选择性 β 受体激动药）、沙丁胺醇（β_2 受体激动药）〕、茶碱类（如氨茶碱）和 M 胆碱受体拮抗药（如异丙托溴铵）。② 抗炎平喘药，包括糖皮质激素（如倍氯米松)和抗白三烯药(如扎鲁司特)。③ 抗过敏平喘药,包括过敏介质阻释剂(如色苷酸钠)和 H_1 受体阻断药(如酮替芬)。

2. ①沙丁胺醇对 β_2 受体选择性高,舒张支气管平滑肌的作用强,而兴奋心脏 β_1 受体的作用弱,因而对心脏的副作用小。②沙丁胺醇为非儿茶酚胺类药物,体内代谢相对较慢,因而作用较持久,而且可口服。

第二十六章　消化系统药物

【学习提纲】

消化系统药物包括助消化药、抗消化性溃疡药、止吐药与胃肠动力药、泻药与止泻药、肝胆疾病辅助用药等。

助消化药:多为消化液中的成分或是促进消化液分泌的药物,主要用于消化道分泌功能减弱或消化不良等。常用药物有稀盐酸、胃蛋白酶、胰酶、乳酶生等。

消化性溃疡的治疗药物主要包括抗酸药、H_2 受体阻断药、M_1 受体阻断药、胃壁细胞 H^+ 泵抑制剂、胃泌素受体阻断药、黏膜保护药、抗幽门螺杆菌药等。

抗酸药:能中和胃酸而降低胃内容物酸度,因此降低胃蛋白酶活性,解除其对胃及十二指肠黏膜的侵袭,同时降低胃酸对溃疡面的直接刺激。常用药物有氢氧化铝、三硅酸镁、氧化镁、碳酸钙、碳酸氢钠等。

H_2 受体阻断药:通过阻断 H_2 受体,减少胃酸分泌。常用药物有西咪替丁、雷尼替丁、法莫替丁等。

胃质子泵抑制剂:通过抑制胃黏膜壁细胞膜上的 H^+-K^+-ATP 酶(亦称质子泵),减少胃酸分泌。常用药物有奥美拉唑、兰索拉唑、泮托拉唑等。

M_1 受体阻断药:代表药为哌仑西平,可选择性阻断胃壁细胞的 M_1 受体,抑制胃酸分泌,同时对胃蛋白酶分泌液也有一定的抑制作用。不良反应较轻。

枸橼酸铋钾:在胃液 pH 条件下氧化铋胶体沉着于溃疡表面或基底肉芽组织,形成保护屏障而抵御胃酸、胃蛋白酶对溃疡面的侵袭,还可通过与胃蛋白酶结合而降低其活性,并能促进黏液分泌。另外还具有抗幽门螺杆菌的作用。

泻药:本类药物分为容积性泻药、接触性泻药和润滑性泻药。容积性泻药的代表药为硫酸镁,口服后在肠道内形成高渗透压,阻止肠内水分的吸收,促进肠蠕动而导泻。接触性泻药的代表药为酚酞,口服后在肠道与碱性肠液形成可溶性钠盐,促进肠道蠕动,适用于慢性、习惯性便秘。液体石蜡、甘油属于润滑性泻药。

甲氧氯普胺:为多巴胺 D_2 受体阻断药。通过阻断 CTZ 的 D_2 受体,产生强大的中枢止吐作用,对胃肠道多巴胺受体也有阻断作用,使幽门舒张,加速胃排空及肠内容物从十二指肠向回盲部推进,发挥胃肠促动力药作用。临床上用于各种呕吐。

多潘立酮:选择性阻断外周多巴胺受体,加强胃肠蠕动,促进胃的排空,防止食物反流。用于胃排空延缓、反流性胃炎、反流性食管炎等引起的消化不良,也用于各种原因引起的恶心、呕吐。

【自测习题】

一、选择题

A 型题

1. 多潘立酮的止吐作用是通过阻断 （ ）

　　A. 5-HT$_3$受体　　B. M$_1$受体　　C. α_1受体　　D. 多巴胺受体　　E. H$_2$受体

2. 哌仑西平是一种 （ ）

　　A. H$_1$受体阻断药　　　　B. H$_2$受体阻断药　　　　C. M$_1$受体阻断药

　　D. D$_2$受体阻断药　　　　E. 胃壁细胞 H$^+$泵抑制剂

3. 胃壁细胞 H$^+$泵抑制剂有 （ ）

　　A. 哌仑西平　　B. 西咪替丁　　C. 法莫替丁　　D. 奥美拉唑　　E. 丙谷胺

4. 奥美拉唑用于治疗 （ ）

　　A. 消化不良　　　　　　B. 慢性腹泻　　　　　　C. 慢性便秘

　　D. 胃肠道平滑肌痉挛　　E. 十二指肠溃疡

5. 溃疡病应用某些抗菌药的目的是 （ ）

　　A. 清除肠道寄生菌　　B. 抗幽门螺杆菌　　　　C. 抑制胃酸分泌

　　D. 轻溃疡病的症状　　E. 保护胃黏膜

6. 昂丹司琼主要用于治疗 （ ）

　　A. 化疗、放疗引起的呕吐　　B. 晕动病引起的呕吐　　C. 吗啡引起的呕吐

　　D. 十二指肠溃疡　　　　　　E. 胃溃疡

7. 硫酸镁不具有下述哪一项作用 （ ）

　　A. 降低血压　　B. 中枢兴奋　　C. 骨骼肌松弛　　D. 导泻　　E. 利胆

8. 对非甾体类抗炎药引起的消化性溃疡有特效的药物是 （ ）

　　A. 哌仑西平　　B. 西咪替丁　　C. 米索前列醇　　D. 奥美拉唑　　E. 枸橼酸铋钾

X 型题

9. 抗酸药的药理作用有 （ ）

　　A. 促进溃疡病愈合　　　B. 抑制胃酸分泌　　　　C. 中和胃酸

　　D. 减轻溃疡病疼痛　　　E. 导泻

10. 能抑制胃酸分泌的药物有 （ ）

　　A. 西咪替丁　　B. 哌仑西平　　C. 酚妥拉明　　D. 奥美拉唑　　E. 泼尼松

11. 奥美拉唑具有下列哪些特点 （ ）

　　A. 可抑制 H$^+$-K$^+$-ATP 酶　　　　B. 可拮抗组胺引起的胃酸分泌

　　C. 可抑制幽门螺杆菌　　　　　　　D. 可用于 H$_2$受体阻断药无效的溃疡病患者

　　E. 溃疡愈合率高而无不良反应

12. 口服高浓度的硫酸镁后可引起 （ ）

　　A. 降低血压　　　　　　B. 抑制呼吸　　　　　　C. 导泻

　　D. 促进胆汁排泄　　　　E. 骨骼肌松弛

13. 消化性溃疡药物治疗的目的是 （ ）

A. 止痛　　　　　　B. 促进溃疡的愈合　　　C. 保护胃黏膜防止复发

D. 杀灭幽门螺杆菌　　E. 促进有害物质排泄

14. 抗酸药的抗消化性溃疡作用主要表现在　　　　　　　　　　　（　　）

A. 中和过多胃酸

B. 解除胃酸对十二指肠黏膜的侵蚀和对溃疡面的刺激

C. 降低胃蛋白酶分解胃黏膜蛋白的活性

D. 抑制 H^+-K^+-ATP 酶活性

E. 使胃黏液分泌减少

15. 甲氧氯普胺的作用主要表现在　　　　　　　　　　　　　　　（　　）

A. 阻断延髓催吐化学感受区的 DA 受体，产生较强的止吐作用

B. 保护胃黏膜

C. 舒张幽门，缩短食物通过胃和十二指肠的时间

D. 拮抗 5-HT 引起的胃松弛作用

E. 促进肠内容物从十二指肠向回盲部推进

二、填空题

1. 西咪替丁为＿＿＿＿＿＿受体阻断药，主要作用为＿＿＿＿＿＿，主要用于治疗＿＿＿＿＿＿。

2. 抑制胃酸分泌的药物种类有＿＿＿＿＿＿、＿＿＿＿＿＿、＿＿＿＿＿＿和＿＿＿＿＿＿。

3. 抗消化性溃疡药可分为＿＿＿＿＿＿、＿＿＿＿＿＿、＿＿＿＿＿＿和＿＿＿＿＿＿四大类。

4. 助消化药有＿＿＿＿＿、＿＿＿＿＿、＿＿＿＿＿和＿＿＿＿＿等。

5. 硫酸镁为＿＿＿＿性泻药，酚酞为＿＿＿＿性泻药，甘油为＿＿＿＿性泻药。

三、问答题

1. 治疗消化性溃疡的药物有哪几类？每类举一代表药名。

2. 能够减少胃酸分泌的药物可以分为哪几类？请简述其作用特点，并各列举一个代表药。

【参考答案】

一、选择题

1. D　2. C　3. D　4. E　5. B　6. A　7. B　8. C　9. ACD　10. ABD　11. ABCD　12. CD　13. ABCD　14. ABC　15. ACE

二、填空题

1. H_2　抑制胃酸分泌　溃疡病

2. H_2受体阻断药　M受体阻断药　质子泵抑制剂　胃泌素受体阻断药

3. 抗酸药　抑制胃酸分泌药　增强胃黏膜屏障功能的药物　抗幽门螺杆菌药

4. 稀盐酸　胃蛋白酶　胰酶　乳酶生

5. 容积　接触　润滑

三、问答题

1.(1)抗酸药,如氢氧化铝。(2)抑制胃酸分泌药:① H_2 受体阻断药,如雷尼替丁;② H^+-K^+-ATP 酶抑制剂,如奥美拉唑。③ M_1 受体阻断药,如哌仑西平。(3)胃黏膜保护药,如米索前列醇、硫糖铝。(4)抗幽门螺杆菌药:如甲硝唑、枸橼酸铋钾。

2.(1) H_2 受体阻断药:可抑制胃酸分泌,如雷尼替丁。(2) M_1 受体阻断药:可减少胃酸分泌,解除胃肠痉挛,如哌仑西平。(3) H^+-K^+-ATP 酶抑制剂:抑制胃酸分泌,缓解胃及十二指肠溃疡疼痛迅速,还能增加胃黏膜血流量,同时具有抑制胃蛋白酶分泌和抗幽门螺杆菌的作用,如奥美拉唑。(4)胃泌素受体阻断药:可竞争性阻断促胃泌素受体,抑制胃酸分泌,还能增加胃黏膜的保护作用,如丙谷胺。

第二十七章　肾上腺皮质激素类药

【学习提纲】

肾上腺皮质激素主要有糖皮质激素和盐皮质激素,前者临床应用较广,本章着重介绍糖皮质激素。

1. 糖皮质激素的药理作用及其作用机制

(1)抗炎作用:能抑制多种原因引起的炎症反应。在炎症早期可减轻渗出、水肿、毛细血管扩张、白细胞浸润及吞噬反应;在炎症后期可抑制成纤维细胞的增生,延缓肉芽组织的生成,防止粘连和瘢痕形成,减轻后遗症。其作用机制主要是与糖皮质激素受体结合,从而影响基因的转录。增加炎症抑制蛋白脂皮素 1 的生成,使炎症介质 PGE_2、PGI_2 和白三烯类减少;抑制一氧化氮合酶和环氧合酶-2 等的表达;抑制白细胞介素等炎性细胞因子的产生;诱导炎症细胞凋亡。

(2)免疫抑制作用:对免疫反应的多个环节均有抑制作用,包括抑制巨噬细胞对抗原的吞噬和处理;破坏淋巴细胞,诱导淋巴细胞凋亡;小剂量主要抑制细胞免疫,大剂量可抑制 B 细胞转化为浆细胞,减少抗体生成,抑制体液免疫等。

(3)抗休克作用:糖皮质激素在发挥抗炎、抗免疫作用的基础上,还可稳定溶酶体膜,减少心肌抑制因子的形成;扩张休克时痉挛收缩的血管,改善微循环,加强心肌收缩力;提高机体对细菌内毒素的耐受力等,从而发挥抗休克作用。

(4)允许作用:糖皮质激素对某些组织细胞虽无直接作用,但可给其他激素发挥作用创造有利条件,称为允许作用。

(5)对血液和造血系统影响:刺激骨髓造血功能,使血液中红细胞、血小板、血红蛋白、中性粒细胞增加,同时降低血液中淋巴细胞、嗜酸性和嗜碱性粒细胞的数目。

(6)其他作用:提高中枢神经系统的兴奋性;长期大量应用可出现骨质疏松。

2. 糖皮质激素的临床应用

糖皮质激素的临床用途主要包括严重的感染和中毒性休克,但必须合用足量有效的抗生素;炎症后遗症,防止或减轻重要器官炎症后期的粘连和瘢痕形成;严重风湿热、全身性红斑狼疮和肾病综合征等自身免疫性疾病；过敏性休克；某些血液病；替代疗法，用于急性或慢性肾上腺皮质功能减退症。

3. 糖皮质激素的不良反应

医源性肾上腺皮质功能亢进症，诱发或加重感染，诱发或加重溃疡等。糖皮质激素停药不当可出现医源性肾上腺皮质功能不全、反跳现象等停药反应。禁忌证包括抗菌药物不能控制的病毒、真菌等感染，活动性肺结核，活动性消化性溃疡，骨质疏松，严重高血压，糖尿病，严重精神病和癫痫等。

【自测习题】

一、选择题

A 型题

1. 下列哪一项对糖皮质激素作用的描述是错误的　　　　　　　　　　　　（　　）

    A. 具有强大的抗炎作用　　　　　　　　B. 能对抗各种原因引起的炎症反应

    C. 能抑制巨噬细胞对抗原的吞噬和处理　D. 有抗休克作用

    E. 可对抗细菌外毒素而缓解中毒性休克的症状

2. 糖皮质激素对炎症后期的作用主要在于　　　　　　　　　　　　　　（　　）

    A. 减少炎症介质前列腺素的合成，促进炎症消退

    B. 稳定溶酶体膜，减少蛋白水解酶的释放

    C. 促进炎症区的血管收缩，降低血管通透性，减轻肿胀

    D. 增强机体防御功能，促进炎症消退

    E. 抑制肉芽组织生长，防止粘连和瘢痕形成，减轻后遗症

3. 糖皮质激素对血液和造血系统的作用是　　　　　　　　　　　　　　（　　）

    A. 刺激骨髓造血功能　　　　　　　　　B. 使红细胞与血红蛋白减少

    C. 使中性粒细胞减少　　　　　　　　　D. 使血小板减少

    E. 使淋巴细胞增加

4. 下列哪一种疾病不宜应用糖皮质激素　　　　　　　　　　　　　　　（　　）

    A. 严重支气管哮喘发作　　　　　　　　B. 急性淋巴细胞白血病

    C. 癫痫　　　　　　　　　　　　　　　D. 风湿性心脏病

    E. 类风湿关节炎

5. 糖皮质激素的不良反应不包括　　　　　　　　　　　　　　　　　　（　　）

    A. 类肾上腺皮质功能亢进综合征　　　　B. 诱发或加重感染

    C. 诱发或加重支气管哮喘　　　　　　　D. 诱发或加重溃疡病

    E. 骨质疏松、肌肉萎缩

6. 早晨一次给予糖皮质激素的治疗方法是根据　　　　　　　　　　　　（　　）

    A. 口服吸收更加完全

    B. 体内代谢灭活缓慢，有效血药浓度稳定

    C. 与靶细胞受体结合牢固，作用持久

    D. 与体内糖皮质激素分泌的昼夜节律一致

E. 存在肝肠循环,有效血药浓度持久

7. 以下何药不属于肾上腺皮质激素　　　　　　　　　　　　　　　　　（　　）

　　A. 可的松　　　B. 醛固酮　　　C. ACTH　　　D. 泼尼松　　　E. 雄激素

8. 糖皮质激素诱发和加重感染的主要原因是　　　　　　　　　　　　　（　　）

　　A. 激素用量不足,无法控制症状　　　　　B. 患者对激素不敏感,疗效不佳

　　C. 未合用足量有效的抗菌药物　　　　　　D. 激素可促进多种病原微生物繁殖

　　E. 激素具有强大的免疫抑制作用,降低了机体的防御功能

9. 长期应用糖皮质激素,若突然停药产生反跳现象,其原因是　　　　　（　　）

　　A. 肾上腺皮质功能亢进　　　　　　　　　B. ACTH 分泌突然减少

　　C. 甲状腺功能亢进　　　　　　　　　　　D. 垂体功能亢进

　　E. 患者对激素产生依赖性或病情未得到充分控制

10. 感染中毒性休克使用糖皮质激素治疗时,应采用　　　　　　　　　（　　）

　　A. 小剂量快速静脉给药　　　　　　　　　B. 大剂量突击静脉给药

　　C. 小剂量口服给药　　　　　　　　　　　D. 大剂量肌内注射

　　E. 一次负荷量肌内注射给药,然后静脉滴注维持给药

11. 糖皮质激素一般剂量长程疗法适用于　　　　　　　　　　　　　　（　　）

　　A. 感染中毒性休克　　　　B. 风湿性关节炎　　　C. 败血症

　　D. 细菌性痢疾　　　　　　E. 肾上腺皮质功能不全症

12. 糖皮质激素通过增加下列何种物质的生成,抑制白三烯的合成　　　（　　）

　　A. 磷脂酶 A_2　　　　　　B. 脂皮素　　　　　C. 前列腺素

　　D. 白细胞介素　　　　　　E. 一氧化氮

X 型题

13. 需在体内转化后才能发挥药理作用的药物是　　　　　　　　　　　（　　）

　　A. 泼尼松　　　　　　　B. 泼尼松龙　　　　　C. 氢化可的松

　　D. 可的松　　　　　　　E. 地塞米松

14. 糖皮质激素用于治疗严重感染的目的包括　　　　　　　　　　　　（　　）

　　A. 缓解急性炎症症状　　　　　　　　　　B. 提高机体对内毒素的耐受力

　　C. 抑制病原体生长　　　　　　　　　　　D. 中和细菌毒素

　　E. 防止某些感染造成的后遗症

15. 糖皮质激素和抗生素合用治疗严重感染的目的是　　　　　　　　　（　　）

　　A. 既可缓解感染症状,又能杀灭或抑制病原菌

　　B. 增强抗生素的抗菌作用

　　C. 提高机体的防御能力

　　D. 拮抗抗生素的某些不良反应

　　E. 增加机体对感染的耐受力并防止感染加重

16. 下列哪些情况一般不宜选用糖皮质激素　　　　　　　　　　　　　（　　）

　　A. 中毒性菌痢　　　　　　B. 骨折创伤修复期　　　C. 支气管哮喘

　　D. 活动性消化性溃疡　　　E. 严重精神病

17. 需要长期应用糖皮质激素治疗时,为了维持疗效或避免不良反应,应在　（　　）

  A. 控制症状后，尽量采用最小有效剂量

  B. 维持疗效期间，可采用隔日疗法

  C. 停药过程中，要逐步减量停药

  D. 停药数月内，如遇应激情况，应及时再次给予足量本类药物

  E. 开始治疗时应先采用小剂量替代疗法

  18. 长期应用糖皮质激素影响儿童生长发育的原因是 （　　）

  A. 抑制蛋白质的合成　　B. 抑制生长激素的分泌　　C. 促进钙的排泄

  D. 促进磷的排泄　　　　E. 引起消化、吸收紊乱

二、填空题

  1. 泼尼松在肝内转化为_____而起效，故严重肝功能不全者或关节腔内用药只宜使用_____。

  2. 长期使用糖皮质激素突然停药可引起_____和_____。

  3. 糖皮质激素的主要药理作用是_____、_____和_____等。

  4. 感染性休克患者使用糖皮质激素治疗的使用原则是_____，_____。

三、问答题

  1. 糖皮质激素有哪些药理作用？

  2. 试述糖皮质激素的主要临床应用。

  3. 试述糖皮质激素治疗严重感染的药理依据及注意事项。

  4. 严重感染时应用糖皮质激素的原则是什么？简述其理由。

  5. 长期大剂量应用糖皮质激素可引起哪些不良反应？

  6. 长期连续应用糖皮质激素为何不能突然停药？如需停药应如何处理？

  7. 若需长期使用糖皮质激素，为何提倡隔日清晨疗法？

【参考答案】

一、选择题

1. E　2. E　3. A　4. C　5. C　6. D　7. C　8. E　9. E　10. B

11. B　12. B　13. AD　14. ABE　15. AE　16. BDE　17. ABCD　18. ABCD

二、填空题

1. 泼尼松龙　泼尼松龙

2. 医源性肾上腺皮质功能不全　反跳现象

3. 抗炎作用　免疫抑制作用　抗休克作用

4. 早期大剂量短程疗法　与足量有效的抗生素合用

三、问答题

1. (1)对代谢的影响。(2)允许作用：可给其他激素发挥作用创造有利条件。(3)抗炎

作用：急性期主要抑制渗出及炎症细胞浸润；慢性期主要抑制肉芽组织生成，防止粘连及瘢痕形成。(4)免疫抑制与抗过敏作用：抑制免疫过程的多个环节；减少过敏介质的产生。(5)抗休克作用：与调节心血管功能、稳定溶酶体膜、提高对细菌内毒素的耐受力有关。(6)其他作用：① 退热作用：用于严重的中毒性感染；② 调节骨髓造血功能：使红细胞、血小板、白细胞、血红蛋白等增加；但减少血中淋巴细胞数量；③ 中枢神经系统：出现兴奋、激动、失眠，偶尔诱发精神病，大剂量对儿童可致惊厥；④ 骨质疏松。(7)使胃酸、胃蛋白酶分泌增加，胃黏液分泌减少。

2. (1)替代疗法：用于各种原因引起的肾上腺皮质功能减退症。(2)严重感染或炎症：① 严重急性感染，有利于缓解急性严重症状；② 抗感染治疗或防止某些炎症的后遗症，防止瘢痕形成和后遗症的发生。(3)抗休克治疗：可早期、大剂量、短时间应用。(4)自身免疫性疾病、器官移植排斥反应和过敏性疾病。(5)血液病：如急性淋巴细胞性白血病、再生障碍性贫血等。(6)局部应用：主要用于某些皮肤病及眼病。

3. 糖皮质激素用于治疗严重感染的目的是发挥激素的抗炎、抗毒、抗休克及对肾上腺皮质功能不全的补偿作用，减轻组织细胞损伤，从而使临床症状减轻，帮助机体度过危险期，为抗菌药物发挥作用争得时间。同时对某些感染（如结核性脑膜炎）早期大剂量、短疗程应用糖皮质激素，可以减少瘢痕形成，预防后遗症。但因糖皮质激素无抗菌作用，并降低机体免疫功能，故必须合用有效足量的抗菌药物，以免感染病灶扩散。病毒性感染一般不用糖皮质激素，因病毒感染的痊愈在很大程度上依靠机体的抵抗力。

4. 原则有：① 早期应用，越早越好；② 大剂量，甚至超大剂量；③ 疗程要短，一般不宜超过 3d；④ 合用足量、有效的抗菌药物。做到以上四条原则，可以快速有效发挥糖皮质激素的抗炎作用，提高机体对细菌内毒素的耐受性，改善患者的症状，争取时间，利于有效抗菌药物及其他治疗方法发挥疗效。

5. (1)类肾上腺皮质功能亢进综合征。(2)诱发或加重感染。(3)消化系统并发症，如消化性溃疡、溃疡出血等。(4)心血管系统并发症，如高血压和动脉粥样硬化。(5)骨质疏松、肌肉萎缩、伤口愈合迟缓、生长发育减慢。(6)其他，如诱发精神失常或癫痫等。

6. 长期连续应用糖皮质激素，可反馈性抑制脑垂体前叶 ACTH 的分泌，引起肾上腺皮质萎缩和功能不全，停药后 3～5 个月垂体才能恢复分泌 ACTH 的功能，6～9 个月肾上腺才能对 ACTH 起反应。若突然停药，可出现肾上腺皮质功能减退症。此外，因患者对该激素产生了依赖性或病情尚未得到完全控制，突然停药或减量过快可导致病情复发或恶化（反跳现象）。

需要停药时，应当逐渐减少剂量至最低程度，无病情反复时可以停药。在停药后可连续用适量 ACTH；停药后 1 年内遇到严重应激情况（感染、创伤、手术等）或出现反跳现象时，应及时补充足量的糖皮质激素。

7. 肾上腺皮质激素的分泌有昼夜节律性，每日早晨 8 时为分泌高峰，随后逐渐下降，午夜达到低谷。将总药量在隔日早晨 8 时一次给予，此时正值激素分泌高峰，对肾上腺皮质功能的反馈性抑制最小，且避免了多次给药所致的血药浓度多次达到高峰，从而降低肾上腺皮质失用性萎缩的发生率。

第二十八章　胰岛素及降血糖药

【学习提纲】

糖尿病主要可分为两种类型:① 1 型糖尿病,自主免疫反应损害胰腺 β 细胞,胰岛素分泌绝对不足,需终生补充外源性胰岛素,口服降血糖药无效。② 2 型糖尿病,多因胰岛素与正常细胞受体结合减少,胰岛素相对缺乏所致,大多数用口服降血糖药治疗。

胰岛素:是胰腺 β 细胞分泌的一种小分子蛋白质,由两条多肽链组成,只能注射给药,口服无效。胰岛素能促进糖的氧化和酵解,加速全身组织对葡萄糖的摄取和利用,促进糖原合成,抑制其分解而降低血糖;抑制脂肪分解,促进脂肪合成;促进蛋白质合成,抑制蛋白质分解;促进 K^+ 内流,降低血钾水平。胰岛素是目前治疗 1 型糖尿病的唯一药物,也可治疗口服降血糖药不能控制的 2 型糖尿病以及糖尿病各种并发症。胰岛素的不良反应主要有低血糖反应、过敏反应和胰岛素耐受性。

口服降血糖药主要包括磺酰脲类、双胍类、α-葡萄糖苷酶抑制剂和胰岛素增敏剂。

磺酰脲类:常用的有甲苯磺丁脲、氯磺丙脲、格列苯脲、格列齐特、格列吡嗪和格列喹酮等。该类药物主要通过刺激胰腺 β 细胞分泌胰岛素而降低血糖,氯磺丙脲还具有抗利尿作用,格列齐特还具有抑制血小板聚集,防止血栓形成等作用。临床主要用于治疗饮食控制无效的轻、中度 2 型糖尿病患者。

双胍类:临床应用的主要有二甲双胍和苯乙双胍,对不论有无胰腺 β 细胞功能的糖尿病患者均有降血糖作用,对正常人则无。降血糖机制较为复杂,目前认为主要通过抑制糖的肠道吸收和糖原异生,促进糖的无氧酵解而降低血糖,不促进胰岛素的释放。临床主要用于控制饮食无效的 2 型糖尿病患者。不良反应主要是虽罕见但较为严重的乳酸血症。

α-葡萄糖苷酶抑制剂:如阿卡波糖,可竞争性抑制 α-葡萄糖苷酶,减少葡萄糖的吸收。

胰岛素增敏剂:如罗格列酮和吡格列酮,主要是通过增强肌肉和脂肪组织对胰岛素的敏感性,增加葡萄糖转运蛋白的合成和转位,从而增加葡萄糖转运入肌肉和脂肪,降低血糖。通常与胰岛素或其他口服降血糖药合用于 2 型糖尿病患者。不良反应有肝功能损害等。

【自测习题】

一、选择题

A 型题

1. 胰岛素的适应证有　　　　　　　　　　　　　　　　　　　　　　　　（　　）

　　A. 1 型糖尿病　　　　　　　　　　　　B. 口服降血糖药无效的非胰岛素依赖性糖尿病

　　C. 糖尿病合并酮症酸中毒　　　　　　D. 糖尿病合并严重感染

　　E. 以上都是

2. 胰岛素的不良反应有　　　　　　　　　　　　　　　　　　　　　　　　（　　）

　　A. 骨髓抑制　　　　　　B. 酮症酸中毒　　　　　　C. 高血糖高渗性昏迷

D. 低血糖昏迷　　　　E. 乳酸血症

3. 能促进胰腺 β 细胞释放胰岛素的降血糖药是　　　　　　　　　　（　　）

　　A. 苯乙福明　　B. 甲苯磺丁脲　　C. 罗格列酮　　D. 小剂量胰岛素　　E. 二甲双胍

4. 甲苯磺丁脲的适应证是　　　　　　　　　　　　　　　　　　　（　　）

　　A. 胰岛功能全部丧失的糖尿病患者　　　　B. 糖尿病昏迷

　　C. 糖尿病合并高热　　　　　　　　　　　D. 中、轻度糖尿病

　　E. 糖尿病合并酮症酸中毒

5. 下列哪种药物于进餐开始时服用,以延缓来源于食物的糖的吸收　　　（　　）

　　A. 阿卡波糖　　B. 格列齐特　　C. 格列吡嗪　　D. 吡格列酮　　E. 瑞格列奈

6. 接受胰岛素治疗的 1 型糖尿病患者突然出汗、心跳加快、焦虑等可能是由于　（　　）

　　A. 血压升高　　　　　　　B. 低血糖反应　　　　　　C. 胰岛素急性耐受

　　D. 胰岛素慢性耐受　　　　E. 过敏反应

7. 双胍类药物治疗糖尿病的机制是　　　　　　　　　　　　　　　　（　　）

　　A. 增强胰岛素的作用　　　　　　　　B. 促进糖酵解并抑制糖原异生

　　C. 增加靶细胞膜上胰岛素受体的数目　　D. 阻滞 ATP 敏感的钾通道

　　E. 刺激内源性胰岛素的分泌

8. 单用饮食无法控制的肥胖型糖尿病患者可选用　　　　　　　　　　（　　）

　　A. 胰岛素　　B. 格列齐特　　C. 二甲双胍　　D. 吡格列酮　　E. 瑞格列奈

X 型题

9. 胰岛素的特点有　　　　　　　　　　　　　　　　　　　　　　　（　　）

　　A. 对胰岛素缺乏的各型糖尿病均有效　　B. 对正常人无降糖作用

　　C. 过量可致低血糖反应　　　　　　　　D. 反复应用可出现耐受性

　　E. 产生低血糖反应时可用鱼精蛋白对抗

10. 胰岛素主要适用于　　　　　　　　　　　　　　　　　　　　　（　　）

　　A. 重型糖尿病　　　　　　　　　B. 糖尿病合并严重感染

　　C. 糖尿病酮症酸中毒　　　　　　D. 轻型非胰岛素依赖性糖尿病

　　E. 糖尿病非酮症高血糖高渗性昏迷

11. 胰岛素的不良反应有　　　　　　　　　　　　　　　　　　　　（　　）

　　A. 低血糖　　B. 酮症酸中毒　　C. 过敏反应　　D. 乳酸性酸血症　　E. 耐受性

12. 可促进胰岛素释放的药物有　　　　　　　　　　　　　　　　　（　　）

　　A. 肾上腺素　　B. 二甲双胍　　C. 甲苯磺丁脲　　D. 氢氯噻嗪　　E. 氯磺丙脲

二、填空题

1. 抢救重症糖尿病患者宜用_____静脉内给药,一般的患者(饮食控制或口服降血糖药无效者)可用_____1 日 1 次皮下注射。

2. 胰岛素的不良反应包括_____、_____、_____等。

3. 口服降糖药可以分为_____、_____、_____和_____。

三、问答题

1. 试述胰岛素的临床应用。

2. 试述胰岛素的主要不良反应及其防治。

3. 试述磺酰脲类药物的药理作用及临床应用。

【参考答案】

一、选择题

1. E　2. D　3. B　4. D　5. A　6. B　7. B　8. C　9. ACD　10. ABCE
11. ACE　12. CE

二、填空题

1. 速效胰岛素　中效或长效胰岛素

2. 低血糖　过敏反应　胰岛素抵抗

3. 胰岛素增敏药　磺酰脲类　双胍类　α-葡萄糖苷酶抑制剂

三、问答题

1. (1)重症糖尿病,即胰岛素依赖型(1型)糖尿病。(2)非胰岛素依赖型(2型)糖尿病经饮食控制或口服降血糖药不能奏效者。(3)糖尿病发生各种急性或严重并发症者,如酮症酸中毒、非酮症高血糖高渗性昏迷等。(4)糖尿病合并严重应激情况,如重度感染、消耗性疾病、高热、妊娠、创伤、手术等。

2. (1)过敏反应:可用抗组胺药、皮质激素治疗,用牛胰岛素者可改用猪胰岛素。(2)低血糖:应教会患者熟知低血糖反应,以便及早发现,并及时摄食或饮糖水,严重者应立即静注50%葡萄糖。(3)胰岛素抵抗:急性抵抗性多因并发感染、创伤、手术等应激状态所致。可加大胰岛素剂量;产生慢性抵抗性,形成原因多样,有① 受体前异常;② 受体水平变化;③ 受体后失常。

3. (1)药理作用:① 降血糖作用:磺酰脲类阻滞胰腺 β 细胞的钾通道,促进胰岛素分泌;还可能抑制胰高血糖素分泌,提高靶细胞对胰岛素的敏感性,增加靶细胞胰岛素受体数目和亲和力。② 对水排泄的影响:有抗利尿的作用。③ 对凝血功能的影响:使血小板黏附力减弱,刺激纤溶酶原的合成。(2)临床应用:① 非胰岛素依赖型(2型)糖尿病,胰岛功能尚存且单用饮食控制无效者;对胰岛素耐受者可减少胰岛素用量。② 氯磺丙脲可治疗尿崩症。

第二十九章　甲状腺激素与抗甲状腺药

【学习提纲】

甲状腺激素包括甲状腺素(T_4)和三碘甲腺原氨酸(T_3)。甲状腺以碘为原料,经摄碘、碘的活化、酪氨酸的碘化以及偶联而生成 T_3 和 T_4。甲状腺激素的合成与释放受血中甲状腺激素水平的负反馈调节。甲状腺激素具有促进生长发育,兴奋心脏,增强机体对儿茶酚胺类的敏感性等作用,在代谢方面,可促进单糖的吸收,增强糖原的分解和糖的氧化利用,促进脂肪分解,还可使蛋白质合成增加,提高基础代谢率。甲状腺激素主要用于呆小病、黏液性水肿、单纯性甲状腺肿的治疗。

抗甲状腺药物包括硫脲类、碘和碘化物、β受体阻断药等。

硫脲类:常用药物有丙硫氧嘧啶、甲巯咪唑和卡比马唑等,可抑制甲状腺过氧化物酶的活性,从而抑制甲状腺球蛋白酪氨酸的碘化,阻止甲状腺激素的合成。用于甲状腺功能亢进的内科治疗和手术前准备以及甲状腺危象的综合治疗。硫脲类药物的严重不良反应为粒细胞缺乏。

碘及碘化物:小剂量的碘作为合成甲状腺激素的原料,用于治疗单纯性甲状腺肿;大剂量碘可直接抑制甲状腺激素的释放而发挥抗甲状腺作用,与硫脲类药物合用可作为甲亢术前准备,也可用于治疗甲状腺危象。不良反应主要为过敏反应。放射性碘可破坏腺体组织,用于不宜手术、术后复发或对硫脲类无效或过敏的甲亢治疗。

【自测习题】

一、选择题

A 型题

1. 丙硫氧嘧啶的抗甲状腺作用主要在于　　　　　　　　　　　　　　　　( )

　　A. 作用于甲状腺细胞核内受体　　　　B. 作用于甲状腺细胞膜受体

　　C. 抑制甲状腺中酪氨酸的碘化和偶联　　D. 抑制已合成的甲状腺素的释放

　　E. 以上都不是

2. 不能用于治疗甲状腺危象的药物是　　　　　　　　　　　　　　　　　( )

　　A. 大剂量碘剂　B. 丙硫氧嘧啶　C. 甲巯咪唑　D. 小剂量碘剂　E. 卡比马唑

3. 硫脲类药物最严重的不良反应是　　　　　　　　　　　　　　　　　　( )

　　A. 药疹、药热　　　　　　B. 关节痛、淋巴结肿大　　　C. 腹痛、腹泻、恶心、呕吐

　　D. 粒细胞缺乏症　　　　　E. 血管神经性水肿,喉头水肿

4. 能抑制 T_4 转化为 T_3 的抗甲状腺药物是　　　　　　　　　　　　　　( )

　　A. 甲硫氧嘧啶　B. 丙硫氧嘧啶　C. 甲巯咪唑　D. 卡比马唑　E. 碘化钾

5. 甲状腺功能亢进的内科治疗宜选用　　　　　　　　　　　　　　　　　( )

　　A. 小剂量碘剂　B. 大剂量碘剂　C. 甲状腺素　D. 甲巯咪唑　E. 格列齐特

6. 下列何种疾病宜选用大剂量碘剂治疗　　　　　　　　　　　　　　　　( )

　　A. 弥漫性甲状腺肿　　　　B. 结节性甲状腺肿　　　　C. 黏液性水肿

　　D. 轻症甲亢内科治疗　　　E. 甲状腺危象

7. 大剂量碘剂不能单独长期用于治疗甲亢是因为　　　　　　　　　　　　( )

　　A. 引起甲状腺危象　　　　　　　　B. 摄碘未被抑制,不能抑制甲状腺激素的合成

　　C. 使 T_4 转化为 T_3 加重甲亢　　　D. 为合成甲状腺素提供原料

　　E. 使腺体增生肿大

8. 甲亢术前使用硫脲类药物,手术前两周再加服大剂量碘剂,原因是　　　　( )

　　A. 大剂量碘剂可使代偿性增生的甲状腺体积增大变韧

　　B. 大剂量碘剂可降低基础代谢率,便于手术

　　C. 大剂量碘剂可使代偿性增生的甲状腺体积缩小变硬

　　D. 大剂量碘剂可防止术后发生甲状腺肿大

E. 硫脲类药物抗甲状腺作用较弱,合用大剂量碘剂可增加其抗甲状腺作用

X型题

9. 丙硫氧嘧啶的主要适应证是 （　　）

    A. 甲状腺危象　　　　　　　　　　B. 轻、中度甲状腺功能亢进

    C. 甲状腺功能亢进的手术前准备　　D. 单纯性甲状腺肿

    E. 黏液性水肿

10. 治疗甲状腺危象可采用 （　　）

    A. 小剂量碘　B. 大剂量碘　C. 丙硫氧嘧啶　D. 甲苯磺丁脲　E. 甲状腺素

11. 甲状腺功能亢进手术前两周,应用大剂量碘剂的目的在于 （　　）

    A. 防止手术后甲状腺功能低下　　　B. 使甲状腺体积变小,手术容易进行

    C. 甲状腺腺体变大变软,手术容易进行　D. 甲状腺腺体血管减少,手术中出血减少

    E. 防止手术后甲状腺功能亢进症状复发

12. 甲状腺激素具有的药理作用是 （　　）

    A. 维持生长发育　　　　B. 促进糖的氧化利用　　　C. 提高基础代谢率

    D. 增加机体对儿茶酚胺类物质的敏感性

    E. 降低心脏对乙酰胆碱的敏感性

二、填空题

1. 抗甲状腺药物主要有_____、_____和_____。

2. 硫脲类药物可以抑制_____酶,从而抑制甲状腺激素的_____;碘化物可抑制_____酶,从而抑制甲状腺激素_____。

3. 甲状腺激素包括_____和_____,前者作用_____,维持时间_____,后者作用_____,维持时间_____。

三、问答题

1. 甲状腺功能亢进患者进行甲状腺切除手术前应用哪两类药物治疗? 简述其机制。

2. 试述硫脲类药物发挥疗效的原理。

【参考答案】

一、选择题

1. C　2. D　3. D　4. B　5. D　6. E　7. B　8. C　9. ABC　10. BC
11. BD　12. ABCD

二、填空题

1. 硫脲类　碘和碘化物　β受体阻断药

2. 过氧化物　生物合成　蛋白水解　释放

3. T_3　T_4　快而强　短　慢而弱　长

三、问答题

1. (1)硫脲类药物(如丙硫氧嘧啶):降低基础代谢率,防止麻醉及手术后甲状腺危象的发生,术前服用硫脲类药物,使甲状腺功能恢复或接近正常。但硫脲类药物可使甲状腺组织

增生、充血、变软,不利于手术进行。(2)大剂量碘剂:在手术前两周给药,使甲状腺组织退化,血管减少,腺体缩小变韧,有利于手术进行及减少出血,且大剂量碘剂2周时达最大效应,若继续用药,则作用减弱。

2.(1)抑制甲状腺过氧化物酶中介的酪氨酸的碘化及偶联,而药物本身则作为过氧化物酶的底物而被碘化,使氧化碘不能结合到甲状腺球蛋白上,从而抑制甲状腺激素的生物合成。(2)对已合成的甲状腺激素无效,须等已合成的激素被消耗后才能完全生效。(3)该类药中的丙硫氧嘧啶能抑制外周组织的 T_4 转化为 T_3 ,迅速控制血清中生物活性较强的 T_3 水平,故在重症甲状腺功能亢进、甲状腺危象时可列为首选。(4)硫脲类药物尚有免疫抑制作用,能轻度抑制免疫球蛋白的生成,使血液循环中甲状腺刺激性免疫球蛋白下降,有助于控制症状。

第三十章　垂体激素与下丘脑释放激素

【学习提纲】

垂体激素是脊椎动物垂体分泌的多种微量蛋白质和肽类激素的总称。垂体前叶和中叶总称腺垂体,分泌的激素主要有促甲状腺激素(TSH)、促肾上腺皮质激素(ACTH)、促黄体生成激素(LH)、促卵泡成熟激素(FSH)、催乳激素释放激素(PRH)、生长激素(GH)、促黑激素(MSH)、内啡肽等。这些从腺体分泌的微量激素进入血液循环,被输送到甲状腺、肾上腺皮质、性腺等外周内分泌腺体以及乳腺、骨骼、肌肉等器官,分别刺激相应靶腺产生和分泌特异的激素以及调节机体和组织的生长等功能。

垂体后叶是神经垂体的主要部分,主要分泌缩宫素和加压素。

下丘脑激素是下丘脑不同类型神经核团细胞产生的一系列肽类激素的总称,它们能有效地调节控制垂体前叶各种激素的合成和分泌,由此控制全身一些主要的内分泌腺的活动。目前已阐明结构并人工合成的下丘脑释放激素有促甲状腺激素释放激素(TRH)、促性腺激素释放激素(GnRH)、促肾上腺皮质激素释放激素(ACTH-RH)、生长激素释放激素(GHRH)。

【自测习题】

一、填空题

1. 腺垂体主要分泌的激素有_____、_____、_____、_____和_____等,垂体后叶主要分泌_____和_____。

2. 促性腺激素释放激素能刺激垂体前叶生成和分泌_____和_____。

二、问答题

1. 简述腺垂体主要分泌的激素和功能。

【参考答案】

一、填空题

1. 促甲状腺激素　促肾上腺皮质激素　促黄体生成激素　促卵泡成熟激素　生长激素　缩宫素　加压素

2. 促黄体生成激素　促卵泡成熟激素

二、问答题

1. 垂体前叶和中叶总称腺垂体，分泌的激素主要有促甲状腺激素（TSH）、促肾上腺皮质激素（ACTH）、促黄体生成激素（LH）、促卵泡成熟激素（FSH）、催乳激素释放激素（PRH）、生长激素（GH）、促黑激素（MSH）、内啡肽等。这些从腺体分泌的微量激素进入血液循环，被输送到甲状腺、肾上腺皮质、性腺等外周内分泌腺体以及乳腺、骨骼、肌肉等器官，分别刺激相应靶腺产生和分泌特异的激素以及调节机体和组织的生长等功能。

第三十一章　性激素及作用于女性生殖系统的药物

【学习提纲】

性激素为性腺分泌的一类甾体激素，包括雌激素、孕激素和雄激素，临床多用其人工合成品及其衍生物。目前常用的避孕药大多为雌激素和孕激素的复合制剂。

雌激素类药：天然的雌激素有雌二醇、雌酮和雌三醇，人工合成品有炔雌醇、炔雌醚、戊酸雌二醇和尼尔雌醇等。雌激素可促进女性性器官的发育和成熟，维持女性第二性征，与孕激素共同作用形成月经周期。可用于绝经期综合征、卵巢功能不全、功能性子宫出血等。

他莫昔芬：为雌二醇竞争性拮抗药，可抑制依赖雌激素才能持续生长的肿瘤细胞。多用于绝经期后呈进行性发展的乳腺癌的治疗。

孕激素类药：天然的孕激素为黄体酮，人工合成品常用的有甲地孕酮、炔诺酮等。孕激素可使子宫内膜由增殖期转为分泌期，有利于孕卵的着床和胚胎发育；还具有抑制子宫收缩，抑制排卵，促进乳腺腺泡发育等作用。临床适用于功能性子宫出血、痛经、子宫内膜异位症、先兆流产和习惯性流产等。

雄激素：天然的雄激素为睾酮，人工合成品有甲睾酮、丙酸睾酮等，能促进男性性器官和第二性征的发育和成熟。大剂量的雄激素有对抗雌激素的作用。能促进蛋白质的合成（同化作用），抑制蛋白质的分解。能促进肾脏分泌促红细胞生成素，也可直接刺激骨髓造血功能。适用于无睾症和类无睾症、功能性子宫出血、再生障碍性贫血等的治疗。

避孕药：现有的避孕药仍以女用避孕药为主，大多由雌激素和孕激素组成，其避孕机制主要包括抑制排卵、抗着床以及使宫颈黏液黏稠度增加，不利于精子运行，从而影响卵子受精等。

子宫平滑肌兴奋药是一类选择性兴奋子宫平滑肌，使子宫产生节律性收缩或强直性收缩的药物。前者主要用于催产和引产，后者主要用于产后止血或促进子宫复旧等。

缩宫素:小剂量能加强妊娠末期子宫体的节律性收缩,使子宫颈平滑肌松弛,胎儿顺利娩出,临床用于催产和引产;大剂量可使子宫产生持续性强直性收缩,用于产后止血。缩宫素在用于催产和引产时应严格掌握剂量,若剂量过大可能导致胎儿窒息或子宫破裂。产道异常、胎位不正、头盆不称、前置胎盘、三次以上的经产妇或有剖宫产史的患者禁用。

麦角新碱:选择性兴奋子宫平滑肌,作用较缩宫素强而持久,对子宫体和子宫颈的作用无显著区别,剂量稍大即可引起子宫强直性收缩,因此不适用于催产和引产。临床主要用于产后或其他原因引起的子宫出血和产后子宫复旧。

子宫平滑肌松弛药可抑制子宫收缩,具有保胎作用。临床用于防治早产、流产及治疗痛经。本类药物主要有 β 受体激动药、硫酸镁等。

【自测习题】

一、选择题

A 型题

1. 卵巢功能低下可选用　　　　　　　　　　　　　　　　　　　　　　　(　　)

    A. 泼尼松龙　　B. 己烯雌酚　　C. 丙酸睾酮　　D. 黄体酮　　E. 炔诺酮

2. 甲羟孕酮可用于　　　　　　　　　　　　　　　　　　　　　　　　　(　　)

    A. 绝经期综合征　　　　　B. 乳腺癌晚期　　　　　　C. 先兆流产

    D. 再生障碍性贫血　　　　E. 老年性阴道炎

3. 下列关于孕激素的描述哪项是错误的　　　　　　　　　　　　　　　　(　　)

    A. 使子宫内膜由增殖期转变为分泌期　　B. 抑制子宫平滑肌收缩

    C. 抑制卵巢排卵　　　　　　　　　　　D. 促进乳腺腺泡发育

    E. 促进女性性征和性器官发育成熟

4. 主要抑制排卵的避孕药是　　　　　　　　　　　　　　　　　　　　　(　　)

    A. 苯丙酸诺龙　　　　　　B. 丙酸睾酮　　　　　　　C. 黄体酮

    D. 炔雌醇　　　　　　　　E. 雌激素和孕激素的复方制剂

5. 缩宫素对子宫平滑肌的作用特点是　　　　　　　　　　　　　　　　　(　　)

    A. 子宫平滑肌对缩宫素的敏感性与妊娠阶段无关

    B. 子宫平滑肌对缩宫素的敏感性与体内性激素水平无关

    C. 小剂量可引起子宫底节律性收缩,子宫颈松弛

    D. 妊娠早期对缩宫素的敏感性最高

    E. 小剂量可引起子宫底和子宫颈平滑肌强直性收缩

6. 麦角新碱治疗产后大出血的药理基础是　　　　　　　　　　　　　　　(　　)

    A. 促进凝血过程　　　　　B. 促进血管修复　　　　　C. 收缩外周血管

    D. 促进子宫内膜脱落　　　E. 使子宫平滑肌强制性收缩,压迫血管

7. 治疗偏头痛的药物是　　　　　　　　　　　　　　　　　　　　　　　(　　)

    A. 麦角胺　　B. 地诺前列酮　　C. 缩宫素　　D. 利托君　　E. 麦角新碱

X 型题

8. 主要抑制排卵的避孕药的作用机制包括　　　　　　　　　　　　　　　(　　)

    A. 抑制丘脑下部 ACTH 释放   B. 抑制卵泡生长成熟

    C. 抑制受精卵在输卵管的运行   D. 抑制 LH 释放

    E. 影响子宫内膜功能

9. 主要抑制排卵的避孕药常见不良反应有　　　　　　　　　　　　　（　　）

    A. 心律失常   B. 乳汁分泌增加   C. 凝血功能减弱

    D. 子宫不规则出血   E. 闭经

10. 功能性子宫出血可用　　　　　　　　　　　　　　　　　　　　（　　）

    A. 泼尼松龙 B. 己烯雌酚 C. 丙酸睾酮 D. 黄体酮 E. 缩宫素

11. 丙酸睾酮的临床应用有　　　　　　　　　　　　　　　　　　　（　　）

    A. 睾丸功能不全   B. 功能性子宫出血   C. 再生障碍性贫血

    D. 痤疮   E. 晚期乳腺癌

12. 缩宫素的禁忌证包括　　　　　　　　　　　　　　　　　　　　（　　）

    A. 产道异常   B. 有剖宫产史   C. 前置胎盘

    D. 产道正常,宫缩无力   E. 头盆不对称

13. 关于子宫平滑肌松弛药的正确描述是　　　　　　　　　　　　　（　　）

    A. 防治早产   B. 收缩子宫平滑肌   C. β_2受体激动药有治疗价值

    D. 具有保胎作用   E. 对妊娠子宫和非妊娠子宫都有抑制作用

14. 主要用于产后止血的药物是　　　　　　　　　　　　　　　　　（　　）

    A. 缩宫素 B. 垂体后叶素 C. 麦角新碱 D. 沙丁胺醇 E. 利托君

二、填空题

1. 天然雌激素是＿＿＿＿＿,天然孕激素是＿＿＿＿＿,天然雄激素是＿＿＿＿＿。

2. 抗着床避孕药的主要优点是其应用不受＿＿＿＿＿的限制,无论是在＿＿＿＿、＿＿＿＿或＿＿＿＿服用,都可影响孕卵着床。

3. 小剂量缩宫素使子宫平滑肌产生＿＿＿＿＿收缩,大剂量则使子宫平滑肌产生＿＿＿＿＿收缩;雌激素可＿＿＿＿子宫平滑肌对缩宫素的敏感性,而孕激素则＿＿＿＿子宫平滑肌对缩宫素的敏感性。

4. 麦角生物碱类药物常用的有＿＿＿＿和＿＿＿＿,前者用于治疗＿＿＿＿和＿＿＿＿,后者用于＿＿＿＿的治疗。

三、问答题

1. 治疗功能性子宫出血可用哪些激素？其作用机制如何？

2. 试述女用避孕药的作用机制。

3. 比较麦角新碱和缩宫素对子宫平滑肌作用的区别。

【参考答案】

一、选择题

1. B　2. C　3. E　4. E　5. C　6. E　7. A　8. BCDE　9. DE　10. BCD
11. ABCE　12. ABCE　13. ACDE　14. ABC

二、填空题

1. 雌二醇　黄体酮　睾酮
2. 月经周期　排卵前　排卵期　排卵后
3. 节律性　强制性　提高　降低
4. 麦角新碱　麦角胺　子宫出血　产后子宫复旧　偏头痛

三、问答题

1. 雌激素、孕激素和雄激素均可治疗功能性子宫出血,其作用机制分别是:① 雌激素可促进子宫内膜增生,修复出血创面;② 孕激素可治疗黄体功能不足引起的功能性子宫出血,在月经后期,促进子宫内膜由增生期转为分泌期;③ 雄激素则是利用其抗雌激素作用使子宫平滑肌及其血管收缩,内膜萎缩而止血。

2. ① 抑制卵泡发育和成熟,从而抑制排卵;② 改变宫颈黏液性质,阻止精子进入宫腔,不利于精子存活;③ 改变子宫内膜结构,使受精卵不利于着床;④ 影响输卵管的正常收缩,使受精卵运行速度改变,不能按时到达子宫受孕。

3. 麦角新碱对子宫体和子宫颈的兴奋作用无选择性,剂量稍大即引起子宫强直性收缩,而且作用强,维持时间长;缩宫素在小剂量时使子宫产生节律性收缩,而对子宫颈作用较弱,大剂量时使子宫产生强直性收缩,但作用不持久。

第三十二章　作用于男性生殖系统的药物

【学习提纲】

前列腺增生又称前列腺肥大,目前认为与年龄增大及雄激素睾酮有关,常用的治疗药物有 α_1-肾上腺素受体阻断药、5α-还原酶抑制剂、孕激素类、雄激素受体阻断药等。

α_1-肾上腺素受体阻断药:常用药物有特拉唑嗪、阿夫唑嗪等,主要通过阻断 α_1 受体,扩张阻力血管和容量血管,降低外周血管阻力;松弛膀胱颈、前列腺及包膜平滑肌,使尿道阻力、压力及膀胱阻力降低而明显缓解前列腺增生的临床症状。

5α-还原酶抑制剂:常用的有非那雄胺、依立雄胺等,可与 5α-还原酶竞争性结合,抑制其活性,从而阻断睾酮转化为 DHT,消除 DHT 诱发的前列腺增生。

雄激素受体阻断药:常用的有氟他胺、舍尼通等,可与雄性激素竞争雄激素受体,并与雄激素受体结合成复合物,进入细胞核,与核蛋白结合,拮抗雄激素对前列腺的促增生作用。

目前,用于治疗男性勃起功能障碍的药物根据作用机制可分为 4 类:① 周围促动型,如西地那非、酚妥拉明等;② 中枢促动型,如睾酮和十一烷酸睾酮等;③ 周围启动型,如前列腺素;④ 中枢启动型,如阿扑吗啡。

【自测习题】

一、填空题

1. 5α-还原酶抑制剂常用的有_____和_____等,通过抑制 5α-还原酶的活性,从而阻断_____转化为_____,临床用于_____的治疗。

2. 目前,用于治疗男性勃起功能障碍的药物有_____、_____、_____和_____等。

二、问答题

1. 简述治疗前列腺增生药物的分类和作用机制。

【参考答案】

一、填空题

1. 非那雄胺   依立雄胺   睾酮   DHT   前列腺增生
2. 西地那非   睾酮   前列腺素   阿扑吗啡

二、问答题

1. 常用的治疗药物有 α_1-肾上腺素受体阻断药、5α-还原酶抑制剂、孕激素类、雄激素受体阻断药等。α_1-肾上腺素受体阻断药常用的有特拉唑嗪、阿夫唑嗪等,主要通过阻断 α_1 受体,扩张阻力血管和容量血管,降低外周血管阻力;松弛膀胱颈、前列腺及包膜平滑肌,使尿道阻力、压力及膀胱阻力降低而明显缓解前列腺增生的临床症状。5α-还原酶抑制剂常用的有非那雄胺、依立雄胺等,可与 5α-还原酶竞争性结合,抑制其活性,从而阻断睾酮转化为 DHT,消除 DHT 诱发的前列腺增生。雄激素受体阻断药常用的有氟他胺、舍尼通等,可与雄性激素竞争雄激素受体,并与雄激素受体结合成复合物,进入细胞核,与核蛋白结合,拮抗雄激素对前列腺的促增生作用。

第三十三章   影响其他代谢的药物

【学习提纲】

骨质疏松:类骨质与矿物质比例正常情况下的骨量减少。分为由雌激素缺乏引起的绝经后骨质疏松和由骨内稳态紊乱引起的老年性骨质疏松。

双膦酸盐:长期应用可延缓绝经期后妇女骨质疏松发展,并减少骨折发生率。用于治疗骨质疏松、变形性骨炎和癌症患者的高血钙症。需空腹服用,服药时应用大量水送服,避免食管逆流情况发生。

降钙素:用于畸形性骨炎、高血钙症和绝经期骨质疏松。不良反应有过敏反应、恶心、手部麻木。

控制肥胖症药物:① 拟交感胺类药物,如安非拉酮;② 5-HT 类药物,如西布曲明;③ 胃肠道脂肪酶抑制剂,如奥里斯特;④ 作用于外周的控制肥胖症的药物。

【自测习题】

一、选择题

A 型题

1. 绝经期妇女的骨质疏松宜选用   (　　)

A. 洛伐他丁　　B. 二甲双胍　　C. 雌激素　　　D. 普萘洛尔　　E. 华法林

2. 下列哪种药物对绝经期妇女的骨质疏松没有治疗价值　　　　　　　　（　　）

A. 降钙素　　B. 依替膦酸　　C. 利塞膦酸　　D. 甲状腺素　　E. 维生素 D

3. 口服利塞膦酸时建议用大量水送服,且在每天第一次用餐前至少保持直立姿势30min,这些措施是为了避免　　　　　　　　　　　　　　　　　　　　　（　　）

A. 胆石症　　　　B. 腹泻　　　　C. 便秘　　　　D. 食管炎　　　E. 恶性贫血

X 型题

4. 降钙素的作用包括　　　　　　　　　　　　　　　　　　　　　　　　（　　）

A. 抑制肾小管对钙、磷的吸收　　　B. 抑制破骨细胞的骨吸收,使骨骼释放钙减少

C. 抑制肠道转运钙　　　　　　　　D. 治疗骨质疏松

E. 有镇痛作用

5. 可用于治疗骨质疏松的药物有　　　　　　　　　　　　　　　　　　　（　　）

A. 雌激素　　　B. 依替膦酸钠　　C. 降钙素　　D. 甲状旁腺素　　E. 安非拉酮

二、填空题

1. 降钙素的分泌与流经甲状腺的血液中_____浓度有关,血钙浓度增加引起_____分泌增加和_____骨吸收,使高血钙患者_____浓度下降。

【参考答案】

一、选择题

1. C　2. D　3. D　4. ABCDE　5. ABC

二、填空题

1. 钙　降钙素　抑制　血钙

第三十四章　作用于血液系统的药物

【学习提纲】

抗血栓药:包括抗凝血药(如肝素和香豆素类)、纤维蛋白溶解药(如链激酶和尿激酶)、抗血小板药(如噻氯匹定)等。

肝素:体内、体外均有强大而迅速的抗凝作用,通过增强抗凝血酶Ⅲ的活性,加速多种凝血因子的灭活。另外,肝素还具有激活肝素辅助因子Ⅱ,促进纤溶系统激活及抗血小板聚集等作用。临床用于血栓栓塞性疾病及弥漫性血管内凝血(DIC)。过量易引起自发性出血,可用鱼精蛋白解救。

华法林:属于香豆素类药物,其结构与维生素 K 相似,可竞争性抑制维生素 K 环氧化物还原酶,从而妨碍维生素 K 的循环再利用,使肝脏不能合成凝血因子而发挥抗凝作用。但对已经合成的有活性的凝血因子无对抗作用,故起效慢,维持时间长,且在体外无抗凝作用。主要用于防治血栓性疾病。血浆蛋白结合率高。过量也可引起自发性出血,可用维生素 K

拮抗。

链激酶和尿激酶：可激活纤溶酶原转化为纤溶酶，从而促进纤维蛋白溶解。主要用于急性血栓栓塞性疾病的治疗。过量引起的自发性出血可用氨甲苯酸对抗。

止血药：包括促凝血药（如维生素 K）、抗纤维蛋白溶解药（如氨甲苯酸）、凝血因子制剂、作用于血管的止血药、增加血小板的药物等。

维生素 K：作为羧化酶的辅酶，参与肝脏合成凝血因子 II、VII、IX、X，用于维生素 K 缺乏引起的出血，如阻塞性黄疸、胆瘘、新生儿出血、香豆素类抗凝药过量等所致出血。

氨甲苯酸：抑制纤溶酶活性，阻止纤维蛋白降解，临床用于纤溶亢进所致的出血。

【自测习题】

一、选择题

A 型题

1. 肝素抗凝血的特点是　　　　　　　　　　　　　　　　　　　　　　　（　　）

　　A. 仅用于体内抗凝血　　　　　　　　　B. 仅用于体外抗凝血

　　C. 体内外均有抗凝血作用　　　　　　　D. 抗凝血作用通过抑制抗凝血酶III的活性

　　E. 抗凝血作用通过促进纤溶酶活性

2. 肝素过量引起的出血可用以下哪种药物对抗　　　　　　　　　　　　（　　）

　　A. 鱼精蛋白　　　B. 维生素 K　　　C. 氨甲苯酸　　　D. 华法林　　　E. 肾上腺素

3. 氨甲苯酸的作用机制是　　　　　　　　　　　　　　　　　　　　　　（　　）

　　A. 促进凝血因子生成　　　　　　　　　B. 促进凝血因子活性，使纤维蛋白生成增多

　　C. 增加血小板数量并促进其聚集　　　　D. 对抗纤溶酶原激活因子的作用

　　E. 收缩血管

4. 低分子量肝素的主要特点是　　　　　　　　　　　　　　　　　　　　（　　）

　　A. 对凝血因子 IIa 的抑制作用较强　　B. 对凝血因子 Xa 的抑制作用较强

　　C. 对凝血因子 Ia 的抑制作用较强　　D. 对凝血因子 Xa、XIIa 的抑制作用弱

　　E. 抑制血小板聚集作用较强

5. 维生素 K 属于哪一类药物　　　　　　　　　　　　　　　　　　　　（　　）

　　A. 抑制抗凝血酶III　　　　　　　　　　B. 促进血小板聚集

　　C. 抑制纤溶酶　　　　　　　　　　　　D. 作为羧化酶的辅酶参与凝血因子的合成

　　E. 竞争性对抗纤溶酶原激活因子

6. 可减弱华法林抗凝作用的药物是　　　　　　　　　　　　　　　　　　（　　）

　　A. 阿司匹林　　　B. 四环素　　　C. 苯巴比妥　　　D. 氯霉素　　　E. 西咪替丁

X 型题

7. 肝素的药理作用特点有　　　　　　　　　　　　　　　　　　　　　　（　　）

　　A. 仅在体外有抗凝作用　　　　　　　　B. 仅在体内有抗凝作用

　　C. 在体内外均有抗凝作用　　　　　　　D. 对抗凝血酶III有抑制作用

　　E. 对抗凝血酶III有激活作用

8. 肝素的临床应用包括　　　　　　　　　　　　　　　　　　　　　　　（　　）

A. 治疗血栓栓塞性疾病　　　　B. 血液透析时的抗凝

C. 治疗维生素 K 缺乏　　　　D. 治疗阿司匹林引起的凝血障碍

E. 用于弥漫性血管内凝血的早期

9. 华法林抗凝作用的特点是　　　　　　　　　　　　　　　　（　　）

A. 口服有效　　　　　　　　　B. 起效快

C. 作用持久　　　　　　　　　D. 体内、体外均有抗凝作用

E. 过量引起出血可用维生素 K 止血

10. 香豆素类药物的作用特点是　　　　　　　　　　　　　　（　　）

A. 起效慢，作用时间长　　　　B. 合用阿司匹林有协同作用

C. 中毒时用钙剂解救　　　　　D. 体外无抗凝血作用

E. 可用于血栓栓塞性疾病

11. 氨甲苯酸的特点有　　　　　　　　　　　　　　　　　　（　　）

A. 作为辅酶参与凝血因子Ⅱ、Ⅶ、Ⅺ、Ⅹ的合成

B. 竞争性拮抗纤溶酶原激活因子

C. 高浓度抑制纤溶酶活性

D. 口服吸收好，也可注射

E. 用于肺、肝、脾、前列腺等手术的异常出血

12. 维生素 K 的适应证包括　　　　　　　　　　　　　　　　（　　）

A. 手术后出血　　　　B. 胆瘘所致出血　　　　C. 产后出血

D. 外伤出血　　　　　E. 新生儿出血

13. 右旋糖酐具有下列哪些作用　　　　　　　　　　　　　　（　　）

A. 降低毛细血管通透性　　B. 治疗心源性休克　　C. 扩充血容量

D. 阻止红细胞和血小板聚集　　E. 防治休克后期 DIC

二、填空题

1. 肝素在_____和_____均有强大抗凝作用，它主要通过激活_____，对凝血过程的多个环节有影响。肝素过量引起的出血可用_____对抗。

2. 与普通肝素比较，低分子量肝素对_____因子抑制作用较强，对_____因子抑制影响小；可以通过_____方式给药。

3. 低分子右旋糖酐的药理作用有_____、_____、_____。

三、问答题

1. 试述肝素的作用机制、临床应用、主要不良反应及其治疗。

2. 比较肝素和华法林的抗凝机制、作用特点和临床用途。

【参考答案】

一、选择题

1. C　2. A　3. D　4. B　5. D　6. C　7. CE　8. ABE　9. ACE　10. ABDE
11. BCDE　12. BE　13. CDE

二、填空题

1. 体内　体外　抗凝血酶Ⅲ　鱼精蛋白

2. Ⅹa　Ⅱa　皮下注射

3. 扩充血容量　防止血小板聚集或改善微循环　渗透性利尿

三、问答题

1. 作用机制：激活抗凝血酶Ⅲ，灭活各种凝血因子，影响凝血过程的多个环节而产生抗凝作用，在体内外都有强大的抗凝作用。

临床应用：① 血栓栓塞性疾病；② 弥散性血管内凝血；③ 防治心肌梗死、脑梗死、心血管手术及外周静脉术后血栓形成；④ 体外抗凝，如心血管手术、心导管插管、体外循环、血液透析等。

主要不良反应及其治疗：过量可引起自发性出血，可用硫酸鱼精蛋白对抗。

2. 肝素的抗凝机制为激活抗凝血酶Ⅲ，灭活各种凝血因子，影响凝血过程的多个环节而产生抗凝作用。其作用特点为抗凝作用快而强大；体内、体外均有抗凝作用。临床主要用于血栓栓塞性疾病、弥散性血管内凝血（DIC）早期及心血管手术、体外循环等体外抗凝。华法林的抗凝机制为通过拮抗维生素 K 的作用，从而影响肝脏合成凝血因子Ⅱ、Ⅶ、Ⅸ、Ⅹ而产生抗凝作用。其作用特点为抗凝作用弱、慢而持久；只有体内抗凝作用，无体外抗凝作用。临床上仅用于血栓栓塞性疾病的治疗。

第三十五章　抗贫血药与生血药

【学习提纲】

抗贫血药：贫血是指循环血液中的红细胞数或血红蛋白长期低于正常值的病理现象。常见的贫血有缺铁性贫血、巨幼红细胞性贫血和再生障碍性贫血等。常用的口服铁剂有硫酸亚铁、枸橼酸铁铵等，主要用于治疗缺铁性贫血，对胃肠道有较大的刺激性。叶酸常与维生素 B_{12} 合用治疗巨幼红细胞性贫血和恶性贫血。

造血生长因子能促进骨髓的造血干细胞的增殖与分化，目前临床应用的主要有促红细胞生成素、粒细胞集落刺激因子、粒细胞-巨噬细胞集落刺激因子、白细胞介素-11 以及血小板生成素等。

【自测习题】

一、选择题

A 型题

1. 下列关于用铁剂治疗缺铁性贫血的注意事项中，哪一项是错误的　　　　（　　）

　　A. 常与维生素 C 合用，促进铁的吸收　　　B. 服用铁剂时忌喝浓茶

　　C. 不宜与四环素类药物同服　　　　　　　D. 胃酸缺乏时吸收减少

　　E. 高磷高钙食物可促进吸收

2. 对乙胺嘧啶引起的巨幼红细胞性贫血,治疗药物是　　　　　　　　　　（　　）

　　A. 硫酸亚铁　　　　　　　　B. 叶酸　　　　　　　　C. 维生素 B_{12}

　　D. 亚叶酸钙　　　　　　　　E. 叶酸＋维生素 B_{12}

X 型题

3. 能促进铁剂吸收的因素有　　　　　　　　　　　　　　　　　　　　（　　）

　　A. 稀盐酸　　　B. 叶酸　　　C. 鞣酸　　　D. 维生素 C　　　E. 钙制剂

4. 下列哪些物质存在于消化道时,会减少铁剂的吸收　　　　　　　　　（　　）

　　A. 抗酸药　　　B. 钙制剂　　　C. 维生素 C　　　D. 浓茶　　　E. 四环素

二、填空题

1. 治疗贫血的药物有_____、_____、_____等三类。

2. 巨幼红细胞性贫血可用_____治疗;恶性贫血则用_____治疗;慢性肾功能不全、肿瘤化疗引起的贫血可用_____治疗;小细胞低色素性贫血可用_____治疗。

三、问答题

1. 影响铁剂在消化道吸收的因素有哪些?口服铁剂的主要不良反应是什么?

2. 试比较叶酸与维生素 B_{12} 的作用和用途。

【参考答案】

一、选择题

1. E　2. D　3. AD　4. ABDE

二、填空题

1. 铁剂　叶酸类　维生素 B_{12}

2. 叶酸和维生素 B_{12}　维生素 B_{12}　促红细胞生成素　铁剂

三、问答题

1. 胃酸有助于铁盐溶解和铁的还原,形成亚铁离子,可促进铁的吸收;维生素 C 及食物中其他还原物质如果糖、半胱氨酸等也可促使铁的还原,也能促进铁的吸收;食物中高钙、高磷、茶叶中鞣酸等可促进铁盐沉淀,妨碍铁的吸收;四环素可与铁络合,也不利于铁的吸收。口服铁剂对胃肠道有刺激作用,可引起恶心、呕吐、腹痛、腹泻,也可发生便秘,可能是因为硫化氢与铁生成硫化铁,减少了硫化氢肠蠕动刺激作用。小儿误服过量铁剂可引起急性中毒。

2. 叶酸在体内被还原为四氢叶酸,后者作为一碳单位传递体参与生化反应,如嘌呤核苷酸的合成、脱氧胸腺嘧啶核苷酸(dTMP)的合成及促进氨基酸的互变。若叶酸缺乏,上述反应受影响,导致 DNA 合成障碍,血细胞发育停滞,引起巨幼红细胞性贫血。叶酸主要用于防治各种巨幼红细胞性贫血。维生素 B_{12} 主要参与体内两种生化反应,促进同型半胱氨酸转化为甲硫氨酸和使 5-甲基四氢叶酸转化为四氢叶酸,使四氢叶酸循环利用,当维生素 B_{12} 缺乏时,导致叶酸缺乏;此外,维生素 B_{12} 可促使甲基丙二酰辅酶 A 转变为琥珀酰辅酶 A,后者可进入三羧酸循环,当维生素 B_{12} 缺乏时,该反应不能进行,甲基丙二酰辅酶 A 蓄积,结果合成异常脂肪酸,并进入中枢神经系统细胞膜中,引起神经损害。维生素 B_{12} 主要用于恶性贫血及其他巨幼红细胞性贫血，也可作为神经系统疾病等的辅助治疗。对此两药缺乏所致的巨幼红细胞性贫血合用两药可以提高疗效，但维生素 B_{12} 缺乏引起的神经症状必须用维生素 B_{12} 治疗。

第三十六章　抗菌药物概论

【学习提纲】

抗菌药物：具有抑制或杀灭病原菌能力的化学物质。

抗生素：来自真菌或细菌的具有干扰细菌生长繁殖过程中必需的某些重要结构与生化过程的抗菌药物。

抗菌谱：抗菌药物的抗菌范围。

抗菌活性：药物抑制或杀灭病原菌的能力。

抗菌后效应：将细菌暴露于高于 MIC 的某种抗菌药物后，在去除抗菌药物后的一定时间内，细菌繁殖不能恢复正常的现象。

抗菌药物的作用机制主要包括抑制细菌细胞壁合成、抑制蛋白质合成、抑制核酸的复制与修复、增加胞质膜的通透性等。

耐药性：又称抗药性，是指病原微生物对药物的敏感性下降甚至消失，导致药物对耐药菌的疗效降低甚至无效。耐药性根据其发生原因可分为天然耐药性和获得性耐药性。

细菌产生耐药性的机制主要有产生灭活酶、药物靶点改变或被保护、通过改变细胞膜通透性或影响主动外排系统而使药物积聚减少、改变代谢途径等。

合理使用抗菌药物系指在明确指征下选用适当的抗菌药物，采用适宜的剂量及疗程，使感染部位抗菌药物浓度足够抑制致病微生物的生长，但又保持在对人体细胞毒性水平之下，以求达到杀灭病原微生物及控制感染的目的。同时采取相应措施，以增强患者的免疫力和防止各种不良后果的产生。

【自测习题】

一、名词解释

1. 抗菌药物　2. 抗生素　3. 抗菌谱　4. 抗菌活性　5. 抗菌后效应　6. 耐药性

二、选择题

A 型题

1. 化疗药物不包括　　　　　　　　　　　　　　　　　　　　　　　　　（　　）

    A. 抗病毒药　　　　　　　　B. 抗菌药、抗真菌药　　　　C. 抗寄生虫病药

    D. 抗恶性肿瘤药　　　　　　E. 非甾体类抗炎药

2. 下列哪类是干扰细菌细胞壁合成的抗菌药　　　　　　　　　　　　　　（　　）

    A. 氨基苷类　　B. β-内酰胺类　　C. 大环内酯类　　D. 四环素类　　E. 喹诺酮类

3. 繁殖期杀菌药和静止期杀菌药合用的效果是　　　　　　　　　　　　　（　　）

A. 增强　　　　B. 相加　　　　C. 拮抗　　　　D. 相减　　　　E. 无关

4. 孕妇可选用的抗生素是　　　　　　　　　　　　　　　　　　　　　（　　）

 A. 庆大霉素　　B. 青霉素　　　C. 氯霉素　　　D. 四环素　　　E. 链霉素

5. 下列哪种情况不适合联合应用抗菌药　　　　　　　　　　　　　　（　　）

 A. 肠穿孔引起的腹膜炎　　　　B. 隐球菌引起的脑膜炎　　　　C. 肺结核

 D. 病因不明的一般感染　　　　E. 链球菌引起的心内膜炎

X 型题

6. 通过抑制细菌细胞壁合成而起抗菌作用的药物是　　　　　　　　（　　）

 A. 红霉素　　　B. 青霉素　　　C. 头孢唑林　　D. 林可霉素　　E. 万古霉素

7. 影响细菌蛋白质代谢的抗生素包括　　　　　　　　　　　　　　　（　　）

 A. 氯霉素　　　B. 红霉素　　　C. 头孢氨苄　　D. 四环素　　　E. 链霉素

8. 细菌产生耐药性的机制包括　　　　　　　　　　　　　　　　　　（　　）

 A. 产生水解酶　　　　　　　　　B. 改变细菌胞质膜通透性

 C. 细菌体内靶位结构的改变　　　D. 改变对代谢物的需要途径

 E. 促进 DNA 合成

9. 肝功能障碍不宜选用的抗生素是　　　　　　　　　　　　　　　　（　　）

 A. 庆大霉素　　B. 利福平　　　C. 红霉素　　　D. 青霉素 G　　E. 氯霉素

10. 可能损害肾功能的抗菌药有　　　　　　　　　　　　　　　　　　（　　）

 A. 红霉素　　　B. 磺胺嘧啶　　C. 庆大霉素　　D. 林可霉素　　E. 万古霉素

11. 肾功能轻、中度损害的患者,哪些药物的血浆半衰期可明显延长　（　　）

 A. 红霉素　　　B. 庆大霉素　　C. 链霉素　　　D. 多黏菌素　　E. 多西环素

三、填空题

1. 氨基苷类抗生素的抗菌机制是_____,磺胺类药物的抗菌机制是_____,喹诺酮类药物的抗菌机制是_____。

2. 甲氧苄啶的抗菌作用机制是选择性抑制细菌的_____酶,β-内酰胺类抗生素的主要抗菌机制是抑制细菌_____的合成。

3. 繁殖期杀菌药与静止期杀菌药联合应用可获得_____作用,繁殖期杀菌药与速效抑菌药联合应用可获得_____作用,静止期杀菌药与速效抑菌药联合应用可获得_____作用。

4. 主要经肾排泄且对肾脏有毒性的抗生素有_____、_____和_____（每类各举一代表药）。

四、问答题

1. 抗菌药物通过哪几种方式发挥其抗菌作用? 每类抗菌作用机制各列举一个代表药名。

【参考答案】

一、名词解释

1. 抗菌药物:具有抑制或杀灭病原菌能力的化学物质。

2. 抗生素:来自真菌或细菌的具有干扰细菌生长繁殖过程中必需的某些重要结构与生

化过程的抗菌药物。

3. 抗菌谱：抗菌药物的抗菌范围。

4. 抗菌活性：药物抑制或杀灭病原菌的能力。

5. 抗菌后效应：将细菌暴露于高于 MIC 的某种抗菌药物后，在去除抗菌药物后的一定时间内，细菌繁殖不能恢复正常的现象。

6. 耐药性：又称抗药性，是指病原微生物对药物的敏感性下降甚至消失，导致药物对耐药菌的疗效降低甚至无效。耐药性根据其发生原因可分为天然耐药性和获得性耐药性。

二、选择题

1. E   2. B   3. A   4. B   5. D   6. BCE   7. ABDE   8. ABCD   9. BCE   10. BCE
11. BCD

三、填空题

1. 抑制细菌蛋白质合成   干扰细菌叶酸代谢   抑制细菌 DNA 合成

2. 二氢叶酸还原   细胞壁

3. 增强   拮抗   增强或相加

4. 庆大霉素   两性霉素 B   多黏菌素

四、问答题

1. (1)影响叶酸代谢：抑制二氢叶酸合成酶或还原酶，最终抑制蛋白质合成，抑制细菌生长繁殖，如磺胺类、甲氧苄啶(TMP)。(2)抑制细菌细胞壁合成，如青霉素 G。(3)影响细胞膜通透性，使菌体内容物外漏，如两性霉素 B。(4)抑制蛋白质合成，如庆大霉素。(5)抑制核酸代谢，使 RNA 或 DNA 不能合成，如利福平。

第三十七章　人工合成抗菌药物

【学习提纲】

氟喹诺酮类：属于广谱抗菌药，对大多数革兰阳性菌和革兰阴性菌均有良好的抗菌作用，某些品种对结核杆菌、支原体、衣原体及厌氧菌也有作用。抗菌作用机制为抑制细菌的DNA 回旋酶及拓扑异构酶Ⅳ，从而妨碍细菌 DNA 合成，导致细菌死亡而呈杀菌作用。临床上适用于敏感菌引起的泌尿生殖道感染、呼吸系统感染和肠道感染。广泛应用氟喹诺酮类药物后，现已出现耐药性，且同类药物之间有交叉耐药性。不良反应主要表现为胃肠道刺激、中枢神经系统毒性、软骨损害以及光敏性皮炎等。常用药物有诺氟沙星、氧氟沙星、环丙沙星、左氧氟沙星、洛美沙星等。

磺胺类药物：为最早合成的抗菌药，虽很多细菌对其产生了耐药性，但因其疗效确切、价格低廉、服用方便、性质稳定，尤其是对流脑、鼠疫、沙眼衣原体、伤寒等有较好效果。该类药物根据口服吸收的难易和临床应用不同，分为三类：① 用于全身感染的磺胺药，如磺胺嘧啶(SD)、磺胺甲噁唑(SMZ)；② 用于肠道感染的磺胺药，如柳氮磺吡啶；③ 外用磺胺药，如磺胺嘧啶银。磺胺类药物为广谱抑菌药，对多数 G^+、G^- 菌有效，尤其是溶血性链球菌、肺炎球菌、脑膜炎球菌、淋球菌、鼠疫杆菌等较敏感。该类药物的抗菌机制是与对氨基苯甲酸竞争二氢叶酸合成酶,使细菌不能合成二氢叶酸,从而抑制细菌的 DNA 和蛋白质的合成。磺胺类药物的不良反应主要有肾损害、过敏反应以及对造血系统的影响。

甲氧苄啶:又称磺胺增效剂,通过抑制二氢叶酸还原酶,使四氢叶酸生成减少,从而阻止细菌 DNA 的合成。若单用细菌易产生耐药性,与 SMZ 合用可增强疗效,且减少耐药菌株的产生。

【自测习题】

一、选择题

A 型题

1. 喹诺酮类药物的抗菌作用机制是 　　　　　　　　　　　　　　　　　　(　　)
   A. 抑制细菌 DNA 回旋酶　　　　　　　B. 抑制细菌二氢叶酸合成酶
   C. 抑制细菌合成细胞壁　　　　　　　　D. 增加细菌胞质膜通透性
   E. 抑制细菌合成蛋白质

2. 新生儿使用磺胺类药物可使血浆游离胆红素浓度增加,以致出现新生儿核黄疸,这是因为磺胺类药物可 　　　　　　　　　　　　　　　　　　(　　)
   A. 与胆红素竞争血浆蛋白结合部位　　B. 抑制肝药酶
   C. 促使胎儿红细胞溶解　　　　　　　　D. 降低血-脑屏障功能
   E. 减少胆红素排泄

3. TMP 能增强 SMZ 的抗菌作用,原因之一是 　　　　　　　　　　　　(　　)
   A. 能促进 SMZ 吸收　　　　　　　　　B. 能促进 SMZ 分布
   C. 能减慢 SMZ 排泄　　　　　　　　　D. 能相互升高血中浓度
   E. 两药的药动学过程相似,便于保持血药浓度高峰一致

4. 下列关于氧氟沙星的作用特点的描述不正确的是 　　　　　　　　　　(　　)
   A. 广谱高效　　　　　　　　　　　　　B. 可用于敏感菌引起的肠道感染
   C. 可用于婴幼儿感染　　　　　　　　　D. 口服生物利用度较高
   E. 胆汁中浓度高

5. 下列关于磺胺类药物作用特点的描述不正确的是 　　　　　　　　　　(　　)
   A. 具有抑菌作用　　　　　　　　　　　B. 可引起变态反应
   C. 性质稳定、使用方便、价格低廉　　　D. 抗菌谱窄
   E. 与甲氧苄啶合用可增强疗效,减缓耐药性的产生

6. 甲氧苄啶的作用机制是 　　　　　　　　　　　　　　　　　　　　　(　　)
   A. 抑制二氢叶酸合成酶　　B. 抑制二氢叶酸还原酶　　C. 双重阻断叶酸合成
   D. 抑制 DNA 回旋酶　　　　E. 抑制 RNA 多聚酶

X 型题

7. 喹诺酮类药物的特点包括 　　　　　　　　　　　　　　　　　　　　(　　)
   A. 抗菌谱广　　　　　　　　　　　　　B. 与其他抗菌药无交叉耐药性
   C. 口服难吸收　　　　　　　　　　　　D. 可损伤软骨组织
   E. 抗菌作用通过抑制细菌细胞壁合成

8. 关于磺胺药,下列哪些叙述是正确的 （　　）
　　A. 广谱杀菌药　　　　　　　　　　B. 作用机制是抑制二氢叶酸还原酶
　　C. 与 TMP 合用作用增强　　　　　　D. 在碱性尿液中易结晶引起肾损害
　　E. 可用于治疗流脑、菌痢、鼠疫、沙眼等感染

9. 能抑制二氢叶酸还原酶的药物是 （　　）
　　A. 乙胺嘧啶　　B. 甲氧苄啶　　C. 甲氨蝶呤　　D. 四环素　　E. 磺胺嘧啶

10. 服用磺胺类药物需加服碳酸氢钠的目的是 （　　）
　　A. 加强抗菌作用　　　　B. 延缓耐药性产生　　　　C. 增加代谢物的溶解度
　　D. 减少对泌尿道的损害　　E. 预防过敏反应

二、填空题

1. SMZ 和 TMP 常配伍使用,在药效学上它们分别抑制 ＿＿＿＿＿＿ 和 ＿＿＿＿＿＿＿,使抗菌作用增强;在药动学上它们 ＿＿＿＿＿＿ 相似,可以同步使用。

2. 氟喹诺酮类药物具有 ＿＿＿＿＿＿ 、＿＿＿＿＿＿ 、＿＿＿＿＿＿ 等特点。

3. 与磺胺类药物结构相似并可拮抗其作用的物质是 ＿＿＿＿＿。磺胺类药物竞争性拮抗 ＿＿＿＿＿＿ 酶的活性,从而产生 ＿＿＿＿＿ 作用。

4. 目前,氟喹诺酮类药物中体外抗菌活性最强的是 ＿＿＿＿＿,体内抗菌活性最强的是 ＿＿＿＿＿＿,可出现光敏性皮炎及 QT 间期延长者是 ＿＿＿＿＿,吸收完全、用药量少、不良反应小者为 ＿＿＿＿＿。

三、问答题

1. 简述氟喹诺酮类药物的抗菌作用机制及细菌对其产生耐药性的机制。

【参考答案】

一、选择题

1. A　2. A　3. E　4. C　5. D　6. B　7. ABD　8. CE　9. ABC　10. CD

二、填空题

1. 二氢叶酸合成酶　二氢叶酸还原酶　$t_{1/2}$

2. 抗菌谱广　抗菌活性强　口服给药方便

3. 对氨基苯甲酸　二氢叶酸合成　抑菌

4. 环丙沙星　氟罗沙星　司帕沙星　左氧氟沙星

三、问答题

1. 氟喹诺酮类药物选择性抑制敏感菌的 DNA 回旋酶及拓扑异构酶Ⅳ,从而妨碍细菌 DNA 合成,导致细菌死亡而呈杀菌作用。细菌对氟喹诺酮类耐药性的出现可能有以下几方面机制:① 由于 gyrA 基因突变引起细菌 DNA 回旋酶 A 亚基变异,降低了 DNA 回旋酶与氟喹诺酮类的亲和力,使氟喹诺酮类不能发挥抗菌作用;② 产生保护药物靶点的蛋白质,革兰阴性细菌可表达 Qnr 蛋白,阻挡氟喹诺酮类与拓扑异构酶Ⅳ结合;③ 细菌细胞膜孔蛋白通道的改变或缺失,使细菌对药物的通透性降低;④ 细菌体内的药物泵出作用被激活,将抗菌药排出细菌体外。

第三十八章 β-内酰胺类和其他作用于细胞壁的抗生素

【学习提纲】

β-内酰胺类抗生素包括青霉素、头孢菌素、碳青霉烯类、单环类、头孢霉素类、氧头孢烯类等,具有杀菌活性强、毒性低、适应证广、临床疗效好等特点。

青霉素:为繁殖期杀菌剂,通过与细菌的青霉素结合蛋白(PBPs)结合,抑制转肽酶活性,从而抑制细菌细胞壁的合成。抗菌谱为革兰阳性菌、革兰阴性球菌、放线菌和螺旋体。细菌通过产生青霉素酶破坏青霉素的结构产生耐药性。对人体的毒性很低,最常见的为过敏反应。

半合成青霉素:由于青霉素不耐酸,不能口服,不耐青霉素酶,抗菌谱窄和容易引起过敏反应等缺点,通过对青霉素的结构予以改造,得到许多半合成的青霉素。目前常用的半合成青霉素有以下5类:① 耐酸青霉素,如青霉素Ⅴ;② 耐酸耐酶青霉素,如苯唑西林;③ 广谱青霉素,如阿莫西林;④ 抗铜绿假单胞菌青霉素,如哌拉西林;⑤ 抗革兰阴性杆菌青霉素,如美西林。

头孢菌素:该类抗生素的化学结构与青霉素类相似,抗菌机制也相似,通过抑制细菌细胞壁的合成而发挥杀菌作用。与青霉素类相比,头孢菌素类具有抗菌谱广、耐青霉素酶、疗效高、毒性低、过敏反应少等优点,与青霉素仅有部分交叉过敏性。目前临床应用的头孢菌素类共有四代,第一代头孢菌素如头孢氨苄、头孢唑林、头孢拉定等,抗菌谱与广谱青霉素相似,对革兰阳性细菌抗菌作用较第二、第三代强;第二代头孢菌素如头孢呋辛、头孢克洛等,抗革兰阳性菌作用比第一代稍弱,但抗革兰阴性杆菌活性较第一代强,对厌氧菌有一定作用,对铜绿假单胞菌无效;第三代头孢菌素如头孢噻肟、头孢他啶等,对革兰阴性杆菌抗菌作用较第一、二代强,但对革兰阳性球菌的抗菌活性不如第一、二代,抗菌谱较第一、二代广,对铜绿假单胞菌和厌氧菌有不同程度的抗菌作用;第四代头孢菌素如头孢吡肟、头孢匹罗等,抗菌谱较第三代更广,无肾毒性。

碳青霉烯类:是目前抗菌谱最广、抗菌活性最强的非典型β-内酰胺类抗生素,如亚胺培南、美洛培南等,对β-内酰胺酶有高度稳定性。不良反应较少,但若过量使用可引起神经系统毒性。

糖肽类抗生素:常用的品种有万古霉素、去甲万古霉素、替考拉宁等,对革兰阳性细菌具有强大的杀菌作用,尤其是对MRSA和MRSE,对厌氧菌和革兰阴性菌无效,抗菌机制为通过抑制细菌细胞壁的合成而发挥杀菌作用。万古霉素和去甲万古霉素的毒性较大,主要表现为耳毒性和肾毒性,替考拉宁的毒性较小。

【自测习题】

一、选择题

A 型题

1. 能抑制细菌细胞壁合成的抗生素是 （　）
   A. 庆大霉素　　B. 氨苄西林　　C. 红霉素　　　D. 四环素　　　E. 氯霉素

2. 治疗下肢急性丹毒（溶血性链球菌感染）应首选 （　）
   A. 四环素　　　B. 红霉素　　　C. 庆大霉素　　D. 氨苄西林　　E. 青霉素

3. 青霉素适宜治疗下列哪一种细菌引起的感染 （　）
   A. 大肠杆菌　　B. 绿脓杆菌　　C. 破伤风杆菌　　D. 变形杆菌　　E. 痢疾杆菌

4. 治疗梅毒与钩端螺旋体病应首选 （　）
   A. 四环素　　　B. 青霉素 G　　C. 红霉素　　　D. 庆大霉素　　E. 氨苄西林

5. 青霉素 G 最严重的不良反应是 （　）
   A. 耳毒性　　　B. 肾毒性　　　C. 肝毒性　　　D. 过敏性休克　　E. 二重感染

6. 对绿脓杆菌有效的抗生素是 （　）
   A. 青霉素 G　　B. 氨苄西林　　C. 罗红霉素　　D. 林可霉素　　E. 头孢噻肟

7. 耐甲氧西林金葡菌严重感染时，可选用的药物是 （　）
   A. 青霉素 G　　B. 苯唑西林　　　C. 头孢呋辛　　D. 万古霉素　　E. 阿米卡星

8. PBPs 是下列哪一药物的靶蛋白 （　）
   A. 红霉素　　　B. 阿米卡星　　C. 头孢唑林　　D. 万古霉素　　E. 克林霉素

9. 下列配伍用药中错误者为 （　）
   A. 青霉素＋阿米卡星　　　B. 头孢唑林＋米诺环素　　C. 异烟肼＋利福平
   D. 阿莫西林＋克拉维酸　　E. 阿莫西林＋氯唑西林

10. 对青霉素产生耐药性的金黄色葡萄球菌是由于细菌体内可产生 （　）
    A. β-内酰胺酶　　B. 钝化酶　　C. 乙酰化酶　　D. 磷酰化酶　　E. 转肽酶

11. 对于耐青霉素的金黄色葡萄球菌感染可首选 （　）
    A. 磺胺类　　　　　　　B. 广谱青霉素类　　　　　C. 第一代头孢菌素
    D. 第二代头孢菌素　　　E. 第三代头孢菌素

12. 下列哪一项不是第三代头孢菌素类药物的特点 （　）
    A. 可引起二重感染　　　　　　B. 对细菌产生的 β-内酰胺酶稳定
    C. 肾脏毒性较小或无　　　　　D. 对革兰阳性菌的抗菌活性最强
    E. 对革兰阴性菌（包括铜绿假单胞菌）抗菌作用强

X 型题

13. 下列哪些药物属于 β-内酰胺类抗生素 （　）
    A. 红霉素　　　B. 青霉素　　　C. 头孢拉定　　D. 羧苄西林　　E. 林可霉素

14. 青霉素可用于治疗下列哪些疾病 （　）
    A. 梅毒　　　　　　　　B. 白喉　　　　　　　　C. G^+球菌引起的感染
    D. G^-杆菌引起的感染　　E. 流行性脑脊髓膜炎

15. 哌拉西林的抗菌谱包括 （ ）

    A. 铜绿假单胞菌   B. 肺炎链球菌   C. 大肠埃希菌

    D. 克雷伯杆菌   E. 肠杆菌属细菌

16. 能在脑脊液达到有效浓度,可治疗流行性脑脊髓膜炎的药物是 （ ）

    A. 青霉素   B. 四环素   C. 磺胺嘧啶   D. 氯霉素   E. 庆大霉素

17. 下列有关第一代头孢菌素类的叙述,哪些是正确的 （ ）

    A. 易通过血-脑屏障   B. 对正在繁殖的细菌有杀菌作用

    C. 对耐甲氧西林的金葡菌有效   D. 对 G^+ 菌的作用比第二、三代头孢菌素类要强

    E. 与青霉素有部分交叉过敏性

18. 青霉素的特点是 （ ）

    A. 高效低毒   B. 不耐酶   C. 不耐酸,不能口服

    D. 对螺旋体感染有效   E. 耐酸,不易水解

19. 对耐药金黄色葡萄球菌感染可选用 （ ）

    A. 阿莫西林   B. 氯唑西林   C. 双氯西林   D. 哌拉西林   E. 头孢唑林

20. 下列有关克拉维酸的描述,哪些是正确的 （ ）

    A. 抑制 β-内酰胺酶   B. 抗菌活性低   C. 可与阿莫西林合用提高疗效

    D. 可口服   E. 可与氨基苷类合用,增强其抗菌作用

二、填空题

1. 具有耐青霉素酶的半合成青霉素有_____等;具有抗菌广谱作用的半合成青霉素有_____等;对铜绿假单胞菌有较强的抗菌作用的半合成青霉素有_____等。

2. 青霉素类药物均有 6-氨基青霉烷酸(6-APA)的共同结构,其中_____环为抗菌活性基团,如果被_____水解,即失去抗菌活性。

3. β-内酰胺酶抑制剂包括_____和_____类。

4. 青霉素对革兰_____菌、革兰_____菌及革兰_____菌有强大的杀菌作用,对螺旋体和放线菌也有效。

5. 白喉患者宜选用_____抗菌治疗,并应加用_____。

三、问答题

1. 分析 β-内酰胺类抗生素的抗菌作用(包括抗菌谱和耐药性)和抗菌机制。

2. 试述青霉素的临床用途。

3. 青霉素的主要不良反应是什么? 有何临床表现? 如何预防和治疗?

4. 半合成类青霉素分哪几类? 各类药的特点如何? 并举出各类的代表药。

5. 第一、二、三、四代头孢菌素各有哪些特点? 每类各举一个代表药。

【参考答案】

一、选择题

1. B 2. E 3. C 4. B 5. D 6. E 7. B 8. C 9. B 10. A

11. C 12. D 13. BCD 14. ABCE 15. ABCDE 16. ACD 17. BDE

18. ABCD 19. BCE 20. ABCD

二、填空题

1. 甲氧西林　阿莫西林　哌拉西林

2. β-内酰胺　β-内酰胺酶

3. 克拉维酸　舒巴坦

4. 阴性球　阳性球　阳性杆

5. 青霉素　抗毒素

三、问答题

1. β-内酰胺类作用的靶分子是一系列存在于细菌细胞内膜上的青霉素结合蛋白（PBPs），PBPs是细菌细胞壁合成过程中不可缺少的具有催化活性的肽酶，β-内酰胺类作为PBPs底物的结构类似物，竞争性地与酶活性位点共价结合，从而抑制PBPs，阻碍细菌细胞壁黏肽合成，在使细菌细胞壁缺损的同时，还使细菌细胞壁中的自溶酶抑制剂失活，使自溶酶活化，从而导致菌体细胞裂解，达到杀灭细菌的作用。

β-内酰胺类主要对革兰阳性细菌、阴性球菌及螺旋体有效。耐药性产生的原因主要是细菌产生了β-内酰胺酶而水解失活β-内酰胺类，还可因为PBPs的结合位点发生基因突变。

2. 青霉素G的临床用途如下：① 治疗球菌感染，如溶血性链球菌感染、对青霉素G敏感的葡萄球菌感染、肺炎球菌感染、脑膜炎球菌感染等。② 治疗革兰阳性杆菌感染，如白喉、破伤风、气性坏疽的治疗；对白喉、破伤风感染者需加用抗毒素。③ 治疗放线菌病和螺旋体病，如钩端螺旋体病、回归热、梅毒等。

3. 青霉素的主要不良反应是过敏性休克；主要临床表现：有喉头水肿和肺水肿、呼吸困难、循环衰竭、昏迷、抽搐等，若不及时抢救即可导致死亡；防治措施：① 掌握适应证，避免滥用和局部用药；② 用药前询问患者过敏史；③ 初次注射应做皮试，换用不同批号和不同厂家品种时也应做皮试；④ 避免在饥饿时注射青霉素；⑤ 注射后需观察半小时；⑥ 不在没有急救药物抢救设备的情况下用药；⑦ 一旦发生过敏，做好急救准备，如立即皮下或肌内注射肾上腺素；⑧ 注射液需临用前现配。常用抢救药物：立即皮下注射（或肌注）0.5～1mg肾上腺素，严重者应稀释后缓慢静脉注射或静脉滴注，必要时加用糖皮质激素或抗组胺药。

4. Ⅰ类：耐酸青霉素类，如青霉素Ⅴ，其特点为不易被胃酸破坏，口服有效，但抗菌活性较弱。Ⅱ类：耐酶青霉素类，如苯唑西林，其特点为既耐酶又耐酸，适用于耐青霉素的金葡菌感染，口服有效，但对其他细菌的抗菌活性不如青霉素。Ⅲ类：广谱青霉素类，如氨苄西林，其特点为耐酸，口服有效，但不耐酶，对耐青霉素的金葡菌感染较差，对某些G⁻杆菌也有效，但对铜绿假单胞菌无效。Ⅳ类：抗铜绿假单胞菌广谱青霉素类，如羧苄西林，其特点为不耐酸，不耐酶，但对铜绿假单胞菌有效。

5. 第一代头孢菌素的特点：① 对G⁺菌（包括对青霉素敏感或耐药的金葡菌）的抗菌作用较第二、三代强，对G⁻菌的作用差；② 对各种β-内酰胺酶的稳定性较第二、三代差；③ 肾毒性较第二、三代强。举例：头孢氨苄。第二代头孢菌素的特点：① 对G⁺菌（包括对青霉素敏感或耐药的金葡菌）的抗菌作用较第三代强，但较第一代弱，对G⁻菌的作用较第一代强；② 对各种β-内酰胺酶的稳定性较第三代差；③ 肾毒性较小。举例：头孢呋辛。第三代头孢菌素特点：① 对G⁺菌作用不及第一、二代，对G⁻菌包括肠杆菌属、绿脓杆菌及厌氧菌（如脆弱类杆菌)均有较强的作用;② 血浆 $t_{1/2}$ 较长,有一定量渗入脑脊液;③ 对 β-内酰胺酶有较高的稳定性;④ 对肾脏基本无毒性。举例:头孢噻肟。第四代头孢菌素:① 抗菌谱较第三代更宽;② 对 G^+ 菌、G^- 杆菌和部分厌氧菌的作用较第三代更强;③ 无肾毒性。举例:头孢吡肟。

第三十九章　氨基苷类与多黏菌素类抗生素

【学习提纲】

氨基苷类抗生素的共性:口服吸收少,主要分布在细胞外液,不易通过血-脑屏障,脑脊液中浓度较低,主要以原形经肾排泄;为静止期杀菌药,对革兰阴性杆菌作用较强,对革兰阳性菌作用弱,其抗菌作用在碱性环境中增强,作用机制是不可逆地抑制细菌蛋白质的合成,细菌产生耐药性的原因主要是产生钝化酶和降低细胞膜通透性;不良反应为耳毒性、肾毒性和神经肌肉阻滞。

链霉素:对革兰阴性杆菌敏感,对鼠疫杆菌和结核杆菌作用强,对铜绿假单胞菌无效,可发生过敏反应,易产生耐药性。

庆大霉素:抗菌谱较广,对耐药金黄色葡萄球菌、铜绿假单胞菌、部分厌氧菌和肺炎支原体有效。

阿米卡星:对细菌产生的钝化酶稳定,抗菌谱广,对大多数革兰阴性杆菌有很好的抗菌作用,但可引起菌群失调症。

妥布霉素:抗菌谱与庆大霉素相似,抗铜绿假单胞菌作用较强,对部分耐庆大霉素的铜绿假单胞菌有效;抗金黄色葡萄球菌作用与庆大霉素相似。

多黏菌素类:对多数革兰阴性杆菌有杀灭作用,对繁殖期和静止期的细菌都有效。毒性较大,主要表现在肾脏和神经系统方面。

【自测习题】

一、选择题

A 型题

1. 氨基苷类抗生素注射给药吸收后　　　　　　　　　　　　　　( )
   A. 主要分布于组织的细胞内液　　　B. 主要分布于组织的细胞外液
   C. 主要分布于红细胞内　　　　　　D. 主要分布于脑脊液
   E. 等量分布于细胞内液与细胞外液

2. 氨基苷类抗生素的主要毒性有　　　　　　　　　　　　　　　( )
   A. 惊厥　　　　　　　B. 在泌尿道形成结晶　　　C. 耳鸣、耳聋
   D. 骨髓抑制　　　　　E. 诱发溃疡病

3. 一患者大面积二度烧伤,宜选用下列何药　　　　　　　　　　( )
   A. 青霉素　B. 头孢拉定　C. 四环素　　D. 链霉素　　E. 妥布霉素

4. 氨基苷类抗生素的共同特点不包括　　　　　　　　　　　　　　　　　（　　）
　　A. 对革兰阴性菌作用强　　B. 对淋球菌作用差　　　　C. 对耐青霉素金葡菌敏感
　　D. 对静止期细菌敏感　　　E. 对厌氧菌敏感

5. 下列关于氨基苷类抗生素的叙述正确的是　　　　　　　　　　　　　　（　　）
　　A. 呈酸性　　　　　　　　B. 属于生物碱　　　　　　C. 口服易吸收
　　D. 大部分从肾脏排泄　　　E. 化学性质不稳定

6. 氨基苷类抗生素的作用机制是　　　　　　　　　　　　　　　　　　　（　　）
　　A. 抑制细胞壁的合成　　　　　　　　B. 抑制二氢叶酸合成酶
　　C. 抑制细菌蛋白质的合成　　　　　　D. 抑制 DNA 回旋酶
　　E. 影响细胞膜的通透性

7. 下列氨基苷类抗生素中过敏性休克发生率最高的是　　　　　　　　　　（　　）
　　A. 庆大霉素　　B. 链霉素　　　C. 西索米星　　D. 阿米卡星　　E. 妥布霉素

8. 阿米卡星的作用特点是　　　　　　　　　　　　　　　　　　　　　　（　　）
　　A. 易产生耐药性　　　　　　B. 毒性大　　　　　　　C. 对铜绿假单胞菌无效
　　D. 易发生过敏性休克　　　　E. 抗菌谱是氨基苷类抗生素中最广的

X 型题

9. 氨基苷类抗生素的共同特点有　　　　　　　　　　　　　　　　　　　（　　）
　　A. 口服难吸收　　　　　　　　　　　B. 对各种需氧革兰阴性杆菌抗菌活性强
　　C. 抗菌机制是抑制蛋白质合成　　　　D. 主要不良反应是肾毒性和耳毒性
　　E. 对厌氧菌也有效

10. 下列哪些药物属于氨基苷类抗生素　　　　　　　　　　　　　　　　（　　）
　　　A. 妥布霉素　　B. 林可霉素　　C. 庆大霉素　　D. 万古霉素　　E. 多西环素

11. 氨基苷类抗生素的共同特点有　　　　　　　　　　　　　　　　　　（　　）
　　　A. 对革兰阴性杆菌作用较强　　　　　B. 容易损害肾功能
　　　C. 主要分布在细胞外液　　　　　　　D. 口服难吸收
　　　E. 抑制细菌蛋白质合成的多个环节

12. 全身给药可损害听觉的药物是　　　　　　　　　　　　　　　　　　（　　）
　　　A. 呋塞米　　B. 呋喃妥因　　C. 卡那霉素　　D. 氯霉素　　E. 链霉素

二、填空题

1. 氨基苷类抗生素主要对＿＿＿＿＿＿菌有强大杀菌作用,本类药物中对铜绿假单胞菌无抗菌作用的品种有＿＿＿＿＿＿、＿＿＿＿＿＿。

2. 氨基苷类抗生素的抗菌机制是＿＿＿＿＿＿＿＿＿＿＿＿,本类抗生素的主要不良反应有＿＿＿＿、＿＿＿＿、＿＿＿＿＿＿和过敏反应。

3. 使用氨基苷类药物后出现四肢无力,可用＿＿＿＿＿＿或(和)＿＿＿＿对抗。

三、问答题

1. 试述氨基苷类抗生素的作用机制及细菌对其耐药性产生的机制。

2. 简述氨基苷类抗生素在药动学方面的共同特点。

3. 氨基苷类有哪些主要不良反应,如何防治?

【参考答案】

一、选择题

1. B　2. C　3. E　4. E　5. D　　6. C　7. B　8. E　　9. ABCD　10. AC

11. ABCDE　12. ACE　13.　　14.　　15.

二、填空题

1. 革兰阴性　链霉素　卡那霉素

2. 抑制细菌蛋白质合成　耳毒性　肾毒性　神经肌肉阻断

3. 钙剂　新斯的明

三、问答题

1. 作用机制：氨基苷类能影响细菌蛋白质合成的全过程。① 起始阶段，抑制 70S 始动复合物的形成；② 选择性与 30S 亚基上的靶蛋白结合造成 A 位歪曲，使 mRNA 上的密码错误，合成无功能的异常蛋白质；③ 阻碍终止因子与核蛋白体 A 位结合，使已合成的肽链不能释放，并阻止 70S 核蛋白体解离，最终造成核蛋白体耗竭。

产生耐药的机制：① 细菌产生修饰氨基苷类的钝化酶，使药物灭活；② 降低细菌细胞膜的通透性，使药物不能进入细胞内；③ 改变靶部位，使细菌核糖体结构改变。

2. 氨基苷类抗生素有以下药动学方面的共同特点：① 口服很难吸收；② 注射后，药物主要分布于细胞外液，不易通过血-脑屏障，脑脊液中浓度较低；③ 主要经肾排泄，肾功能减退时，$t_{1/2}$ 明显延长。

3. 不良反应：① 耳毒性，包括前庭功能损害与耳蜗神经损害，表现眩晕、恶心、呕吐、平衡障碍与听力减退、耳聋；② 肾毒性；③ 神经肌肉麻痹大意；④ 过敏反应，如皮疹、药热，少数药物（如链霉素）可发生严重的过敏性休克。

防治措施：使用药物中应注意观察有无耳鸣、眩晕等早期症状，一旦发现应及时停药。对老年人、肾功能不良患者、使用高剂量或长疗程患者，宜通过血药浓度监测调整剂量。孕妇禁用，避免与有耳毒性的高效利尿药合用。若发生过敏性休克，宜注射钙剂和肾上腺素予以抢救。

第四十章　大环内酯类及其他抗生素

【学习提纲】

大环内酯类抗生素是一类由链霉菌产生的具有 12～16 元环碳内酯环的弱碱性化合物，常用药物有红霉素、乙酰螺旋霉素、克拉霉素、罗红霉素、阿奇霉素等。本类药的共同特点是：① 抗菌谱较青霉素广，主要作用于需氧革兰阳性菌和阴性球菌、厌氧菌、军团菌、衣原体和支原体等；② 抗菌机制主要是与核糖核蛋白体的 50S 亚基结合，影响核糖核蛋白体的移位过程，抑制细菌蛋白质合成；③ 细菌对本类药物之间有不完全交叉耐药性；④ 血药浓度低，组织中浓度较高；⑤ 主要经胆汁排泄，有肝肠循环。

克林霉素:对大多数革兰阳性菌和某些厌氧的革兰阴性菌有效,抗菌机制与大环内酯类相似,即与核糖核蛋白体的 50S 亚基结合,影响核糖核蛋白体的移位过程,抑制细菌蛋白质合成。口服吸收快而完全,组织分布广,尤其在骨髓组织中浓度高,但不透过血-脑屏障。临床主要用于革兰阳性菌引起的呼吸道、关节与软组织、骨组织、胆道等的感染。严重的不良反应为伪膜性肠炎。

四环素类:可分为天然品与半合成品两类。天然品有四环素、土霉素等,半合成品有多西环素和米诺环素;由于天然品的不良反应多且严重,已少用,目前以半合成品较为常用。此类抗生素系快速抑菌药,抗菌谱广,但对革兰阳性菌的作用强于革兰阴性菌。抗菌机制主要是与细菌核糖核蛋白体 30S 亚基结合,阻止肽链延伸,从而抑制细菌蛋白质的合成。易产生耐药性,且同类药物间有交叉耐药性。天然品的不良反应较多,主要有胃肠道反应、二重感染、影响骨和牙齿的发育、影响肝肾功能等。

氯霉素:抗菌谱广,但对革兰阴性菌的作用强于革兰阳性菌,抗菌机制与大环内酯类相似,与细菌核糖核蛋白体的 50S 亚基结合,影响核糖核蛋白体的移位过程,抑制细菌蛋白质合成。不良反应主要表现为骨髓造血功能抑制、灰婴综合征、二重感染等。因不良反应多而严重,其临床应用已受到限制。

【自测习题】

一、名词解释

1. 二重感染

二、选择题

A 型题

1. 下列哪一种药物是大环内酯类抗生素　　　　　　　　　　　　　　　　（　　）

    A. 万古霉素　　B. 羧苄西林　　C. 红霉素　　　D. 阿米卡星　　E. 阿莫西林

2. 对敏感菌所致的急慢性骨髓炎应首选　　　　　　　　　　　　　　　　（　　）

    A. 红霉素　　　B. 林可霉素　　C. 阿莫西林　　D. 青霉素　　　E. 克林霉素

3. 可引起假膜性肠炎的药物是　　　　　　　　　　　　　　　　　　　　（　　）

    A. 红霉素　　　B. 万古霉素　　C. 罗红霉素　　D. 青霉素　　　E. 克林霉素

4. 下列关于替考拉宁作用特点的描述中错误的是　　　　　　　　　　　　（　　）

    A. 对革兰阴性菌有效　　　B. 作用与用途同万古霉素　　　C. 肾毒性小

    D. 耳毒性少见　　　　　　E. 适用于耐头孢菌素的革兰阳性菌感染

5. 四环素主要不良反应是　　　　　　　　　　　　　　　　　　　　　　（　　）

    A. 菌群失调症　　　　　　B. 过敏反应　　　　　　　C. 周围神经炎

    D. 灰婴综合征　　　　　　E. 造血功能障碍

6. 氯霉素的不良反应中,下列哪项是与剂量、疗程无关的严重反应　　　　（　　）

    A. 菌群失调症　　　　　　B. 灰婴综合征　　　　　　C. 可逆性贫血

    D. 消化道反应　　　　　　E. 不可逆的再生障碍性贫血

7. 对四环素不敏感的病原体是　　　　　　　　　　　　　　　　　　　　（　　）

    A. 破伤风杆菌　　　　　　B. 铜绿假单胞菌　　　　　C. 立克次体

　　　D. 肺炎支原体　　　　　E. 肺炎球菌

　　8. 抗菌作用最强的四环素类药物是　　　　　　　　　　　　　　　　（　　）

　　　A. 四环素　　　B. 土霉素　　　C. 多西环素　　D. 米诺环素　　E. 地美环素

X 型题

　　9. 治疗 G^+ 球菌（除耐药菌外）引起的上呼吸道感染,可供口服的抗生素有　　　（　　）

　　　A. 庆大霉素　　B. 阿奇霉素　　C. 头孢拉定　　D. 头孢氨苄　　E. SMZ＋TMP

　　10. 下列药物中哪些可用于治疗铜绿假单胞菌感染　　　　　　　　　　　（　　）

　　　A. 克林霉素　　B. 庆大霉素　　C. 头孢噻肟　　D. 羧苄西林　　E. 红霉素

　　11. 用于治疗伤寒、副伤寒感染的药物有　　　　　　　　　　　　　　（　　）

　　　A. 四环素　　　B. 林可霉素　　C. 氯霉素　　　D. 氨苄西林　　E. SMZ＋TMP

　　12. 可用于治疗厌氧菌感染的抗生素是　　　　　　　　　　　　　　　（　　）

　　　A. 磺胺嘧啶　　B. 氨苄西林　　C. 克林霉素　　D. 庆大霉素　　E. 甲硝唑

　　13. 红霉素的新型半合成衍生物特点为　　　　　　　　　　　　　　　（　　）

　　　A. 对酸的稳定性增加　　　B. 口服吸收更好　　　　C. 细胞内浓度更高

　　　D. 不良反应明显减少　　　E. 抗菌谱扩大

　　14. 与细菌核糖核蛋白体 50S 亚基结合,影响细菌蛋白质合成的抗菌药物有　　（　　）

　　　A. 克林霉素　　B. 庆大霉素　　C. 氯霉素　　　D. 羧苄西林　　E. 红霉素

　　15. 多西环素常用于　　　　　　　　　　　　　　　　　　　　　（　　）

　　　A. 立克次体病　　B. 支原体肺炎　　C. 衣原体肺炎　　D. 鼠疫　　E. 兔热病

三、填空题

　　1. 与红霉素比较,阿奇霉素的抗菌作用具有_____、半衰期_____、组织分布____
_____等特点。

　　2. 治疗对多种抗生素耐药的革兰阳性菌严重感染,可选用_____;治疗金葡菌引起
的骨髓炎,可选用_____类抗生素。

　　3. 氯霉素的主要不良反应是_____,其症状有二,一为 _____
_____,二是_____。

　　4. 四环素的主要不良反应有_____、_____、_____、_____等。

　　5. 红霉素主要用于_____和_____。

　　6. 伤寒杆菌感染可选用的抗菌药物有（以类别选）_____、_____和____
_____等。

四、问答题

　　1. 四环素的不良反应有哪些?

【参考答案】

一、名词解释

　　1. 人体的口腔、肠道内寄生有正常菌丛,它们互相制约,不会导致感染。若长期大量使
用广谱抗菌药,抑制了敏感菌的生长,破坏了正常菌丛,使不敏感菌趁机繁殖,从而导致的继
发感染叫二重感染。

二、选择题

1. C　2. E　3. E　4. A　5. A　6. E　7. B　8. D　9. BCDE　10. BCD
11. CDE　12. CE　13. ABCDE　14. ACE　15. ABC

三、填空题

1. 强　长　广
2. 万古霉素　林可霉素
3. 抑制骨髓造血功能　可逆性血细胞减少　再生障碍性贫血
4. 胃肠道刺激　二重感染　影响骨骼和牙的生长　肝损害
5. 治疗耐青霉素的金黄色葡萄球菌感染　青霉素过敏患者
6. SMZ＋TMP　氨苄西林　氯霉素

四、问答题

1. ① 胃肠道反应；② 二重感染；③ 对骨、牙生长有影响；④ 其他：肝损害，加重原有的肾功能不全，引起药热和皮疹。

第四十一章　抗结核病药与抗麻风病药

【学习提纲】

结核病是由结核分枝杆菌感染引起的慢性传染病。根据临床应用情况，常将抗结核病药分为两类，临床疗效好，不良反应少的药物，称为第一线抗结核病药，如异烟肼、利福平、乙胺丁醇、吡嗪酰胺、链霉素等；抗菌作用较弱，毒性较大或临床验证不足的药物称为第二线抗结核病药，如对氨基水杨酸、卡那霉素、利福喷汀等，主要作为结核杆菌对第一线药物产生耐药性或患者不能耐受第一线药物时的备选药物。

异烟肼：对结核分枝杆菌具有高度选择性杀灭作用，抗菌力强，易穿透入细胞内，对其他病原体无效。对快速繁殖菌、间断缓慢繁殖菌、缓慢繁殖菌皆有杀菌作用，单用时易产生耐药性，与其他抗结核病药无交叉耐药性。与其他抗结核病药联用可延缓耐药性的产生，并增强疗效。主要不良反应为周围神经炎和中枢神经系统兴奋症状，与体内维生素 B_6 缺乏有关，预防性补充维生素 B_6 可防止或减少神经系统的不良反应，还可损伤肝细胞，引起转氨酶升高和黄疸。

利福平：抗菌谱广，抗菌作用强，对结核分枝杆菌、麻风分枝杆菌、大多数革兰阳性菌和阴性菌有显著的抗菌作用，对沙眼衣原体和某些病毒也有一定的抑制作用。单用利福平时，结核杆菌极易产生耐药性，应与其他抗结核病药合用，既增强疗效，又延缓耐药性的产生。

【自测习题】

一、选择题

A 型题

1. 利福平的抗菌作用机制是　　　　　　　　　　　　　　　　　　　　　（　　）

A. 抑制分枝菌酸合成　　　B. 抑制胸苷酸合成酶　　　C. 抑制二氢叶酸还原酶

D. 抑制磷酸果糖激酶　　　E. 抑制 RNA 多聚酶(转录酶)

2. 下列药物中,抗结核杆菌作用最强、对纤维化病灶中结核杆菌也有效的是　　　(　　)

　A. 对氨基水杨酸钠　　　　B. 链霉素　　　　　　　C. 阿米卡星

　D. 庆大霉素　　　　　　　E. 异烟肼

3. 链霉素、异烟肼、利福平三药的共同点是　　　　　　　　　　　(　　)

　A. 杀灭结核杆菌　　　　　B. 单独应用时结核杆菌易产生耐药性

　C. 能透入细胞内　　　　　D. 不能透入脑脊液　　　E. 在肝中代谢

4. 下列何药可妨碍利福平的吸收　　　　　　　　　　　　　　(　　)

　A. 对氨基水杨酸钠　　　　B. 乙胺丁醇　　　　　　C. 吡嗪酰胺

　D. 庆大霉素　　　　　　　E. 异烟肼

5. 下列何药可引起视神经炎　　　　　　　　　　　　　　　　(　　)

　A. 异烟肼　　　B. 乙胺丁醇　　　C. 吡嗪酰胺　　　D. 庆大霉素　　　E. 链霉素

6. 下列何药为肝药酶诱导剂　　　　　　　　　　　　　　　　(　　)

　A. 异烟肼　　　B. 乙胺丁醇　　　C. 吡嗪酰胺　　　D. 利福平　　　E. 链霉素

7. 下列何药为肝药酶抑制剂　　　　　　　　　　　　　　　　(　　)

　A. 异烟肼　　　B. 乙胺丁醇　　　C. 吡嗪酰胺　　　D. 利福平　　　E. 链霉素

8. 促进维生素 B_6 的排泄,导致机体维生素 B_6 缺乏的药物是　　　　(　　)

　A. 吡嗪酰胺　　　B. 乙胺丁醇　　　C. 异烟肼　　　D. 利福平　　　E. 链霉素

X 型题

9. 异烟肼的作用特点是　　　　　　　　　　　　　　　　　　(　　)

　A. 对结核杆菌的抗菌力强　　　　　　B. 抑制结核杆菌细胞膜的合成

　C. 对麻风杆菌也有抗菌作用　　　　　D. 单用易产生耐药性

　E. 穿透力强,易透入细胞内和纤维化或干酪化的结核灶内

10. 单用时对结核分枝杆菌易产生耐药性的药物是　　　　　　　(　　)

　A. 异烟肼　　　B. 乙胺丁醇　　　C. 吡嗪酰胺　　　D. 利福平　　　E. 链霉素

11. 利福平吸收后可分布于　　　　　　　　　　　　　　　　　(　　)

　A. 巨噬细胞内　　　B. 结核空洞　　　C. 痰液　　　D. 脑脊液中　　　E. 胎儿体内

12. 抗结核病药的应用原则包括　　　　　　　　　　　　　　　(　　)

　A. 早期用药　　　B. 联合用药　　　C. 足量用药　　　D. 规律用药　　　E. 全程用药

二、填空题

1. 异烟肼和利福平合用治疗结核病时,可能较易损害_____;乙胺丁醇的主要毒性反应是_____。

2. 异烟肼常见的神经系统不良反应是_____,产生原因可能是与_____的利用降低有关。

3. 抗结核病药的主要用药原则是_____,_____,_____,_____。

三、问答题

1. 简述异烟肼的抗菌作用、药动学、耐药性及不良反应的特点。

【参考答案】

一、选择题

1. E　2. E　3. B　4. A　5. B　6. D　7. A　8. D　9. ADE　10. ABCDE
11. ABCDE　12. ABCDE

二、填空题

1. 肝功能　视神经炎

2. 外周神经炎　维生素 B_6

3. 早期用药　联合用药　足量用药　规律用药

三、问答题

1. 抗菌作用:对结核杆菌有高度选择性,抗菌力强,较高浓度时有繁殖期杀菌作用。药动学特点:口服吸收快而完全,吸收后在体内分布广泛,可渗入关节、胸、腹水以及纤维化或干酪化的结核病灶中,也易透入细胞内,作用于已被吞噬的结核杆菌;在脑膜发炎时,在脑脊液中的浓度可与血浆中浓度相近;大部分在肝中被乙酰化后经肾排出。耐药性:单用易产生耐药性,但产生耐药性的结核杆菌的致病力也下降。不良反应:一般不良反应较轻,但长期应用可致肝脏损害和周围神经炎。

第四十二章　抗真菌药

【学习提纲】

根据药物的作用机制和结构类型,可将抗真菌药分为:① 影响真菌细胞膜的药物,如两性霉素 B、氟康唑;② 影响真菌细胞壁的药物,如卡泊芬净;③ 其他抗真菌药,如氟胞嘧啶。

两性霉素 B:为广谱抗真菌药,其结构中的多烯侧链能和真菌细胞膜上的主要结构组成成分麦角甾醇相互作用,在细胞膜上形成许多亲水性的微孔,使细胞膜的亲水性增加,细胞内小分子物质和电解质外漏,造成真菌细胞死亡。首选用于治疗真菌引起的内脏或全身感染。不良反应较多,如急性毒性反应(高热、寒战、头痛等)、肾毒性、肝毒性、过敏性休克等。为减轻两性霉素 B 的毒副作用,已研制出两性霉素 B 脂质体用于临床。

唑类药物是目前临床应用最广泛的一类人工合成的广谱抗真菌药,分为三唑类和咪唑类。三唑类常用的有氟康唑、伊曲康唑、伏立康唑、帕沙康唑等,咪唑类有酮康唑、克霉唑、咪康唑等。唑类药物的抗真菌作用机制为选择性抑制真菌 CYP51 酶,使细胞膜麦角固醇合成受阻,膜通透性和膜上许多酶活性改变,从而抑制真菌的生长。

特比萘芬:为丙烯胺类广谱抗真菌药,体内分布广泛,在皮肤角质层、甲板和毛发等处聚集并达到较高浓度。选择性抑制角鲨烯环氧化物,阻断真菌细胞膜麦角固醇的生物合成,导致真菌细胞内角鲨烯蓄积和麦角固醇缺乏,影响真菌细胞膜的形成。不良反应少且轻微。

氟胞嘧啶:为人工合成的抗深部真菌药,药物通过真菌细胞的渗透系统进入细胞内,在胞嘧啶脱氨酶的作用下脱氨基形成 5-氟尿嘧啶,再经酶催化,生成 5-氟脱氧尿苷酸,作为一种有效的胸苷酸合成酶抑制剂而阻碍真菌 DNA 合成。抗菌谱较窄,主要对新隐球菌、假丝酵母菌等具有抗菌活性,疗效不如两性霉素 B。单独用药真菌易产生耐药性。

【自测习题】

一、选择题

A 型题

1. 主要用于治疗头癣的药物是 （ ）
   A. 两性霉素 B　　B. 灰黄霉素　　C. 制霉菌素　　D. 克霉唑　　E. 利福平

2. 下列哪一药对深部真菌无效 （ ）
   A. 灰黄霉素　　B. 两性霉素 B　　C. 氟胞嘧啶　　D. 酮康唑　　E. 氟康唑

3. 对浅表和深部真菌感染都有较好疗效的药物是 （ ）
   A. 两性霉素 B　　B. 灰黄霉素　　C. 伊曲康唑　　D. 制霉菌素　　E. 多黏菌素 B

4. 主要用于治疗阴道、胃肠道和口腔念珠菌病的药物是 （ ）
   A. 异烟肼　　B. 制霉菌素　　C. 灰黄霉素　　D. 利福平　　E. 阿米卡星

5. 治疗深部真菌感染的首选药是 （ ）
   A. 灰黄霉素　　B. 克霉唑　　C. 制霉菌素　　D. 咪康唑　　E. 两性霉素 B

6. 口服生物利用度高,不良反应较少,广谱且抗深部真菌作用强的是 （ ）
   A. 氟康唑　　B. 酮康唑　　C. 制霉菌素　　D. 咪康唑　　E. 两性霉素 B

X 型题

7. 能治疗白色念珠菌感染的药物有 （ ）
   A. 甲硝唑　　B. 两性霉素 B　　C. 制霉菌素　　D. 酮康唑　　E. 红霉素

8. 两性霉素 B 的药理学特点有 （ ）
   A. 口服易吸收　　　　　　　　　　B. 能与 DNA 结合,干扰真菌核酸代谢
   C. 治疗全身性深部真菌感染　　　　D. 对细菌无效
   E. 有严重的肾毒性

9. 酮康唑具有下列哪些特点 （ ）
   A. 口服易吸收　　　　　　　　　　B. 对念珠菌和浅表真菌均有作用
   C. 易通过血-脑屏障　　　　　　　　D. 抑制细胞膜麦角固醇的合成
   E. 偶有严重的肝毒性

10. 下列关于氟康唑特点的描述中正确的是 （ ）
    A. 口服易吸收、脑脊液中浓度高　　B. 体内抗真菌作用强
    C. 对曲霉菌病和毛霉菌病无效　　　D. 不良反应小、耐受性好
    E. 广谱,但体外抗真菌作用不及酮康唑

二、填空题

1. 主要用于治疗深部真菌感染的药物是_____和_____。

2. 最常见具有肾毒性的抗真菌药是_____,抑制人甾醇合成及具有肝毒性的抗真菌药是_____,具有骨髓抑制作用的抗真菌药是_____。

三、问答题

1. 简述常用抗真菌药的作用机制。

【参考答案】

一、选择题

1. B　2. A　3. C　4. B　5. B　6. A　7. BCD　8. CDE　9. ABDE　10. ABCDE

二、填空题

1. 两性霉素 B　氟康唑
2. 两性霉素 B　酮康唑　氟胞嘧啶

三、问答题

1. 两性霉素 B 的抗真菌作用机制为其结构中的多烯侧链能和真菌细胞膜上的主要结构组成成分麦角甾醇相互作用,在细胞膜上形成许多亲水性的微孔,使细胞膜的亲水性增加,细胞内小分子物质和电解质外漏,造成真菌细胞死亡。丙烯胺类抗真菌药(如特比萘芬)选择性抑制角鲨烯环氧化物,阻断真菌细胞膜麦角固醇的生物合成,导致真菌细胞内角鲨烯蓄积和麦角固醇缺乏,影响真菌细胞膜的形成。唑类抗真菌药(如氟康唑、伊曲康唑等)选择性抑制真菌 CYP51 酶,使细胞膜麦角固醇合成受阻,膜通透性和膜上许多酶活性改变,从而抑制真菌的生长。其他类型的抗真菌药尚可通过破坏真菌细胞壁、干扰真菌核酸代谢或增加细胞膜的通透性而发挥抗真菌作用。氟胞嘧啶通过真菌细胞的渗透系统进入细胞内,在胞嘧啶脱氨酶的作用下脱氨基形成 5-氟尿嘧啶,再经酶催化,生成 5-氟脱氧尿苷酸,作为一种有效的胸苷酸合成酶抑制剂而阻碍真菌 DNA 合成。灰黄霉素阻止微管蛋白聚合而破坏有丝分裂时纺锤体的形成,从而抑制真菌有丝分裂。

第四十三章　抗病毒药

【学习提纲】

根据药物的作用机制,可将目前的抗病毒药分为:① 穿入和脱壳抑制剂,如金刚烷胺;② DNA多聚酶抑制剂,如阿昔洛韦;③ 反转录酶抑制剂,如拉米夫定、齐多夫定等;④ 蛋白酶抑制剂,如沙奎那韦;⑤ 神经氨酸酶抑制剂,如奥司他韦等;⑥ 广谱抗病毒药,如利巴韦林、干扰素等。

金刚烷胺:能选择性作用于包膜蛋白 M2 离子通道,抑制病毒在宿主细胞内的脱壳,从而抑制病毒的复制过程。能特异性抑制甲型流感病毒,而对乙型流感病毒及其他病毒无效。临床主要用于甲型流感的预防。不良反应有厌食、恶心、头痛、眩晕等。

阿昔洛韦:主要抑制疱疹病毒,对 EB 病毒亦有一定的抑制作用,是治疗单纯疱疹病毒的首选药物,尚可与其他药物合用治疗乙型肝炎。

齐多夫定:为核苷类反转录酶抑制剂,首先被宿主细胞胸苷酸激酶磷酸化成它的活性三磷酸代谢物,与相应的内源性核苷三磷酸盐竞争反转录酶,并被插入病毒 DNA,进而导致 DNA 链合成终止,也可抑制宿主细胞及病毒的 DNA 多聚酶而表现细胞毒作用。对人类免疫缺陷病毒(HIV)感染有效,可降低 HIV 感染者的发病率,并延长其存活期,但仅用单一药物进行治疗易产生耐药性。目前,对艾滋病的治疗,推荐联合用药疗法,一般选用至少 3 个抗艾滋病药物,如齐多夫定和拉米夫定与阿波卡韦合用。

利巴韦林:具有广谱抗病毒活性,对甲型或乙型流感病毒、副流感病毒、呼吸道合胞病毒和丙型肝炎病毒等均有抑制作用。其抗菌作用机制尚未完全被阐明,其在宿主细胞内磷酸化后,可能通过多种途径发挥作用。

【自测习题】

一、选择题

A 型题

1. 金刚烷胺能特异性地抑制下列哪种病毒的感染　　　　　　　　　　　　　　(　　)
   A. 麻疹病毒　　　　　　　B. 腮腺炎病毒　　　　　　C. 甲型流感病毒
   D. 乙型流感病毒　　　　　E. 单纯疱疹病毒
2. 对 DNA 和 RNA 病毒均有抑制作用,常用于治疗呼吸道合胞病毒感染的药物是 (　　)
   A. 金刚烷胺　　B. 膦甲酸钠　　C. 利托那韦　　D. 利巴韦林　　E. 地拉韦定

X 型题

3. 下列有关阿昔洛韦作用特点的描述哪些是正确的　　　　　　　　　　　　　(　　)
   A. 口服生物利用度低　　　　　　　B. 治疗单纯疱疹病毒感染的首选药
   C. 治疗流感病毒感染　　　　　　　D. 仅用于治疗巨细胞病毒感染
   E. 在感染细胞中磷酸化后抑制病毒 DNA 多聚酶
4. 金刚烷胺用于防治甲型流感病毒感染的机制是　　　　　　　　　　　　　　(　　)
   A. 干扰病毒吸附　　　　　　　　　B. 阻止病毒外壳蛋白质生成
   C. 特异性抑制甲型流感病毒　　　　D. 干扰病毒穿入宿主细胞
   E. 抑制病毒脱壳及核酸的释放

二、填空题

1. 反转录酶抑制剂的抗病毒药物是_____和_____。
2. 主要用于预防甲型流感病毒的药物是_____,其还可用于治疗_____病。
3. 对甲型流感病毒、乙型流感病毒、副流感病毒、呼吸道合胞病毒等均有抑制作用的药物是_____。

三、问答题

1. 简述齐多夫定的作用、作用机制和临床应用。

【参考答案】

一、选择题

1. C　2. D　3. ABE　4. CDE

二、填空题

1. 齐多夫定　拉米夫定
2. 金刚烷胺　帕金森

3. 利巴韦林

三、问答题

1. 为核苷类反转录酶抑制剂,首先被宿主细胞胸苷酸激酶磷酸化成它的活性三磷酸代谢物,与相应的内源性核苷三磷酸盐竞争反转录酶,并被插入病毒 DNA,进而导致 DNA 链合成终止,也可抑制宿主细胞及病毒的 DNA 多聚酶而表现细胞毒作用。对 HIV 感染有效,可降低 HIV 感染者的发病率,并延长其存活期,但仅用单一药物进行治疗易产生耐药性。目前,对艾滋病的治疗,推荐联合用药疗法,一般选用至少 3 个抗艾滋病药物,如齐多夫定和拉米夫定与阿波卡韦合用。

第四十四章　抗寄生虫病药

【学习提纲】

寄生虫病可分为原虫病和蠕虫病,原虫病包括疟疾、阿米巴病、利什曼病等,蠕虫病包括吸虫病、丝虫病和线虫病等。

抗疟药目前按其作用环节主要分为 3 类:① 主要用于控制疟疾症状的药物,如氯喹;② 主要用于控制疟疾复发和传播的药物,如伯氨喹;③ 主要用于疟疾预防的药物,如乙胺嘧啶。

氯喹:能杀灭间日疟、三日疟以及敏感的恶性疟原虫红细胞内期的裂殖体,能迅速控制疟疾症状的发作,可根治恶性疟,是控制疟疾症状的首选药。由于其在体内代谢和排泄缓慢,作用持久,故能延迟良性疟疾的复发。对肠外阿米巴病也有较好的疗效,口服后肝中浓度非常高,可用于甲硝唑治疗无效或禁忌的阿米巴肝脓肿患者。

伯氨喹:对良性疟的红细胞外期及各型疟原虫的配子体均有较强的杀灭作用,可作为控制复发和阻止疟疾传播的首选药。对红细胞内期作用较弱,对恶性疟原虫红细胞内期无效,因此不能控制疟疾症状的发作,通常需与氯喹等合用。不良反应主要为特异质反应,表现为急性溶血性贫血和高铁血红蛋白血症。

乙胺嘧啶:对恶性疟和间日疟原虫的原发性红细胞外期有抑制作用,常作为病因性预防药。对配子体虽无直接杀灭作用,但含药的血液被按蚊吸入后,能阻止疟原虫在蚊虫体内进行有性繁殖,从而起到阻止传播的作用。长期大剂量服用,可因抑制二氢叶酸还原酶而引起巨幼红细胞性贫血。

抗阿米巴病药可分为作用于肠道内、肠道外和兼有两者作用的几种类型。甲硝唑对组织内阿米巴滋养体有很强的杀灭作用,是治疗阿米巴病的首选药。治疗急性阿米巴痢疾和肠外阿米巴病效果最好,因其在肠道吸收完全,肠内浓度偏低,治疗阿米巴痢疾时宜与抗肠道内阿米巴药物交替使用,以提高疗效,降低复发率。甲硝唑还具有抗滴虫、抗贾地鞭毛虫和抗厌氧菌的作用。双碘喹啉在肠道吸收少,肠腔浓度高,能有效杀灭肠腔内滋养体,可用于轻型、慢性阿米巴痢疾和无症状排包囊者。二氯尼特主要影响阿米巴原虫的囊前期,直接杀灭包囊,是目前最有效的杀包囊药。可在甲硝唑控制症状后,再用二氯尼特控制复发。

长期以来用于血吸虫病治疗的药物是酒石酸锑钾,虽疗效可靠,但因其毒性大,疗程长,必须静脉给药等缺点,限制了在临床的应用。目前,临床上治疗血吸虫病的常用药物是吡喹酮,其具有高效、低毒、疗程短、能口服等优点,现已完全取代酒石酸锑钾在临床上的应用。

治疗丝虫病的药物主要有乙胺嗪、伊维菌素等。

抗肠道蠕虫药主要通过干扰蠕虫活动,引起虫体麻痹或痉挛,从而将其驱逐出体外。近年来,在临床上主要应用一些广谱、高效、低毒的驱肠虫药,如甲苯达唑、阿苯达唑、左旋咪唑、哌嗪以及氯硝柳胺等。

【自测习题】

一、选择题

A 型题

1. 关于氯喹的正确叙述是 （　　）
   A. 抗疟作用强,起效慢,作用短暂　　　　B. 不能有效地控制疟疾症状的发作
   C. 对阿米巴痢疾有效　　　　　　　　　　D. 对疟原虫红细胞外期有效
   E. 对阿米巴肝脓肿有效

2. 氯喹能有效控制疟疾患者的症状,其原因是 （　　）
   A. 能杀灭红细胞内期的裂殖体　　　　　　B. 能杀灭原发性红细胞外期的裂殖体
   C. 能杀灭配子体　　　　　　　　　　　　D. 能杀灭继发性红细胞外期的裂殖体
   E. 对红细胞内、外期的裂殖体均有杀灭作用

3. 耐氯喹的脑型疟疾患者,可选用 （　　）
   A. 伯氨喹　　　B. 甲硝唑　　　C. 青蒿素　　　D. 乙胺嘧啶　　　E. 酒石酸锑钾

4. 不用于控制症状的抗疟药是 （　　）
   A. 氯喹　　　　B. 伯氨喹　　　C. 奎宁　　　　D. 甲氟喹　　　E. 青蒿素

5. 可控制疟疾复发和阻止疟疾传播的药物是 （　　）
   A. 氯喹　　　　B. 伯氨喹　　　C. 奎宁　　　　D. 甲氟喹　　　E. 青蒿素

6. 吡喹酮主要用于治疗 （　　）
   A. 滴虫病　　　B. 阿米巴病　　C. 血吸虫病　　D. 蛔虫病　　　E. 丝虫病

7. 甲硝唑对下列哪一种感染无效 （　　）
   A. 厌氧菌感染　　　　　　B. 滴虫病　　　　　　　C. 疟疾
   D. 肠外阿米巴病　　　　　E. 急性阿米巴痢疾

8. 主要影响阿米巴原虫的囊前期,能直接杀灭包囊的药物是 （　　）
   A. 依米丁　　　B. 甲硝唑　　　C. 奎宁　　　　D. 二氯尼特　　E. 氯喹

9. 对蛔虫、蛲虫、钩虫、鞭虫、绦虫感染均有效的药物是 （　　）
   A. 哌嗪　　　　B. 噻嘧啶　　　C. 甲苯达唑　　D. 左旋咪唑　　E. 氯硝柳胺

10. 驱蛲虫的首选药物是 （　　）
   A. 哌嗪　　　　B. 噻嘧啶　　　C. 甲苯达唑　　D. 左旋咪唑　　E. 氯硝柳胺

X 型题

11. 主要用于控制症状的抗疟药有　　　　　　　　　　　　　　　　　　（　　）

　　A. 氯喹　　　　B. 伯氨喹　　　　C. 奎宁　　　　D. 青蒿素　　　E. 乙胺嘧啶

12. 氯喹的特点有　　　　　　　　　　　　　　　　　　　　　　　　　（　　）

　　A. 对红细胞内期疟原虫有杀灭作用　　　　B. 可根治良性疟

　　C. 作用短暂　　　　　　　　　　　　　　D. 对阿米巴肝脓肿有效

　　E. 可引起视力障碍

13. 氯喹的药理作用有　　　　　　　　　　　　　　　　　　　　　　　（　　）

　　A. 抗阿米巴滋养体　　　　B. 抗疟原虫　　　　　　C. 抗血吸虫

　　D. 抗厌氧菌　　　　　　　E. 抗滴虫

14. 乙胺嘧啶的药理作用是　　　　　　　　　　　　　　　　　　　　　（　　）

　　A. 对恶性疟与间日疟某些株的原发性红细胞外期有抑制作用

　　B. 对红细胞内期未成熟的裂殖体有抑制作用

　　C. 对疟原虫在蚊体内的增殖有抑制作用

　　D. 对人体血液中配子体有杀灭作用

　　E. 对良性疟继发性红细胞外期有抑制作用

15. 甲硝唑可用于治疗　　　　　　　　　　　　　　　　　　　　　　　（　　）

　　A. 阿米巴肝脓肿　　　　B. 阿米巴痢疾　　　　　C. 阴道滴虫病

　　D. 白色念珠菌性阴道炎　　E. 厌氧菌感染

16. 有关吡喹酮,正确的叙述是　　　　　　　　　　　　　　　　　　　（　　）

　　A. 是抗血吸虫病药　　　　　　　　　B. 也是抗绦虫病药

　　C. 可用于治疗阿米巴病　　　　　　　D. 可用于治疗蛔虫病、钩虫病

　　E. 可用于治疗华支睾吸虫病和姜片虫病等

17. 具有驱蛔虫作用的药物是　　　　　　　　　　　　　　　　　　　　（　　）

　　A. 氯喹　　　　B. 阿苯达唑　　C. 甲苯达唑　　D. 伯氨喹　　E. 乙胺嗪

18. 广谱抗肠道寄生虫的药物有　　　　　　　　　　　　　　　　　　　（　　）

　　A. 氯喹　　　　B. 阿苯达唑　　C. 甲苯达唑　　D. 哌嗪　　　E. 吡喹酮

二、填空题

1. 控制并根治良性疟疾,可选用_____和_____。

2. 主要用于控制症状的抗疟药是_____;主要用于控制复发和传播的抗疟药是
_____;主要用于病因性预防的抗疟药是_____。

3. 少数特异质患者使用伯氨喹后可发生_____或_____
_____,其原因是红细胞内缺乏_____。

4. 指出下列药物一种严重的不良反应:(1)伯氨喹_____;(2)奎宁_____;
(3)乙胺嘧啶_____。

5. 甲硝唑具有_____、_____、_____及抗贾第鞭毛虫作用。

6. 治疗血吸虫病的特效药是_____;既有抗滴虫作用,又有抗厌氧菌作用的药物是
_____;治疗丝虫病的药物是_____。

7. 控制疟疾症状选用＿＿＿＿＿＿＿；治疗血吸虫病选用＿＿＿＿＿＿＿；治疗肠内外阿米巴病选用＿＿＿＿＿＿＿。

8. 能同时治疗蛔虫、钩虫、蛲虫感染的药物有＿＿＿＿＿＿、＿＿＿＿＿＿、＿＿＿＿＿＿。

三、问答题

1. 治疗疟疾应当如何选用抗疟药？

2. 治疗阿米巴病的选药原则是什么？

【参考答案】

一、选择题

1. E　2. A　3. C　4. B　5. B　6. C　7. C　8. D　9. C　10. C　11. ACD　12. ADE　13. AB　14. ABC　15. ABCE　16. ABE　17. BC　18. BCE

二、填空题

1. 氯喹　伯氨喹

2. 氯喹　伯氨喹　乙胺嘧啶

3. 急性溶血性贫血　高铁血红蛋白血症　葡萄糖 6-磷酸脱氢酶

4. 急性溶血性贫血　心律失常　巨幼红细胞性贫血

5. 抗滴虫　抗厌氧菌　抗阿米巴

6. 吡喹酮　甲硝唑　乙胺嗪

7. 氯喹　吡喹酮　甲硝唑

8. 甲苯哒唑　阿苯哒唑　噻嘧啶

三、问答题

1.（1）控制患者症状：对氯喹敏感疟原虫选用氯喹（口服给药）；脑型疟可选用磷酸氯喹、二盐酸奎宁、青蒿素类注射给药以提高脑内药物浓度；耐氯喹恶性疟可选用奎宁、青蒿素类或甲氟喹治疗。（2）休止期患者：乙胺嘧啶和伯氨喹合用，用以根治和防止疟疾传播。（3）预防用药：乙胺嘧啶预防发作和阻止疟疾传播，氯喹能预防性抑制症状发作。

2. 治疗急性阿米巴痢疾和肠外阿米巴病，首选甲硝唑；而依米丁和氯喹（对肠阿米巴病无效）只在甲硝唑无效或禁忌时偶可使用。对于排包囊者肠腔内的小滋养体，以及阿米巴痢疾急性症状控制后肠腔内残存的小滋养体，宜选用主要分布于肠腔内的二氯尼特，偶可考虑应用卤化喹啉类、巴龙霉素和四环素。

第四十五章　抗恶性肿瘤药

【学习提纲】

目前对恶性肿瘤的三大主要治疗手段是外科手术、化学治疗和放射治疗。应用以细胞毒为主的抗肿瘤药进行化学治疗仍然是肿瘤综合治疗的重要手段。

根据作用机制或作用环节，目前将抗恶性肿瘤药分为：① 抗代谢药，如甲氨蝶呤；② 干扰蛋白质合成与功能的药物,如长春新碱;③ 嵌入 DNA 干扰转录过程的药物,如多柔比星;④ 影响 DNA 结构与功能的药物,如环磷酰胺;⑤ 影响体内激素平衡的药物,如他莫昔芬;⑥ 酶抑制剂、生长因子受体抑制剂与促细胞分化剂,如酪氨酸激酶抑制剂伊马替尼。

常用抗肿瘤药物:甲氨蝶呤、氟尿嘧啶、巯嘌呤等可分别作用于核酸合成的不同环节,干扰嘌呤、嘧啶及其前体物的代谢,影响 DNA 的正常生物合成,阻止肿瘤细胞的分裂繁殖。甲氨蝶呤可用于儿童急性淋巴细胞性白血病、绒毛膜上皮癌以及乳腺癌、膀胱癌、睾丸癌等;氟尿嘧啶主要用于治疗实体癌,如消化道肿瘤、乳腺癌、卵巢癌、绒毛膜上皮癌和头颈部肿瘤等;巯嘌呤可用于急性淋巴细胞性白血病以及绒毛膜上皮癌、恶性葡萄胎等的治疗。长春新碱通过与微管蛋白结合,阻断纺锤丝的形成,使细胞有丝分裂停止于 M 期,主要用于治疗急性淋巴细胞性白血病、霍奇金病和恶性淋巴瘤。多柔比星能嵌入 DNA 碱基对中,破坏 DNA 的模板功能,阻止转录过程而抑制 DNA 和 RNA 的合成,临床抗瘤谱广,主要适用于急性白血病,对恶性淋巴瘤、乳腺癌、肺癌、膀胱癌等有一定疗效。环磷酰胺能与 DNA 交叉连接,产生烷化作用,影响 DNA 的结构和功能,对恶性淋巴瘤、淋巴细胞型白血病、多发性骨髓瘤疗效显著。

抗恶性肿瘤药的不良反应:可分为近期毒性反应和远期毒性反应。近期毒性反应又分为共有毒性反应和特有毒性反应。共有毒性反应出现时间较早,如骨髓抑制、胃肠道反应、脱发等;特有毒性反应出现较迟,可累及心、肝、肾等重要器官。远期毒性反应主要表现为致癌、致畸、不育等。

【自测习题】

一、选择题

A 型题

1. 氟尿嘧啶属于　　　　　　　　　　　　　　　　　　　　　　　　　　　　（　　）
   A. 周期非特异性药物,干扰蛋白质合成,作用于 S 期的药物
   B. 周期非特异性药物,干扰 RNA 合成,作用于 M 期的药物
   C. 周期特异性药物,干扰 DNA 合成及干扰 RNA 功能,作用于 S 期的药物
   D. 周期特异性药物,干扰 DNA 合成,作用于 M 期的药物
   E. 周期特异性药物,干扰 RNA 合成,作用于 M 期的药物
2. 氟尿嘧啶常见的严重不良反应是　　　　　　　　　　　　　　　　　　　（　　）
   A. 骨髓抑制　　B. 血压增高　　C. 变态反应　　D. 高尿酸血症　　E. 头晕
3. 伴有心功能不全的肿瘤患者不宜应用以下哪一种抗癌药　　　　　　　　　（　　）
   A. 多柔比星　　B. 甲氨蝶呤　　C. 巯嘌呤　　D. 阿糖胞苷　　E. 顺铂
4. 具有骨髓抑制及心脏毒性的抗癌药为　　　　　　　　　　　　　　　　　（　　）
   A. 丝裂霉素　　B. 多柔比星　　C. 长春新碱　　D. 博莱霉素　　E. 顺铂
5. 在下列抗肿瘤药中,骨髓抑制最轻的是　　　　　　　　　　　　　　　　（　　）
   A. 氟尿嘧啶　　B. 长春新碱　　C. 甲氨蝶呤　　D. 塞替哌　　E. 巯嘌呤
6. 抗雌激素药他莫昔芬对下列哪一种肿瘤有效　　　　　　　　　　　　　　（　　）
   A. 急性淋巴细胞性白血病　　　　B. 前列腺癌　　　　C. 结肠癌

D. 慢性粒细胞性白血病　　E. 乳腺癌

7. 通过抑制二氢叶酸还原酶,阻止四氢叶酸合成的药物是　　　　　　　　　（　　）

　　A. 氟尿嘧啶　　B. 长春新碱　　　C. 甲氨蝶呤　　D. 塞替哌　　　E. 巯嘌呤

8. 在体外没有抗癌作用,需进入体内被代谢为活性物质的抗癌药是　　　　　（　　）

　　A. 氟尿嘧啶　　B. 长春新碱　　　C. 甲氨蝶呤　　D. 环磷酰胺　　E. 巯嘌呤

9. 大多数抗恶性肿瘤药常见的严重不良反应是　　　　　　　　　　　　　（　　）

　　A. 神经毒性　　B. 肝脏毒性　　　C. 骨髓抑制　　D. 肾脏毒性　　E. 心脏毒性

X 型题

10. 主要作用于细胞有丝分裂 S 期的抗癌药是　　　　　　　　　　　　　（　　）

　　　A. 环磷酰胺　　B. 甲氨蝶呤　　C. 长春新碱　　D. 氟尿嘧啶　　E. 巯嘌呤

11. 直接破坏 DNA,并阻止其复制的抗癌药有　　　　　　　　　　　　　（　　）

　　　A. 环磷酰胺　　B. 塞替哌　　　C. 博莱霉素　　D. 阿糖胞苷　　E. 长春新碱

12. 细胞周期特异性抗癌药有　　　　　　　　　　　　　　　　　　　　（　　）

　　　A. 氟尿嘧啶　　B. 长春新碱　　C. 环磷酰胺　　D. 博莱霉素　　E. 阿糖胞苷

13. 对骨髓无明显抑制作用的抗癌药物有　　　　　　　　　　　　　　　（　　）

　　　A. 长春新碱　　B. 环磷酰胺　　C. 泼尼松　　　D. 氟尿嘧啶　　E. 博莱霉素

14. 可用于治疗儿童急性淋巴性白血病的药物有　　　　　　　　　　　　（　　）

　　　A. 巯嘌呤　　　B. 甲氨蝶呤　　C. 白消安　　　D. 泼尼松　　　E. 氟尿嘧啶

15. 具有抗肿瘤作用的抗生素是　　　　　　　　　　　　　　　　　　　（　　）

　　　A. 丝裂霉素　　B. 克林霉素　　C. 博莱霉素　　D. 柔红霉素　　E. 多柔比星

二、填空题

1. 甲氨蝶呤对_____酶具有强大而持久的结合力,使_____不能转化成_____,进而影响 DNA 的合成。

2. 用于诱导缓解急性淋巴细胞性白血病的药物有_____、_____。

3. 大多数抗恶性肿瘤药物共同的近期毒性反应主要有_____、_____和_____。

4. 用亚叶酸钙能够对抗_____、_____、_____等药物引起的巨幼红细胞性贫血。

5. 抗肿瘤药物联合应用的目的是_____,_____,_____。

6. 除骨髓抑制、消化道反应及脱发等不良反应外,以下抗癌药的严重毒性反应还有:环磷酰胺_____,柔红霉素_____。

三、问答题

1. 根据作用机制不同将抗肿瘤药分成哪些类型? 每类各列举 1~3 个药名。

2. 从细胞增殖动力学角度,简述抗恶性肿瘤药的联合应用原则。

【参考答案】

一、选择题

1. C　2. A　3. A　4. B　5. B　6. E　7. C　8. D　9. C　10. BDE

11. ABC 12. ABE 13. ACE 14. ABD 15. ACDE

二、填空题

1. 二氢叶酸还原 二氢叶酸 四氢叶酸
2. 泼尼松 长春新碱
3. 骨髓抑制 消化道反应 脱发
4. 甲氧苄啶 乙氨嘧啶 甲氨蝶呤
5. 提高疗效 降低毒性 延缓耐药性的产生
6. 出血性膀胱炎 心脏毒性

三、问答题

1. ① 抗代谢药,如甲氨蝶呤、氟尿嘧啶、巯嘌呤;② 干扰蛋白质合成与功能的药物,如长春新碱;③ 嵌入 DNA 干扰转录过程的药物,如多柔比星、柔红霉素;④ 影响 DNA 结构与功能的药物,如环磷酰胺、丝裂霉素;⑤ 影响体内激素平衡的药物,如他莫昔芬、泼尼松;⑥ 酶抑制剂、生长因子受体抑制剂与促细胞分化剂,如酪氨酸激酶抑制剂伊马替尼。

2. ① 序贯应用方法:驱动 G_0 期细胞进入增殖周期,以增加肿瘤细胞杀灭数量。其策略是:对增长缓慢的实体瘤,可先用细胞周期非特异性药物杀灭增殖期和部分 G_0 期细胞,使瘤体缩小而驱动 G_0 期进入增殖周期,继而用细胞周期特异性药物杀灭之;对增殖快的肿瘤如急性白血病等,宜先用细胞周期特异性药物,使大量处于增殖周期的恶性肿瘤细胞被杀灭,以后再用细胞周期非特异性药物杀伤其他各时相的细胞,待 G_0 期细胞进入细胞周期时再重复上述疗法。② 同步化作用:先用细胞周期特异性药物(如羟基脲),将肿瘤细胞阻滞于某时相(如 G_1 期),待药物作用消失后,肿瘤细胞即同步进入下一时相,再应用作用于后一时相的药物。

第四十六章　影响免疫功能的药物及生物制品

【学习提纲】

　　影响免疫功能的药物能够刺激、增强或抑制机体免疫反应和免疫功能,防止免疫功能异常所致的疾病,在恶性肿瘤、自身免疫性疾病、免疫缺陷、器官移植的治疗中具有重要意义。影响免疫功能的药物主要有两类,即免疫抑制剂和免疫增强剂,前者能抑制免疫活性过强者的免疫反应,后者则可增强免疫功能低下者的免疫功能。

　　免疫抑制剂临床主要用于治疗自身免疫性疾病和抑制器官移植的排异反应,常用的主要有以下 5 类:① 糖皮质激素类,如泼尼松;② 神经钙蛋白抑制剂,如他克莫司;③ 增殖信号抑制剂,如西罗莫司;④ 抗代谢与增殖药物,如环磷酰胺;⑤ 抗体类,如抗淋巴细胞球蛋白。

　　免疫调节剂主要用于增强机体的抗肿瘤作用、抗感染能力,纠正免疫缺陷。此类药物能激活一种或多种免疫活性细胞,增强机体特异性和非特异性免疫功能,使低下的免疫功能恢复正常,或具有佐剂作用,增强与之合用的抗原的免疫原性,加速诱导免疫应答反应;或替代体内缺乏的免疫活性成分,产生免疫替代作用;或对机体的免疫功能产生双向调节作用,使过高或过低的免疫功能趋于正常,故多数学者用免疫调节剂这一名词,曾用名为免疫增强剂、免疫促进剂及免疫刺激剂。临床上主要用于免疫缺陷疾病、恶性肿瘤的辅助治疗,以及难治性细菌或病毒感染。目前临床上常用的免疫调节剂按其来源可分为 5 类:① 微生物来源的药物,如卡介苗;② 人或动物免疫系统产物,如胸腺素、转移因子、干扰素等;③ 化学合成药物,如左旋咪唑;④ 真菌多糖类,如香菇多糖;⑤ 中药及其他,如人参。

【自测习题】

一、选择题

A 型题

1. 主要用于器官移植排异反应的药物是　　　　　　　　　　　　　　　　　（　　）

    A. 白细胞介素　　　　　　B. 环孢素　　　　　　　C. 左旋咪唑

    D. 胸腺素　　　　　　　　E. 干扰素

2. 环孢素的主要不良反应是　　　　　　　　　　　　　　　　　　　　　　（　　）

    A. 共济失调　　　　　　　B. 心律失常　　　　　　C. 肝肾损害

    D. 变态反应　　　　　　　E. 贫血

3. 治疗自身免疫性疾病首选　　　　　　　　　　　　　　　　　　　　　　（　　）

    A. 免疫增强剂　　　　　　B. 抗代谢药　　　　　　C. 抗组胺药

    D. 糖皮质激素　　　　　　E. 烷化剂

4. 免疫调节剂主要用于　　　　　　　　　　　　　　　　　　　　　　　　（　　）

    A. 自身免疫性疾病　　　　B. 过敏性疾病　　　　　C. 器官移植

    D. 肾病综合征　　　　　　E. 肿瘤及细胞免疫缺陷的辅助治疗

5. 具有抗肠虫作用的免疫调节剂是　　　　　　　　　　　　　　　　　　　（　　）

    A. 左旋咪唑　　　　　　　B. 干扰素　　　　　　　C. 白细胞介素-2

    D. 胸腺素　　　　　　　　E. 卡介苗

X 型题

6. 干扰素具有下列哪些药理作用　　　　　　　　　　　　　　　　　　　　（　　）

    A. 免疫调节　　　　　　　B. 抑制炎症反应　　　　C. 抗肿瘤

    D. 抑制细胞增殖　　　　　E. 抗病毒

7. 可用于器官移植抗排异反应的药物有　　　　　　　　　　　　　　　　　（　　）

    A. 糖皮质激素　　　　　　B. 环孢素　　　　　　　C. 白细胞介素-2

    D. 硫唑嘌呤　　　　　　　E. 干扰素

8. 免疫抑制剂临床常用于　　　　　　　　　　　　　　　　　　　　　　　（　　）

    A. 免疫功能低下者　　　　B. 自身免疫性疾病　　　C. 器官移植

    D. 细胞免疫缺陷　　　　　E. 良性肿瘤

二、填空题

1. 影响免疫功能的药物按其作用方式不同,可分为_____和_____。

2. 环孢素的免疫作用_____而毒性_____,其选择性_____,主要影响_____细胞,一般剂量对_____细胞抑制作用很小。

三、问答题

1. 简述免疫调节剂的作用和应用。

【参考答案】

一、选择题

1. B　2. C　3. D　4. E　5. A　6. ACDE　7. ABD　8. BC

二、填空题

1. 免疫抑制剂　免疫增强剂
2. 强　小　较高　T　B

三、问答题

1. 免疫调节剂主要用于增强机体的抗肿瘤作用、抗感染能力,纠正免疫缺陷。此类药物能激活一种或多种免疫活性细胞,增强机体特异性和非特异性免疫功能,使低下的免疫功能恢复正常,或具有佐剂作用,增强与之合用的抗原的免疫原性,加速诱导免疫应答反应;或替代体内缺乏的免疫活性成分,产生免疫替代作用;或对机体的免疫功能产生双向调节作用,使过高或过低的免疫功能趋于正常,故多数学者用免疫调节剂这一名词,曾用名为免疫增强剂、免疫促进剂及免疫刺激剂。临床上主要用于免疫缺陷疾病、恶性肿瘤的辅助治疗,以及难治性细菌或病毒感染。目前临床上常用的免疫调节剂按其来源可分为 5 类:① 微生物来源的药物,如卡介苗;② 人或动物免疫系统产物,如胸腺素、转移因子、干扰素等;③ 化学合成药物,如左旋咪唑;④ 真菌多糖类,如香菇多糖;⑤ 中药及其他,如人参。

附　录

附录 1　常用实验动物的主要生理常数

	小鼠	大鼠	豚鼠	兔	猫	狗
适用体重(kg)	0.018～0.025	0.1～0.2	0.2～0.5	1.5～2.5	2～3	5～15
寿命(年)	1.5～2.0	2～3	6～8	4～9	7～10	10～15
平均体温(℃)	37.4	38.0	39.5	39.0	38.5	38.5
呼吸(次/min)	136～216	100～150	100～150	55～90	25～50	20～30
心率(次/min)	400～600	250～400	180～250	150～220	120～180	100～180
血压(mmHg)	110/80	130/90	100/75	110/70	120/90	120/80
血量(mL/100g 体重)	7.8	6.0	5.8	7.2	7.2	7.8

附录 2　常用动物与人体表面积比值表

	20g 小鼠	200g 大鼠	400g 豚鼠	1.5kg 兔	2.0kg 猫	12.0kg 狗	70.0kg 人
20g 小鼠	1.0	7.0	12.25	27.8	29.7	124.2	387.9
200g 大鼠	0.14	1.0	1.74	3.9	4.2	17.8	56.0
400g 豚鼠	0.08	0.57	1.0	2.25	2.4	4.2	31.5
1.5kg 兔	0.04	0.25	0.44	1.0	1.08	4.5	14.2
2.0kg 猫	0.03	0.23	0.41	0.92	1.0	4.1	13.0
12.0kg 狗	0.008	0.06	0.10	0.22	0.23	1.0	3.1
70.0kg 人	0.0026	0.018	0.031	0.07	0.078	0.32	1.0

注:若已知某药大鼠灌胃给药剂量250mg/kg,可粗略估计狗灌胃给药时可以试用的剂量:200g 大鼠实际给药量为 250mg/kg×0.2kg＝50mg;查表得知,12kg 狗的体表面积为 200g 大鼠的 17.8 倍,故狗的试用剂量为 50mg×17.8÷12kg＝74.2mg/kg。

附录 3　种属间等效剂量折算表

	20g 小鼠	200g 大鼠	400g 豚鼠	1.5kg 兔	12kg 犬	70kg 人
小鼠	1.0	7.0	12.25	27.8	124.2	387.9
大鼠	0.14	1.0	1.74	3.9	17.8	56.0
豚鼠	0.08	0.57	1.0	2.25	10.2	31.5
兔	0.04	0.25	0.44	1.0	4.5	14.2
犬	0.008	0.06	0.10	0.22	1.0	3.1
人	0.0026	0.018	0.031	0.07	0.32	1.0

参 考 文 献

[1]程能能.药理学学习指导与习题集[M].2版.北京:人民卫生出版社,2007.

[2]李端.药理学[M].6版.北京:人民卫生出版社,2007.

[3]钱之玉.药理学实验与指导[M].3版.北京:中国医药科技出版社,2015.

[4]魏伟,吴希美,李元建.药理实验方法学[M].4版.北京:人民卫生出版社,2010.

[5]朱依谆,殷明.药理学[M].8版.北京:人民卫生出版社,2016.

[6]邹莉波.药理学实验[M].北京:中国医药科技出版社,2007.